LÖSUNGEN

PRÜFUNGEN

Arbeitsheft
und Prüfungsvorbereitung
Altenpflege

Jasmin Schön

41 Abbildungen

Thieme

Jasmin Schön
M. A., Diplom Berufspädagogin (FH)
Krankenschwester, Ausbilderin Fachdidaktik Pflege
am Staatlichen Seminar für Didaktik und Lehrerbildung Karlsruhe,
wissenschaftliche Lehrkraft
Bertha-von-Suttner-Schule
Beethovenstr. 1
76275 Ettlingen

Zeichner: M. & A. Waletzko, Leonberg

Bibliografische Information
Der Deutschen Nationalbibliothek
Die Deutsche Nationalbibliothek verzeichnet diese Publikation in der Deutschen Nationalbibliografie; detaillierte bibliografische Daten sind im Internet über http://dnb.d-nb.de abrufbar.

Wichtiger Hinweis:

Wie jede Wissenschaft ist die Medizin ständigen Entwicklungen unterworfen. Forschung und klinische Erfahrung erweitern unsere Erkenntnisse, insbesondere was Behandlung und medikamentöse Therapie anbelangt. Soweit in diesem Werk eine Dosierung oder eine Applikation erwähnt wird, darf der Leser zwar darauf vertrauen, dass Autoren, Herausgeber und Verlag große Sorgfalt darauf verwandt haben, dass diese Angabe *dem Wissensstand bei Fertigstellung des Werkes* entspricht.
Für Angaben über Dosierungsanweisungen und Applikationsformen kann vom Verlag jedoch keine Gewähr übernommen werden. *Jeder Benutzer ist angehalten*, durch sorgfältige Prüfung der Beipackzettel der verwendeten Präparate und gegebenenfalls nach Konsultation eines Spezialisten festzustellen, ob die dort gegebene Empfehlung für Dosierungen oder die Beachtung von Kontraindikationen gegenüber der Angabe in diesem Buch abweicht. Eine solche Prüfung ist besonders wichtig bei selten verwendeten Präparaten oder solchen, die neu auf den Markt gebracht worden sind. *Jede Dosierung oder Applikation erfolgt auf eigene Gefahr des Benutzers.* Autoren und Verlag appellieren an jeden Benutzer, ihm etwa auffallende Ungenauigkeiten dem Verlag mitzuteilen.
Geschützte Warennamen (Warenzeichen) werden **nicht** besonders kenntlich gemacht. Aus dem Fehlen eines solchen Hinweises kann also nicht geschlossen werden, dass es sich um einen freien Warennamen handelt.

Rüdigerstraße 14
D-70469 Stuttgart
Unsere Homepage: www.thieme.de

Printed in Germany 2011

Umschlaggestaltung: Thieme Verlagsgruppe
Umschlagfoto: Alexander Fischer, Baden-Baden

Satz: Hagedorn Kommunikation, Viernheim
Druck: Stürtz GmbH, Würzburg

ISBN 978-3-13-163831-1

Auch erhältlich als E-Book:
eISBN (PDF) 978-3-13-165751-0

Vorwort

Liebe Auszubildende der Altenpflege,

seit vielen Jahren bilde ich Altenpflegerinnen und Altenpfleger an einer Berufsfachschule für Altenpflege aus. Dabei haben sich die Lehrbücher Altenpflege (Köther) und Gesundheits- und Krankheitslehre für Altenpflege (Andreae) bewährt. Jedoch habe ich von meinen Auszubildenden immer wieder folgende Sätze gehört: „Haben Sie nicht noch ein Fallbeispiel oder ein Arbeitsblatt zum Üben? Gibt es da auch eine Lösung dazu?“

Bei der Mitarbeit an einem Standardwerk zur Altenpflege, entstand dann die Idee, den Schülern mit einem Arbeitsheft eine zusätzliche Lernhilfe an die Hand zu geben.

Dieses Arbeitsheft soll Sie in erster Linie beim Lernen der theoretischen Ausbildungsinhalte unterstützen und Ihnen durch entsprechende Fallbeispiele den Theorie-Praxis-Transfer erleichtern. Ich habe mit den Fallbeispielen versucht, möglichst praxisnah und real zu bleiben. Jedoch sind Ähnlichkeiten mit tatsächlich lebenden oder verstorbenen Personen rein zufällig. Weiterhin war es mir wichtig, viele typische Krankheitsbilder von älteren Menschen und die damit verbundenen pflegerischen Interventionen abzudecken.

Der Mix aus verschiedenen Schwierigkeitsgraden und Aufgabenstellungen macht das Arbeiten abwechslungsreich. Leichtere Aufgaben wie Multiple-Choice, Lückentexte oder Beschriftung von Abbildungen ermöglichen Ihnen schnelle Erfolgserlebnisse. Jedoch sind auch kniffligere Fragen dabei, die ausführlicher beantwortet werden müssen. Die Lösungen zu allen Fragen können Sie direkt im Lösungsteil vergleichen.

Sehr wichtig war mir, Ihnen Sicherheit beim Schreiben von Pflegeplanungen zu geben, da dies aus meiner Sicht eine der wichtigsten pflegerischen Tätigkeiten ist. Die Lösungsvorschläge sind deshalb besonders detailliert ausgeführt. So können Sie nachprüfen, ob Sie auf dem richtigen Weg sind und was Sie evtl. noch verbessern können.

Nach dem Bearbeiten dieses Arbeitshefts wissen Sie, wo Sie noch Lücken haben und können ggf. das entsprechende Theoriewissen dazu nochmals wiederholen, bevor Sie sich an die schriftlichen Prüfungen heranwagen. Ausgewählt habe ich dafür jeweils eine Aufsichtsarbeit aller drei schriftlichen Prüfungsteile mit Lösungen:

- 1 Teil: LF 1.1 und 1.2
- 2. Teil: LF 1.3 und 1.5
- 3. Teil: LF 2.1

Somit bekommen Sie die Möglichkeit, eine echte Prüfungssituation zu simulieren und verlieren hoffentlich die Angst davor. Das Ziel des Arbeitshefts ist es, dass Sie mit einem guten Gefühl in die Prüfung hineingehen.

Bedanken möchte ich mich bei meinen beiden Kolleginnen Renate Petermann und Annette Scholl, die an den schriftlichen Prüfungsaufgaben mitgewirkt haben. Ein ganz herzliches Dankeschön geht an Frau Kerstin Zimmermann und Frau Michaela Spahn von der Fachredaktion Pflege für die sehr gute Unterstützung und Zusammenarbeit.

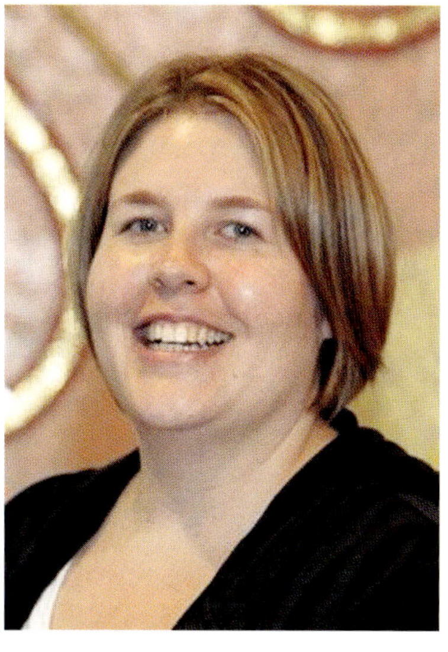

Ich wünsche Ihnen viel Spaß und Erfolg bei der Bearbeitung des Arbeitshefts!

Rheinmünster im Juli 2011

1 Umsetzung des Pflegeprozess und der Biografiearbeit bei Frau Stöhr

Fallbeispiel Frau Stöhr:

Sie machen gerade Ihren Außeneinsatz im ambulanten Pflegedienst „Professionelle Pflege Zuhause“. Der ambulante Pflegedienst soll in 2 Wochen zertifiziert werden. Deshalb ist das Thema der heutigen Dienstbesprechung „die Umsetzung des Pflegeprozesses“, aus Sicht der Pflegedienstleitung Frau Greiner, ein zentraler Aspekt für gute Pflegequalität. Einige Mitarbeiter sind leicht verstimmt, da sie der Meinung sind, bereits alles über den Pflegeprozess und etwaige Umsetzungsprobleme zu wissen. Sie argumentieren: „Diese ewige Schreiberei ist uns doch schon so in Fleisch und Blut übergegangen, dass man das routinemäßig abwickelt, auch wenn es viel Arbeit bedeutet! Was sollen wir da noch Neues erfahren?“

Frau Greiner will anhand eines Beispiels aufzeigen, welche Fehler sich trotz der erreichten Routine immer wieder in den Pflegeprozess einschleichen: „Da ist zum Beispiel Frau Grässer aus der Oststadt. Vor 3 Wochen musste der Notarzt gerufen werden. Die Diagnose lautete: Hyperglykämie. Frau Grässer hat trotz einer verordneten Diät exzessiv genascht. Bei der Aufarbeitung der Pflegedokumentation und Gesprächen mit den zuständigen Pflegenden haben wir festgestellt, dass Frau Grässer ihren Heißhunger auf Süßes bereits Tage vorher angekündigt hatte. Aber keine der Pflegenden hatte es in der Dokumentation vermerkt. Weiterhin stellten wir fest, dass es zu Unregelmäßigkeiten bei der Einhaltung der Injektionszeiten für Insulin gekommen ist. Durch einen neuen Klienten in der Tour hat sich die Uhrzeit für die Injektion verschoben, der Esszeitpunkt ist aber gleich geblieben. Auch diese Fakten waren lückenhaft in der Dokumentation belegt. Der Notarzteinsatz und insbesondere die Hyperglykämie wären durch eine strikte Umsetzung des Pflegeprozesses zu verhindern gewesen! Die Situation stellt sich so dar, dass wir als Pflegende gesetzlich zur Umsetzung des Pflegeprozesses verpflichtet sind. Jedoch treten weiterhin sowohl in der Pflegeanamnese, bei der Festlegung und Durchführung der Pflegeplanung sowie bei der Evaluation der Pflegemaßnahmen Mängel auf. Dabei liegen die Vorteile des Pflegeprozesses ganz klar auf der Hand!“ Frau Greiner bittet deshalb die Pflegenden, die Dokumentationen aller Klienten auf ihrer Tour zu überprüfen und ggf. zu ergänzen.

Da Sie zusammen mit einigen examinierten Kolleginnen in der letzten Woche eine interessante Fortbildung zum Thema „Biografieorientiertes Pflegen im ambulanten Bereich“ besucht haben, bittet Sie Frau Greiner, sich eine Klientin oder einen Klienten des Pflegedienstes auszusuchen und dort das Konzept des biografieorientierten Pflegens umzusetzen sowie entsprechend des Pflegeprozesses, ein Dokumentationssystem anzulegen.

Sie wählen Frau Stöhr aus. Die rüstige 85-jährige Klientin ist neu in der Morgentour dabei. Sie benötigt Unterstützung bei der Körperpflege, der Vitalzeichenkontrolle und der Medikamenteneinnahme. Als Sie gestern das 1. Mal bei ihr waren, öffnete sie die Tür und lief gleich zum Spiegel im Flur und erzählte Ihnen: „Schauen Sie, wie ich aussehe! Ich war heute Vormittag nur 2 Stunden auf dem Balkon, um meine Blumenkästen zu pflegen und schon habe ich einen Sonnenbrand bekommen. Das kenne ich gar nicht – früher war ich im Hochsommer 8 Stunden auf dem Feld und hatte nie einen Sonnenbrand. Ja, ja früher ...“ Frau Stöhr sah plötzlich sehr traurig aus. Auf dem Schrank im Wohnzimmer stehen viele gerahmte Fotos – immer wieder Bilder von Gärten, Blumen und Gemüsebeeten. Außerdem sehen Sie im Wohnzimmer viele gut gepflegte Pflanzen. Auf die Frage, ob sie denn die vielen Pflanzen selbst gepflegt habe, antwortete sie entsetzt: „Aber natürlich! Bei einem Gärtnermeister als Vater blieb mir ja gar nichts anderes übrig. 40 Jahre lang habe ich tagein und tagaus in der Gärtnerei gearbeitet, bis sie schließlich verkauft wurde als mein Vater starb. Da war keine Zeit zum Sitzen. Und jetzt bin ich durch meine Krankheit an diese Wohnung gefesselt. Alle Verwandten und Freunde sind bereits verstorben. Keiner braucht mich, immer bin ich allein, besser, ich wäre schon unter der Erde!“

► Fassen Sie die aktuelle Situation als Hilfestellung für sich selbst zusammen.

1.1 Grenzen Sie die Begriffe „Gesundheit, Krankheit und Behinderung“ voneinander ab.

► Gesundheit laut WHO:

► Krankheit:

► Behinderung laut WHO:

1.2 Notieren Sie die einzelnen Schritte des Pflegeprozesses nach Fiechter und Meier in der Tabelle. Welche Aufgaben haben die Pflegenden in den einzelnen Schritten des Pflegeprozesses?

Schritt des Pflegeprozesses	Aufgaben der Pflegenden
1.	
2.	

3.	
4.	
5.	
6.	

1.3 Frau Greiner möchte von Ihnen über Ihr weiteres Vorgehen informiert werden. Was müssen Sie als nächsten Schritt entsprechend des Pflegeprozesses tun?

1.4 Um die biografische Pflege umsetzen zu können, benötigen Sie viele Informationen. Welche weiteren wichtigen Daten fehlen Ihnen von Frau Stöhr? Geben Sie 8 Punkte an:

-
-
-
-
-
-
-
-

1.5 Sie legen nun eine Dokumentationsmappe für Frau Stöhr an. Welche Formulare heften Sie in der Mappe ab? Geben Sie 8 Punkte an:

-
-
-
-
-
-
-
-

1.6 Frau Greiner überlegt, das bisher papiergestützte durch ein elektronisches Dokumentationssystem zu ersetzen. Welche Vor- und Nachteile haben die jeweiligen Systeme? Notieren Sie jeweils 4 Vor- und Nachteile in der folgenden Tabelle:

	papiergestützes System	elektronisches System
Vorteile		
Nachteile		

1.7 Der ambulante Pflegedienst „Professionelle Pflege Zuhause" arbeitet nach dem Pflegemodell von Monika Krohwinkel.

a Aus welchen 5 Teilen setzt sich dieses Pflegemodell zusammen?

-
-
-
-
-

b Auf welcher Pflegetheorie basiert das ABEDL-Strukturmodell von Krohwinkel? Welche 2 Aspekte hat Monika Krohwinkel ergänzt bzw. verändert?

▸ Pflegetheorie:

-

▸ Ergänzende/veränderte Aspekte:

-
-

c Vergleichen Sie den Pflegeprozess aus Sicht von Monika Krohwinkel mit dem von Fiechter und Meier. Inwiefern gibt es Gemeinsamkeiten/Unterschiede? Notieren Sie diese in der folgenden Tabelle:

Gemeinsamkeiten	**Unterschiede**

1.8 Welche Möglichkeiten gibt es zur Evaluation der Pflege? Geben Sie 3 Möglichkeiten an:

-
-
-

2 Frau Meier ist an Demenz erkrankt

Fallbeispiel Frau Meier:

Als Emma Meier vor einigen Jahren bemerkte, dass sie zunehmend vergesslicher wurde, tat sie dies als normale „Altersvergesslichkeit" ab, da sie außer einer Hypertonie und Kopfschmerzen keine gesundheitlichen Probleme hatte. Zunehmend vergaß sie Namen, wenn sie Menschen auf der Straße begegnete oder wusste im Supermarkt nicht mehr, was sie einkaufen wollte. Die mittlerweile 85-Jährige bewohnt eine Wohnung im gleichen Haus wie ihr Sohn Klaus mit seiner Ehefrau Ruth. Die Türen aller Räume der Wohnung wurden beim Einzug liebevoll mit Symbolen für Bad, WC, Schlafzimmer, Wohnzimmer und Küche dekoriert. Als Kind zog Frau Meier mit ihren Eltern aus Breslau (Schlesien) in den kleinen Ort, wo ihr Vater eine Schneiderei eröffnete. Später arbeitete sie dort bis zum Tod ihrer Eltern als Näherin ohne Ausbildung. Bis heute übernimmt Frau Meier alle anfallenden Näharbeiten für ihren Sohn und seine Ehefrau. Ihr Nähkästchen ist ihr Heiligtum und da darf niemand etwas herausnehmen. Im Alter von 25 Jahren heiratete sie ihren Mann Theo. Dieser hat sich vor 35 Jahren wegen einer anderen Frau von ihr getrennt.

Frau Meier hat noch einen kleinen Garten hinter dem Haus, den sie über alles liebt. Vor allem im Sommer freut sie sich, wenn sie die Früchte und das Gemüse ernten kann. Dieses friert sie zum Teil für den Winter als Vorrat ein. Eines Tages kommt ihr Sohn in den Keller und bemerkt, dass Frau Meier vergessen hat den Gefrierschrank zu schließen. Leider ist alles, was darin aufbewahrt wurde, aufgetaut und nicht mehr genießbar. Das Ehepaar wundert sich auch, dass es immer seltener nach frisch gekochtem Essen riecht. Wenn sie Frau Meier fragen, ob sie denn heute nicht gekocht habe, antwortet diese immer entrüstet: „Doch natürlich! Ich habe Sauerbraten mit Nudeln gekocht."

Da die Kleidung mittlerweile sichtbar zu groß ist und an Frau Meier herunter hängt, geht das Ehepaar davon aus, dass sie nicht mehr regelmäßig isst. Daraufhin schaut Ruth tagsüber alle paar Stunden nach ihrer Schwiegermutter, um die Nahrungsaufnahme sicherzustellen. Dabei beobachtet sie, wie Frau Meier das Butterbrot mit einem Löffel zu schneiden versucht. Als sie ihr gekochtes Essen mitbringt, wird sie von Frau Meier beschuldigt, dass sie sie vergiften wolle. Daraufhin verlässt Ruth verärgert die Wohnung der Schwiegermutter. Zwischendurch gibt es jedoch Tage, an denen Frau Meier für ihren Sohn und ihre Schwiegertochter mitkocht, so als ob es selbstverständlich wäre.

Ruth bemerkt, dass sich ihre Schwiegermutter nicht mehr so sorgfältig pflegt und meist die gleiche Kleidung trägt – auch wenn diese bereits schmutzig ist. Früher hat Frau Meier besonderen Wert auf ihren Körpergeruch und ihr Äußeres gelegt und sich alle 3 Tage die Haare gewaschen und eingerollt. Sobald sie nur einen kleinen Fleck auf einer Bluse hatte, kam diese in die Wäsche. Je häufiger Ruth nach ihrer Schwiegermutter schaut, desto erschütterter ist sie über deren geistigen Abbau. Immer häufiger wird sie von der Schwiegermutter beschimpft. Außerdem bemerkt sie, dass Frau Meier die einfachsten Begriffe wie „Messer" oder „Brot" nicht mehr einfallen und stattdessen auf den Gegenstand, den sie haben möchte, zeigt und „das da" sagt. Als Frau Meier eines Abends zum wiederholten Male zu ihr sagt: „Ich hasse dich! Du hast mir meinen Mann weggenommen.", reicht es der Schwiegertochter. Sie besteht darauf, dass Klaus endlich mit seiner Mutter zu einem Arzt geht und hofft auf Besserung. Doch die Diagnose „Demenz" erschüttert die Eheleute und lässt ihre Hoffnung schwinden. Eine Tante von Ruth litt ebenfalls an Demenz und sie erinnern sich beide an einige unschöne Ereignisse, z. B. einen Wohnungsbrand aufgrund eines vergessenen Topfes auf dem Herd. Ruth fordert Klaus daraufhin auf, einen geeigneten Heimplatz zu suchen.

Schon eine Woche später hat Klaus eine Einrichtung mit einem Wohnbereich für 8 Menschen mit Demenz für seine Mutter gefunden. Auch nach einigen Wochen des Zusammenlebens, beachtet Frau Meier die anderen Bewohner des Wohnbereichs kaum und mit den Räumlichkeiten kommt sie auch nicht zurecht. Sie wirkt oft unzufrieden und rastlos, wenn sie auf dem Wohnbereich umher geht, da sie sich scheinbar langweilt bzw. keiner Beschäftigung nachgehen kann, die sie erfüllt. Regelmäßig geht sie in die Zimmer der Mitbewohner, um ihr Nähkästchen zu suchen. Anschließend kommt sie ganz verzweifelt aus dem Zimmer heraus und fragt, wer das Nähkästchen versteckt habe. Ihr eigenes Zimmer ist bisher nur mit den Möbeln der Einrichtung ausgestattet und somit fremd für Frau Meier. Am liebsten hilft sie beim Decken und Abräumen des Geschirrs oder hält sich draußen beim Kräutergarten der Einrichtung auf und geht dort scheinbar ziellos umher.

- Fassen Sie die aktuelle Situation von Frau Meier als Hilfestellung für sich selbst zusammen.

Übungsaufgaben medizinische Grundlagen

2.1 Welche 5 Symptome weisen bei Frau Meier auf eine Demenz hin? Geben Sie 5 Symptome an:

-
-
-
-
-

2.2 Ordnen Sie Frau Meiers Demenz einem Schweregrad und einer Demenzform zu. Begründen Sie Ihre Antwort anhand von Beispielen.

	Begründung
Schweregrad:	
Demenzform:	

Übungsaufgaben Pflege und Betreuung

Weiterführung des Fallbeispiels:

Bei der Aufnahme holen Sie bei der Schwiegertochter Informationen für die Pflegeanamnese ein. Dabei erfahren Sie, dass sich Frau Meier uneingeschränkt und ohne Hilfsmittel bewegen kann. Beim Waschen benötigt sie jedoch eine genaue Anleitung, da sie sich sonst das gleiche Körperteil 3-mal hintereinander waschen bzw. die Achseln und den Intimbereich auslassen würde. In Bezug auf die Ernährung teilt Ihnen die Schwiegertochter mit, dass Frau Meier alles außer Fisch und Reis isst und gerne Kaffee, Mineralwasser und Pfefferminztee trinkt. Allerdings würde sie das Trinken vergessen und muss deshalb häufig daran erinnert werden. Nachdem Sie Frau Meiers Gewicht (60 kg) und Größe (1,65 m) festgestellt haben, sagt die Schwiegertochter, dass sie vor 3 Monaten noch 67 kg gewogen habe.
In letzter Zeit habe ihre Schwiegermutter auch immer wieder vergessen, auf die Toilette zu gehen und habe dann eingenässt. Dies war Frau Meier immer peinlich, weil sie meinte, dass sie unangenehm riechen würde. Deshalb trage sie mittlerweile Einlagen. Mit dem Stuhlgang gab es bisher noch keine Probleme.
Weiterhin teilt die Schwiegertochter mit, Frau Meier habe, neben den Näharbeiten, früher gerne Kreuzworträtsel in Zeitschriften gelöst, Tierfilme angesehen und Liebesromane gelesen. Außerdem sang sie häufig während sie putzte.
Der Tod der Eltern vor 30 Jahren kam für Frau Meier laut Aussage der Schwiegertochter sehr überraschend, da beide innerhalb eines halben Jahres an einem Herzinfarkt verstarben. Rückblickend meinte sie häufig, dass es für beide ein schöner Tod war, da sie nicht lange leiden mussten. Allerdings hatte sie plötzlich außer ihrem Sohn und seiner Frau keine Kontaktpersonen mehr, da sie bereits geschieden war. Dies belastete sie immer sehr.

2.3 Erstellen Sie die Pflegeplanung für Frau Meier zu folgenden ABEDL:

1. Kommunizieren können
2. Sich pflegen können
3. Essen und trinken können
4. Ausscheiden können
5. Sich beschäftigen, lernen, sich entwickeln können
6. Mit existenziellen Erfahrungen des Lebens umgehen können

Verwenden Sie dazu die Kopiervorlage im Anhang (S. 208) oder legen Sie entsprechend der Vorlage eine Tabelle an.

2.4 Überlegen Sie, welche Möglichkeiten sich aus den verschiedenen Betreuungs- und Therapiekonzepten für Frau Meier ergeben. Wie könnten die Konzepte in der Praxis umgesetzt werden?

▸ Notieren Sie Ihre Überlegungen in der folgenden Tabelle:

Betreuungs- und Therapiekonzept	**Möglichkeiten zur praktischen Umsetzung**
Milieutherapie	
Biografieorientierte Pflege	
Gedächtnis- und Gehirntraining	
Integrative Validation (IVA)	
Personenzentrierter Ansatz nach Kitwood	
Reminiszenz-Therapie (REM)	
Böhm'sches Pflegemodell	

2.5 Nach einigen Wochen kommt es immer häufiger vor, dass Frau Meier die weiblichen Bezugspflegepersonen beschimpft: „Ich hasse dich! Du hast mir meinen Mann weggenommen. Du bist ein richtiges Flittchen." Entwickeln Sie einen Leitfaden zur Kommunikation mit Frau Meier entsprechend der IVA (Integrative Validation) in Bezug auf diese besondere Situation.

a Gefühle von Frau Meier:

b Antriebe von Frau Meier:

c Notieren Sie 5 mögliche Äußerungen, um die Gefühle und Antriebe von Frau Meier zu validieren:

-
-
-
-
-

d Notieren Sie 4 Möglichkeiten zur Verabschiedung:

-
-
-
-

3 Frau Streibich hat akute Atemnot

Fallbeispiel Frau Streibich:

Morgens gegen 7 Uhr gehen Sie in das Zimmer von Frau Streibich, da sie die geläutet hat. Sie finden Frau Streibich mit hochgestelltem Kopfteil schräg im Bett liegend mit bläulich verfärbten Lippen und nach Luft ringend vor. Außerdem ist die Vase mit den Blumen, die sie am Vortag geschenkt bekam, auf ihrem Nachttisch umgefallen und das Wasser läuft auf den Boden. Als Frau Streibich Sie sieht, ruft sie Ihnen zu: „Hilfe! Hilfe! Ich ersticke! Helfen Sie mir!" Plötzlich muss sie stark husten und spuckt zähen Schleim in ein Taschentuch. Ihnen fällt auf, dass sie die Schultern beim Atmen nach oben zieht und beim Ausatmen ein pfeifendes Geräusch von sich gibt.

Sie gehen zu Frau Streibich ans Bett und sagen: „Jetzt beruhigen Sie sich erst mal! So schnell erstickt man nicht. Aber so wie Sie im Bett liegen, ist es kein Wunder, dass Sie keine Luft bekommen. Außerdem bin ich jetzt da, da kann nichts mehr passieren."

In einem ersten Versuch legen Sie Frau Streibich wieder gerade ins Bett und lassen das Kopfteil dazu herunter. Entsprechend dem Lagerungsplan lagern Sie die Bewohnerin 30° auf die rechte Seite. Doch die Bewohnerin lässt sich nicht lagern und dreht sich immer wieder auf den Rücken. Sie hält sich jetzt an Ihrem Kittel fest, ringt weiter um Luft und wird unruhiger. Das pfeifende Geräusch hat sich verstärkt. Da Sie erst vor 2 Wochen mit der Ausbildung zur Altenpflegerin begonnen haben, wissen Sie nicht mehr weiter und sagen zu Frau Streibich: „Lassen Sie mich bitte los. Ich gehe kurz aus dem Zimmer und hole eine Kollegin zu Hilfe." Die Bewohnerin krallt sich nun an Ihnen fest und sagt: „Ich will nicht sterben! Lassen Sie mich nicht alleine."

► Fassen Sie die aktuelle Situation von Frau Streibich als Hilfestellung für sich selbst zusammen.

Übungsaufgaben anatomische und physiologische Grundlagen

3.1

a Beschriften Sie die folgende Abbildung:

b Färben Sie die Bestandteile des oberen und unteren Respirationstrakts in 2 verschiedenen Farben.

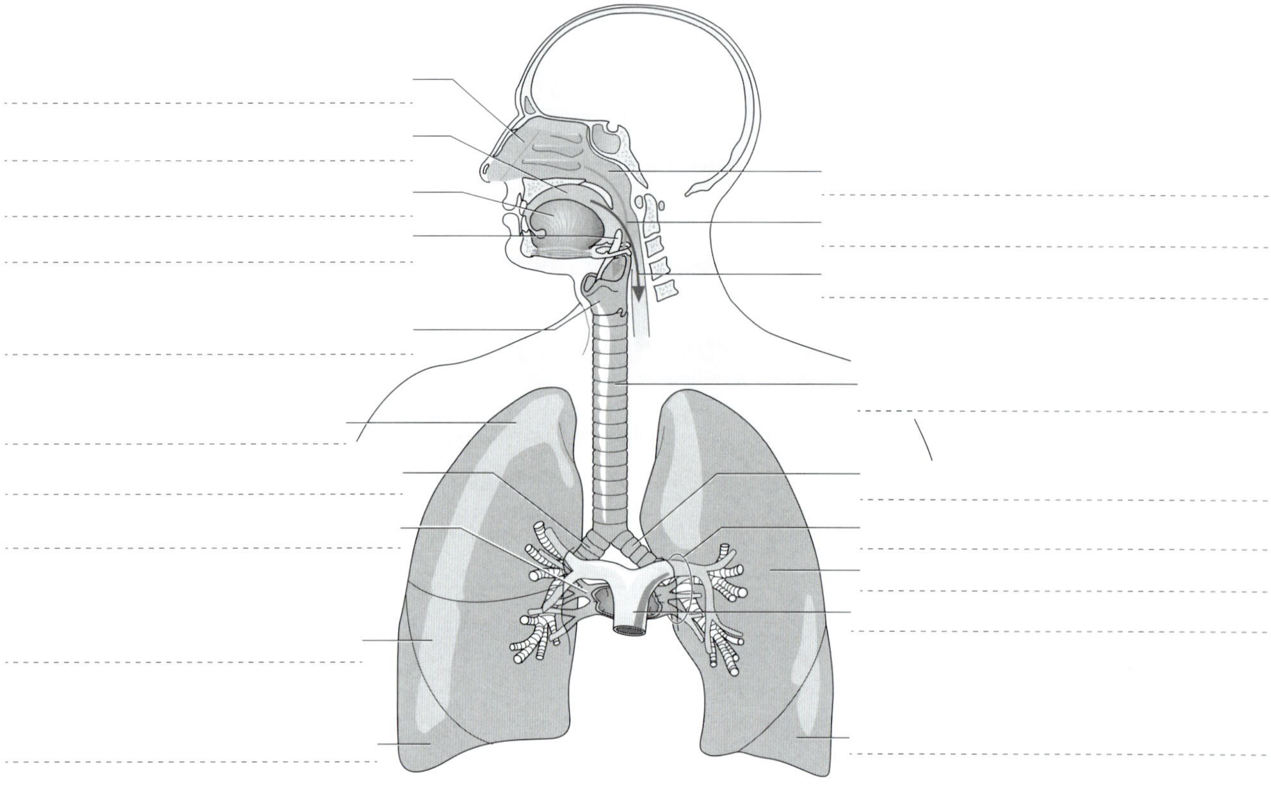

3.2 Aufbau der Lungen

a Ordnen Sie mit Pfeilen zu:

linke Lunge
rechte Lunge

3 Lappen
2 Lappen
10 Segmente
9 Segmente

b Ergänzen Sie folgenden Lückentext mit den Begriffen:

Rachen – Flimmerepithel – Atemluft – Keime – Bronchialbaum – Alveolen – transportiert – Baumes

Der Aufbau der Bronchien entspricht dem eines ____________________, weshalb auch oft vom ____________________ gesprochen wird. Ausgekleidet ist er mit ____________________, dessen Dicke in Richtung der ____________________ kontinuierlich abnimmt. Durch die Bewegung des Flimmerepithels in Richtung ____________________, werden ständig Bronchialsekret, eingedrungene ____________________ und Fremdkörper wieder aus den unteren Atemwegen heraus ____________________. Weiterhin feuchtet das Flimmerepithel die ____________________ an.

3.3 Atemmechanik

a Beschriften Sie die folgende Abbildung:

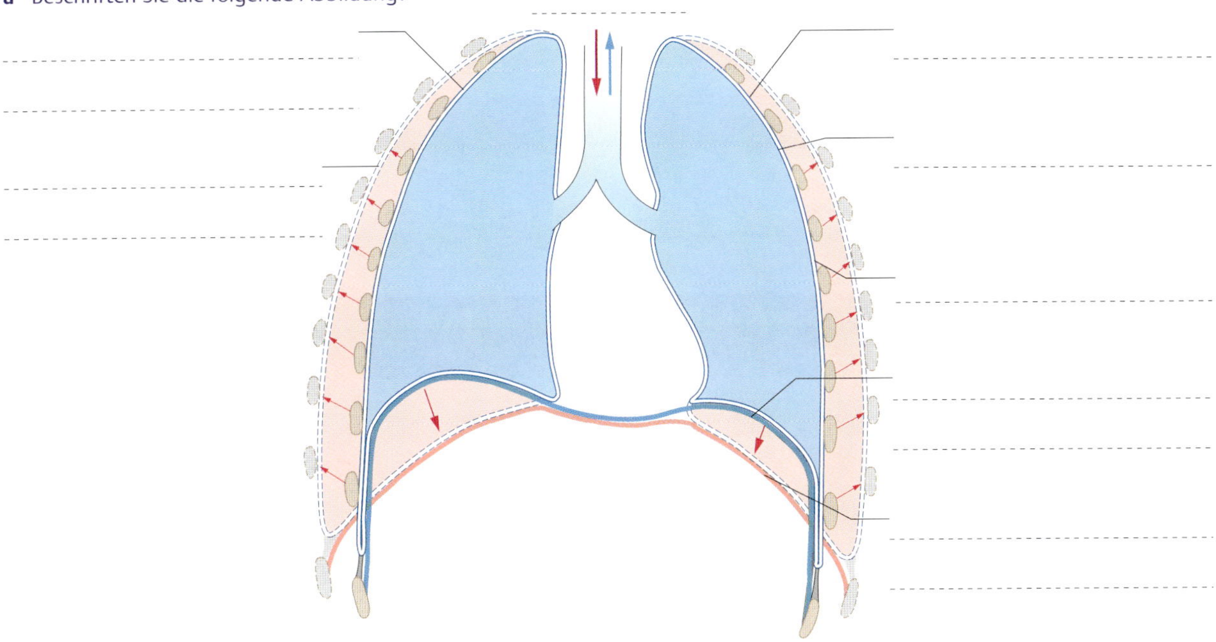

b Nummerieren Sie in der richtigen Reihenfolge den Ablauf bei der In- und Exspiration:

Reihenfolge	**Ablauf der Inspiration**
	Zwerchfellkuppel senkt sich
	die Luft kann aufgrund des sinkenden Drucks in den Alveolen in die Lungen hineinströmen
	das Zwerchfell kontrahiert sich
	Lungen werden mit dem Zwerchfell nach unten gezogen und gedehnt
	Zwischenrippenmuskeln kontrahieren sich und erweitern den Brustkorb zusätzlich
Reihenfolge	**Ablauf der Exspiration**
	Brustkorb verkleinert sich, Luft strömt wieder hinaus
	Zwischenrippenmuskeln und das Zwerchfell erschlaffen
	Zwerchfellkuppel hebt sich wieder an

3.4 Notieren Sie in Stichworten die Vorgänge beim Gasaustausch in den Alveolen:

Übungsaufgaben Pathologie

3.5 Beurteilen Sie die Dyspnoe von Frau Streibich. Welchem Schweregrad entspricht sie?

3.6 Bei Frau Streibich sind außer der Atemnot weitere Symptome von Atemwegserkrankungen erkennbar. Ordnen Sie die Symptome jeweils einem Leitsymptom von Atemwegserkrankungen zu und notieren Sie dies im Folgenden:

Symptom bei Frau Streibich	Leitsymptom

3.7 Nennen Sie 5 mögliche Untersuchungsmethoden, die bei Frau Streibich sinnvoll wären, um eine Diagnose stellen zu können.

-
-
-
-
-

3.8 Ordnen Sie mit Pfeilen die Symptome den Erkrankungen zu:

Pneumonie

Symptome
Inkubationszeit von 12–24 Stunden
ausgeprägtes Krankheitsgefühl mit Fieber
Husten mit gelblich-eitrigem Sputum
Tachypnoe mit Mitbewegung der Nasenflügel
Inkubationszeit von 1–3 Tagen
bei Sauerstoffmangel kommt es zur Zyanose der Haut und Schleimhäute
Husten, Schnupfen, Kopf- und Gliederschmerzen
Dyspnoe evtl. mit Schmerzen beim Atmen durch Pleuritis
schweres Krankheitsbild mit hohem Fieber
Halsschmerzen und Heiserkeit

Influenza/ grippaler Infekt

3.9 Liegt bei Frau Streibich eine Infektion der Atemwege vor? Begründen Sie Ihre Antwort.

3.10 Kreuzen Sie die richtigen Antworten an.

► Symptome des Asthma bronchiale:

- [a] Atemnot mit Zyanose
- [b] Fieber
- [c] Nasenflügelatmung
- [d] Bradykardie
- [e] Tachykardie
- [f] Dyspnoe oder Orthopnoe
- [g] Trommelschlägelfinger
- [h] Hypertonie
- [i] Husten mit zähem, glasigem Sekret
- [j] Stridor

3.11 Liegt bei Frau Streibich eine obstruktive Lungenerkrankung vor? Wenn ja, welche? Begründen Sie Ihre Antwort.

____

____

3.12 Beurteilen Sie Ihre Reaktion im Fallbeispiel. Beschreiben Sie stichwortartig die korrekte Vorgehensweise im Fall von Frau Streibich.

- ______________________________
- ______________________________
- ______________________________
- ______________________________
- ______________________________
- ______________________________
- ______________________________

Übungsaufgaben Pflege und Begleitung

Weiterführung des Fallbeispiels:

Ihre Kollegin Susanne kommt in das Zimmer. Sie erkennt, dass Frau Streibich einen Asthmaanfall hat und reagiert entsprechend (sofortige Oberkörperhochlagerung und Gabe des Notfallsprays). Deshalb geht es Frau Streibich schon nach 5 Minuten wieder besser. Susanne fragt Sie, ob Sie nicht wussten, dass die Bewohnerin unter Asthma bronchiale leidet und weshalb Sie keine Hilfe gerufen haben.

Darauf antworten Sie: „Ich wusste nicht, dass es ein Asthmaanfall ist, da ich Frau Streibich noch nie so erlebt habe! Sonst bekommt sie nach körperlicher Anstrengung nur leichte Atemnot. Deshalb klingelt sie ja immer, wenn sie auf die Toilette muss, damit wir sie beim Gehen mit dem Rollator unterstützen können. Außerdem ist Frau Streibich nach dem Waschen des Oberkörpers am Waschbecken oft zu erschöpft, um den Intimbereich und die Beine zu waschen. Jedoch fühlt sie sich unwohl und befürchtet unangenehm zu riechen, wenn sie nicht richtig gewaschen ist. Auch beim Essen oder Trinken hatte sie öfters Hustenanfälle, aber die waren nie so schlimm wie der gerade. Die Situation eben hat mich total überfordert, weil ich nicht wusste was passiert ist!"

3.13 Füllen Sie die Atemskala zur Einschätzung des Pneumonierisikos für Frau Streibich aus und beurteilen Sie das Ergebnis:

Atemskala	0 Punkte	1 Punkt	2 Punkte	3 Punkte	Punkte
Bereitschaft zur Mitarbeit	❑ hoch	❑ nach Aufforderung	❑ teilweise, jedoch nur nach Aufforderung	❑ keine oder kann sie nicht deutlich machen	
vorliegende Lungenerkrankung	❑ keine	❑ leichter Infekt im nasalen und oralen Bereich	❑ Infekt auch im bronchialen Bereich	❑ Lungenerkrankungen	
bereits durchgemachte Lungenerkrankung	❑ keine	❑ leichte (z. B. bronchopulmonale Infekte aufgrund grippaler Infekte im letzen Vierteljahr)	❑ schwere Verläufe	❑ schwere Lungen- oder Atemorganerkrankungen, die eine wahrnehmbare Atemfunktionseinschränkung hinterlassen haben	
Immunabwehrschwäche	❑ keine	❑ leicht (aufgrund einer nicht generalisierten Infektion)	❑ erhöht	❑ völlig	
manipulative Maßnahmen oro-tracheal	❑ keine	❑ spezielle Nasen- oder Mundpflege	❑ zusätzlich oral-nasale Absaugung	❑ orale/nasale/endotracheale Absaugung ohne oder mit liegendem Tubus	
Rauchen/ Passivrauchen	❑ Nichtraucher, nur geringfügig rauchexponiert	❑ ca. 6 Zigaretten mit < 10 mg Kondensat tägl. oder regelmäßiger Passivraucher	❑ ca. 6 Zigaretten mit 10 – 13 mg Kondensat tägl. und regelmäßiger Passivraucher	❑ > 6 Zigaretten mit 15 - 28 mg Kondensat oder ebenfalls aktiver Passivraucher durch ständigen Rauchkonsum (Zigaretten mit 15 - 28 mg Kondensat)	
Schmerzen	❑ keine	❑ leicht, kontinuierlich	❑ hauptsächlich Schmerzen im Bereich, der die Atmung beeinflusst	❑ ständige Schmerzen, die wahrnehmbar die Atmung beeinflussen	
Schluckstörungen	❑ keine	❑ bei flüssiger Nahrungsaufnahme	❑ auch bei breiiger Nahrungsaufnahme	❑ komplett, bei allen Nahrungsaufnahmen, auch bei Schlucken von Speichel	
Mobilitätseinschränkungen	❑ keine	❑ verlangsamt oder eingeschränkt, durch Gehstützen und Hilfen kompensierbar oder veränderte Körperhaltung, die sich auch im Bett äußert	❑ hauptsächlich Bettruhe, Mobilisierung nur im Sessel oder Stuhl möglich	❑ völlig	
lungengefährdender Beruf	❑ keinen	❑ 1 - 2 Jahre	❑ 2 - 10 Jahre	❑ > 10 Jahre	
Intubationsnarkose	❑ keine in den letzen 3 Wo.	❑ kurz (< 2 Std.)	❑ lang (> 2 Std.)	❑ > 1 Intubationsnarkose o. > 12 Std. Intubation o. Beatmung	
Bewusstseinseinschränkungen	❑ keine	❑ leicht, reagiert auf Ansprache folgerichtig	❑ reagiert auf Ansprache nicht folgerichtig	❑ zeigt keine Reaktion	
Atemtiefe	❑ ohne Anstrengung Zwerchfell- und Thoraxatmung	❑ mit Anstrengung Zwerchfell- und Thoraxatmung	❑ mit großer Hilfestellung Zwerchfell- und Thoraxatmung	❑ keine Zwerchfell- oder Thoraxatmung im exponierten Sinne selbst mit großer Unterstützung	
Atemfrequenz	❑ 14 – 20/Min.	❑ Atmung unregelmäßig, d.h. abweichend von der Norm bradypnoeisch oder tachypnoeisch	❑ Atmung anhaltend bradypnoeisch oder tachypnoeisch	❑ regelmäßig abnorme Atmung, die sowohl sehr tief wie oberflächlich sein kann oder zw. bradypnoeisch oder tachypnoeisch wechselt	
Medikamente, die die Atmung sedieren	❑ keine	❑ unregelmäßige Einnahme von Medikamenten, die die Atmung dämpfen	❑ regelmäßige Einnahme von Medikamenten, die die Atmung dämpfen	❑ Einnahme spezifischer Medikamente, die deutlich auf die Atmung wirken (z. B. Morphine, Barbiturate)	

0 – 6 Punkte = nicht gefährdet
7 – 15 Punkte = gefährdet
16 – 45 Punkte = hochgradig gefährdet, bzw. Atemstörungen vorhanden

Gesamtzahl: ....

Patient: ....
Datum: ....

Handzeichen: ....

3.14 Schreiben Sie einen Pflegebericht über die aktuellen Geschehnisse in das Dokumentationssystem von Frau Streibich.

3.15 Erstellen Sie die Pflegeplanung für Frau Streibich zu folgenden ABEDLs:

1. Vitale Funktionen des Lebens aufrechterhalten können
2. Sich pflegen können
3. Essen und trinken können
4. Mit existenziellen Erfahrungen des Lebens umgehen können

Verwenden Sie dazu die Kopiervorlage im Anhang (S. 208) oder legen Sie entsprechend der Vorlage eine Tabelle an.

3.16 In der Pflegeplanung haben Sie Pflegemaßnahmen zur Verbesserung der Lungenventilation für Frau Streibich festgelegt. Begründen Sie die Auswahl von 4 Pflegemaßnahmen:

-
-
-
-

3.17 Nennen Sie 4 Maßnahmen zur Sekretolyse, die sich für Frau Streibich eignen würden. Begründen Sie Ihre Antwort:

-
-
-
-

3.18 Leiten Sie Frau Streibich zum produktiven Abhusten an.

3.19 Nennen und begründen Sie weitere sinnvolle atemunterstützende Maßnahmen für Frau Streibich.

3.20 Die Arztverordnung (AVO) für Frau Streibich für den Notfall lautet: 2 Liter Sauerstoff pro Minute über eine Sauerstoffbrille. Worauf achten Sie bei der Verabreichung bei Frau Streibich? Begründen Sie Ihre Antwort.

3.21 Berechnen Sie den Sauerstoffvorrat in Stunden. Der Rauminhalt der Flasche beträgt 10 Liter und das Manometer zeigt 150 bar an. Wie lange könnte Frau Streibich damit Sauerstoff erhalten?

Formel:

a Rauminhalt der Flasche x Manometeranzeige = Sauerstoffvorrat

b Sauerstoffvorrat : AVO = Sauerstoffvorrat in Minuten

c Sauerstoffvorrat in Minuten : 60 min = Sauerstoffvorrat in Stunden

Antwort:

4 Herr Anton hat eine chronische Rechtsherzinsuffizienz und ist zunehmend auf Hilfe angewiesen

Fallbeispiel Herr Anton:

Seit einem Herzinfarkt vor 3 Jahren leidet der 63-jährige Herr Anton an einer Herzinsuffizienz. Vor dem Herzinfarkt war bereits eine Hypertonie diagnostiziert worden. Doch trotz regelmäßiger Medikamenteineinnahme kam es schließlich zum Herzinfarkt. Die Medikamente wurden immer von Frau Anton gerichtet, da seine Feinmotorik nicht mehr so gut war. Herr Anton lebt mit seiner Ehefrau in einem kleinen Häuschen. Die beiden Kinder wohnen in ca. 20 km Entfernung und kommen alle 14 Tage zu Besuch.

Bei den täglichen Verrichtungen hat ihm bisher seine Ehefrau geholfen, doch auch sie kommt mittlerweile an ihre Grenzen, da sie noch halbtags arbeiten muss. Nach dem Herzinfarkt war Herr Anton arbeitsunfähig, aber das Haus noch nicht abbezahlt. Um das Haus halten zu können, fing seine Ehefrau wieder an, als Bürokauffrau zu arbeiten.

Bisher konnte die Herzinsuffizienz gut mit Medikamenten behandelt werden, doch Herr Anton nahm immer weiter an Gewicht zu, obwohl er nicht mehr als sonst gegessen hat. Der Kardiologe stellt bei der Untersuchung fest, dass er sehr viel Wasser in den Beinen und dem Körperstamm eingelagert hat. Den Schweregrad der Herzinsuffizienz ordnet der Kardiologe nun den Kriterien der New York Heart Association (NYHA) der 3 Stufe zu. Das heißt, dass die Leistungsfähigkeit von Herrn Anton erheblich eingeschränkt ist und nur leichte Belastungen, wie langsames Gehen auf ebener Strecke, möglich sind. Daraufhin stellt der Kardiologe die Medikamente neu ein. Herr Anton muss ein Herzglykosid, ein Diuretikum und einen ACE-Hemmer einnehmen. Weiterhin schränkt er die tägliche Flüssigkeitszufuhr auf 1,3 Liter ein. Er bittet seinen Patienten darum, alles, was er trinkt und ausscheidet zu protokollieren. Damit er die Urinmenge genau messen kann, gibt ihm der Arzt eine Urinflasche mit. Um zunächst eine Besserung der Beschwerden zu erzielen, sollte Herr Anton täglich 300 ml mehr ausscheiden, als er zu sich nimmt. Außerdem weist ihn der Kardiologe auf die Möglichkeit der Einstufung in eine Pflegestufe und Leistungen der häuslichen Pflege hin.

Zuhause angekommen bespricht Herr Anton mit seiner Ehefrau die Ergebnisse des Arztbesuchs und wie sie evtl. entlastet werden könnte. Seine Ehefrau ruft daraufhin die Pflegekasse an und sucht im Internet nach einem geeigneten Pflegedienst.

Die Pflegedienstleitung des ambulanten Pflegedienstes „Rehafit“, Frau Ernst, kommt bereits einen Tag später für ein Informationsgespräch zu den Eheleuten Anton nach Hause. Neben den Leistungen, die der Pflegedienst anbietet, stellt sie auch die Unternehmensphilosophie vor. Weiterhin bietet sie ihre Unterstützung bei der Antragsstellung für die Einstufung in die Pflegestufe an. Um ein Angebot erstellen zu können, benötigt Frau Ernst einige Informationen zum Hilfebedarf von Herrn Anton. Er sagt, dass er morgens beim Aufstehen aus dem Bett Hilfe benötige, da es so tief sei. Im Bad könne er sich den Oberkörper selbstständig waschen und anziehen, dies ginge aufgrund der Anstrengung aber nicht mehr beim Unterkörper. Herr Anton berichtet, dass sich unter Anstrengung seine Lippen und das Nagelbett bläulich verfärben. Für das Gehen in der Wohnung verwende er schon seit einem halben Jahr einen Rollator, mit dem er gut zurecht komme. Auch die Toilettengänge könne er selbstständig durchführen, berichtete er. Den Haushalt würde weiterhin seine Ehefrau führen. Nachts könne er schlecht einschlafen, weil er sich so viele Gedanken über seine gesundheitliche Situation machen würde und er häufiger auf die Toilette müsse. Deshalb sei er tagsüber auch oft sehr müde. Sein Ruhepuls betrage im Schnitt 88 Schläge pro Minute und der Blutdruck liege bei 135/85 mmHg. Außerdem hat Herr Anton eine Verordnung für den Pflegedienst vom Kardiologen. Dieser hat 1-mal tgl. das Richten der Medikamente, die Puls- und RR-Kontrolle sowie die Erstellung der Flüssigkeitsbilanz angeordnet.

► Fassen Sie die aktuelle Situation von Herrn Anton als Hilfestellung für sich selbst zusammen.

Übungsaufgaben anatomische und physiologische Grundlagen:

4.1 Anatomie Herz-Kreislaufsystem

a Beschriften Sie die folgende Abbildung:

b Färben Sie die Gefäße und Teile des Herzens, in denen sauerstoffarmes Blut fließt, blau, und die Gefäße und Teile des Herzens, in denen sauerstoffreiches Blut fließt, rot ein.

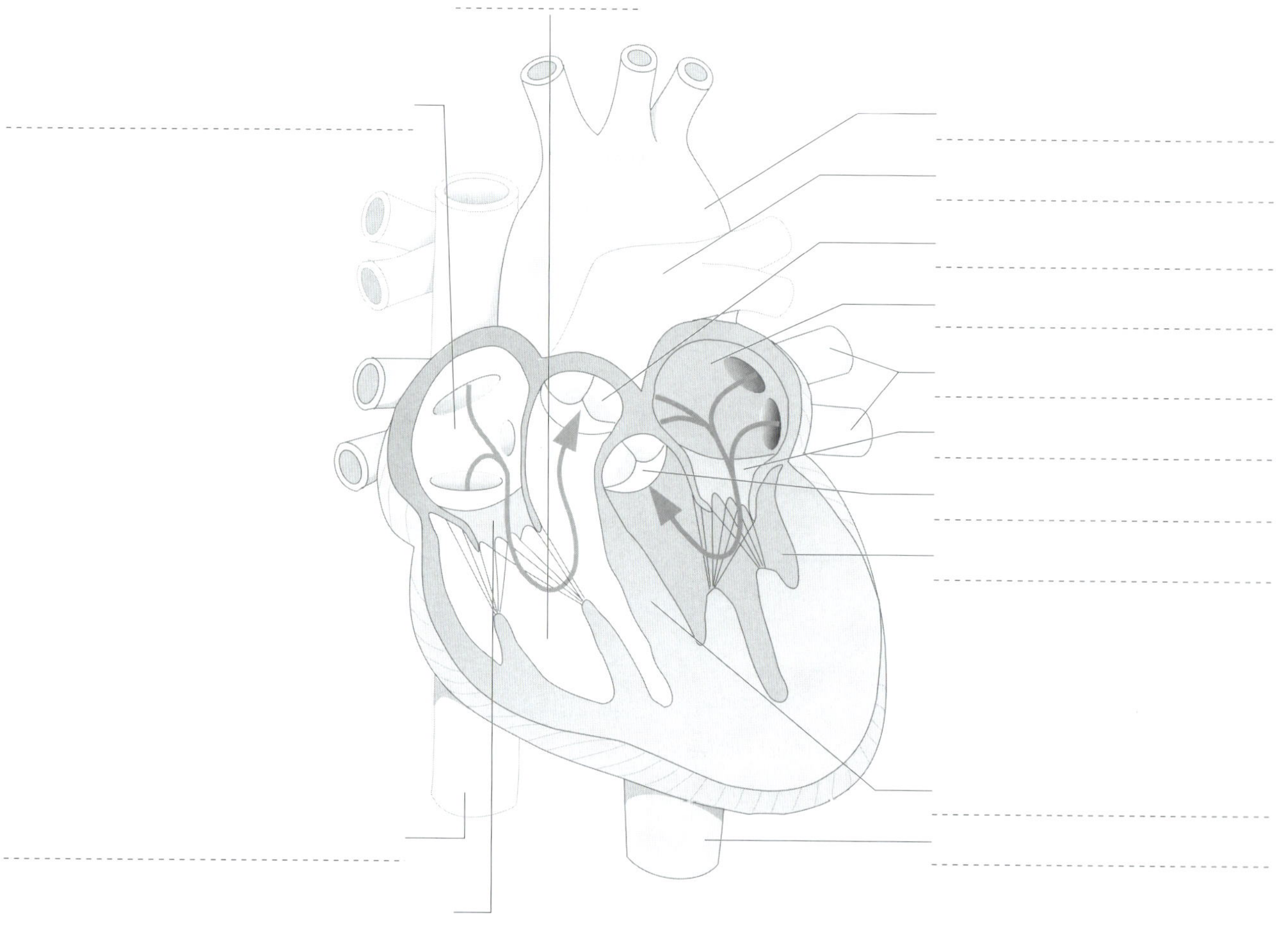

4.2 Kreuzen Sie die richtigen Antworten an.

- a Venen führen sauerstoffarmes Blut
- b Arterien führen sauerstoffreiches Blut
- c Venen führen zum Herzen hin
- d Arterien führen vom Herzen weg
- e Venen haben eine dickere Muskelschicht als Arterien
- f Venen haben Taschenklappen
- g Arterien haben eine dickere Muskelschicht als Venen
- h Arterien haben Taschenklappen

4.3 Vervollständigen Sie die folgende Abbildung

a Beschreiben Sie den Weg des Blutes im großen Kreislauf, indem Sie jeweils 1 Wort in die Lücke einfügen:

Beginn: ____________ Ventrikel → Arterien des ____________ → Kapillaren des ____________

→ Venen des ____________ → Ende: ____________ Vorhof

b Beschreiben Sie den Weg des Blutes im kleinen Kreislauf, indem Sie jeweils 1 Wort in die Lücke einfügen:

Beginn: ____________ Ventrikel → Arterien des ____________ → Kapillaren des ____________

→ Venen des ____________ → Ende: ____________ Vorhof

4.4 Physiologie Herz

a Nummerieren Sie in der richtigen Reihenfolge den Ablauf der Reizweiterleitung im Herzen:

Reihenfolge	Ablauf der Reizweiterleitung
	AV-Knoten
	Tawara-Schenkel
	Sinusknoten
	Purkinje-Fasern
	His-Bündel

b Ergänzen Sie folgenden Lückentext mit den Begriffen:

Herzzyklus – Taschenklappen – Systole – Ventrikel – Vorhöfen – Blutdruck – Diastole – Segelklappen

Die ____________ beginnt mit der Anspannungsphase. Dabei sind die beiden ____________ mit Blut gefüllt und das Myokard zieht sich zusammen. Da die Herzklappen noch verschlossen sind, erhöht sich der ____________ im Ventrikel bis er höher ist als in der Aorta und den Lungenarterien, sodass sich nun die ____________ öffnen. In der nun folgenden Austreibungsphase wird etwa die Hälfte (ca. 70 ml) des in den Ventrikeln befindlichen Blutes in die Arterien ausgeworfen. Die Taschenklappen schließen sich wieder und der Druck in den Ventrikeln sinkt. Damit beginnt die ____________.

Alle Herzklappen sind noch verschlossen und das Myokard entspannt sich wieder. Aufgrund des höheren Drucks in den ____________ öffnen sich die ____________ und die Füllungsphase beginnt. Dabei fließt das in den Vorhöfen gesammelte Blut in die beiden Ventrikel bis diese so voll sind, dass sich die Segelklappen wieder automatisch schließen. Dann beginnt ein neuer ____________ .

Übungsaufgaben Pathologie

4.5 Kreuzen Sie die richtigen Antworten an.

- [a] Bei der Linksherzinsuffizienz staut sich das Blut im Körper
- [b] Bei der Linksherzinsuffizienz staut sich das Blut in den Lungen
- [c] Bei der Rechtsherzinsuffizienz staut sich das Blut im Körper
- [d] Bei der Rechtsherzinsuffizienz staut sich das Blut in den Lungen

4.6 Bei Herrn Anton sind einige typische Symptome der Rechtsherzinsuffizienz erkennbar. Notieren und ergänzen Sie diese in der entsprechenden Spalte der folgenden Tabelle. Ergänzen Sie außerdem die typischen Symptome der Linksherzinsuffizienz und die Symptome, die bei beiden Formen auftreten können.

▸ Ergänzen Sie die typischen Symptome einer Linksherzinsuffizienz.

typische Symptome einer Rechtsherzinsuffizienz	Symptome bei beiden Formen der Herzinsuffizienz	typische Symptome einer Linksherzinsuffizienz

4.7 Herr Anton bekommt verschiedene Medikamente zur Therapie der Herzinsuffizienz: ein Herzglykosid (H), ein Diuretikum (D) und einen ACE-Hemmer (A). Ordnen Sie den folgenden Präparatebeispielen und Aussagen die Anfangsbuchstaben (H, D, A) der Medikamentengruppen zu.

Präparatbeispiele:

a ________ Delix

b ________ Novodigal

c ________ Aldactone

d ________ Digimerck

e ________ Lasix

f ________ Tensobon

g ________ Aquaphor

Wirkungsweise:

h ________ Erhöhung der Herzkontraktionskraft

i ________ hemmen am Tubulusapparat die Rückresorption von Salzen und Kalium

j ________ Gefäßerweiterung, Blutdrucksenkung, Herzentlastung

Typische Nebenwirkungen:

k ________ Übelkeit, Erbrechen, Herzrhythmusstörungen, Störungen des Farbensehens, Verwirrtheit

l ________ chronischer Reizhusten, Hautausschlag, Geschmacksstörung

m ________ Verwirrtheit, Schwindel, Elektrolytverschiebungen

Im Umgang damit zu beachten:

n ________ morgens verabreichen, regelmäßige RR- und Gewichts-Kontrolle, auf Zeichen des Kaliummangels achten

o ________ Wirkstoffbestimmung im Blut wegen geringer therapeutischer Breite, regelmäßige EKG-Kontrollen

p ________ genaue Überwachung, da Gefahr des Blutdruckabfalls

Übungsaufgaben Pflege und Begleitung

Weiterführung des Fallbeispiels:

Sie sind bei Frau Ernst im Pflegedienst „Reha-fit“ angestellt. Herr Anton und seine Frau haben sich für diesen Pflegedienst entschieden und das Angebot von Frau Ernst angenommen. Herr Anton wurde in die Pflegestufe 2 eingestuft und soll nun 2-mal täglich pflegerisch versorgt werden. Außerdem haben Sie eine Verordnung des Arztes für das tägliche Richten der Medikamente. Sie bekommen Herrn Anton zu Ihrer Tour dazu.

4.8 Erstellen Sie die Pflegeplanung für Herr Anton zu folgenden ABEDLs:

1. Vitale Funktionen des Lebens aufrechterhalten können
2. Sich pflegen können
3. Essen und trinken können
4. Ruhen und schlafen können
5. Mit existenziellen Erfahrungen des Lebens umgehen können

Verwenden Sie dazu die Kopiervorlage im Anhang (S. 208) oder legen Sie entsprechend der Vorlage eine Tabelle an.

4.9 Für die umfassende Pflege von Herr Anton müssen Sie regelmäßig bestimmte Parameter erheben, um den Krankheitsverlauf beurteilen und ggf. den Arzt informieren zu können. Notieren Sie diese 3 Parameter im Folgenden und begründen Sie Ihre Antwort.

- ______________________________
- ______________________________
- ______________________________

4.10 Wie vom Kardiologen gewünscht, notiert Herr Anton jeden Tag, wie viel Flüssigkeit er zu sich nimmt und wie viel er ausscheidet. Für den gestrigen Tag hat er Folgendes notiert:

- 200 ml Urin
- 200 ml Kaffee
- 50 ml Wasser
- 100 ml Apfelschorle
- 250 ml Urin
- 100 ml Apfelschorle
- 250 ml Urin
- 200 ml Apfelschorle
- 200 ml Suppe
- 150 ml Urin
- 200 ml Kaffee
- 200 ml Urin
- 200 ml Tee
- 250 ml Urin
- 100 ml Wasser
- 200 ml Urin

a Erstellen Sie die Flüssigkeitsbilanzierung für Herr Anton.

Einfuhr: ______________________ Ausfuhr: ______________________

Ergebnis: ______________________

b Beurteilen Sie das Ergebnis.

____

c Hat er die Vorgabe des Kardiologen eingehalten? Begründen Sie Ihre Antwort kurz.

____

4.11 Kreuzen Sie die richtigen Antworten an.

- [a] den Puls misst man am besten an der A. brachialis
- [b] man misst bei rhythmischen Puls 15 Sekunden lang und rechnet das Ergebnis mal 4
- [c] den Puls misst man am besten an der A. carotis
- [d] man misst bei arrhythmischen Puls 15 Sekunden lang und rechnet das Ergebnis mal 4
- [e] man misst bei rhythmischen Puls immer 1 Minute lang
- [f] den Puls misst man am besten an der A. radialis
- [g] man misst bei arrhythmischen Puls immer 1 Minute lang

4.12 Nummerieren Sie in der richtigen Reihenfolge den Ablauf der auskultatorischen Blutdruckmessung:

Reihenfolge	Ablauf
	Blutdruckmanschette luftleer machen, Ventil schließen und Stethoskop testen
	Ventil öffnen und Luft etwa 2-3 mmHg pro Sekunde ablassen
	den linken Arm von enger Kleidung befreien und auf Herzhöhe lagern
	Ventil ganz aufdrehen und die Luft in der Manschette vollständig ablassen
	Hände desinfizieren und Herrn Anton informieren
	erster hörbarer Ton vom Manometer ablesen = systolischer Wert
	Herr Anton sollte etwa 15 Minuten geruht haben
	Blutdruckmanschette aufpumpen, bis Puls nicht mehr tastbar ist – zusätzlich noch 30 mmHg aufpumpen
	Wert mit Uhrzeit und Handzeichen dokumentieren
	Blutdruckmanschette etwa 2–3 cm oberhalb der Ellenbeuge straff anlegen
	letzter hörbarer Ton vom Manometer ablesen = diastolischer Wert
	Puls fühlen
	Herr Anton über Wert informieren und Kleidung wieder richtig anziehen
	Blutdruckmanschette entfernen
	Oliven in Richtung Nase gedreht in die Ohren einsetzen und Stethoskop auf A. brachialis auflegen

4.13 Damit Sie die Medikamente verabreichen können, benötigen Sie eine schriftliche Anordnung des Arztes.

a Was muss diese beinhalten, damit Sie die Medikamente richten können? Geben Sie 4 Punkte an:

-
-
-
-

b Sie wollen nun die Medikamente richten. Welche Materialien benötigen Sie dazu?

-
-
-
-

c Herr Anton hat beim Arzt im Zusammenhang mit der Medikamentenbereitstellung etwas von „3-fach-Kontrolle" und „6-R-Regel" gehört. Als Sie die Medikamente richten, fragt er Sie, was diese Begriffe bedeuten. Erklären Sie ihm diese kurz.

3-fach-Kontrolle:

6-R-Regel:

5 Herr Braun hatte einen Apoplex und kommt mit seiner Erkrankung nicht zurecht

Fallbeispiel Herr Braun:

Herr Braun (78 Jahre alt) ist vor 2 Wochen in Ihre Einrichtung eingezogen. Vor 6 Monaten hatte er einen Hirninfarkt. Eine Rehabilitation lehnte er ab. Seine Ehefrau, die ihn zu Hause gepflegt hatte, ist vor 4 Wochen verstorben. Bis jetzt wurde er von einem ambulanten Pflegedienst versorgt. Häufig stürzte Herr Braun zu Hause bei dem Versuch, alleine aufzustehen.

Aufgrund seines Apoplex hat er eine armbetonte Hemiplegie rechts und eine Broca-Aphasie. Seine Tochter hat ihn beim Einzug begleitet, war aber seither nicht mehr zu Besuch. Herr Braun signalisiert häufig durch Mimik und Gestik, dass er seine Tochter vermisst und sie gerne sehen möchte. Er ist örtlich, zeitlich, situativ und zur Person orientiert, trägt jedoch aufgrund seiner Weitsichtigkeit eine Brille.

Zu Hause wurde Herr Braun in den elektrischen Rollstuhl mobilisiert, da er eine leichte Schwäche im rechten Bein hat und deshalb beim Gehen immer Angst vor einem Sturz hatte. Beim Transfer kann er mit Unterstützung stehen. Im Bett hilft er beim Drehen mit, so gut es mit der linken Hand geht. Weiterhin trägt er Kompressionsstrümpfe an beiden Beinen bis zum Oberschenkel.

Herr Braun ist Rechtshänder und kommt deshalb mit der weniger betroffenen linken Hand kaum zurecht, da er nicht gelernt hat, sie richtig einzusetzen. Aufgrund einer Apraxie kann Herr Braun zwar das Besteck halten, weiß aber nicht, was er damit machen soll. Deshalb sitzt er häufig vor dem Essen und schaut es minutenlang an. Gleiches geschieht beim Waschen am Waschbecken. Häufig starrt der Bewohner die Waschutensilien in der Hand an und weiß nichts damit anzufangen. Er wirkt dann überfordert und unglücklich über die Situation. Außerdem lässt er sich von Nebengeräuschen, z. B. laufendem Wasser, ablenken. Dann wäscht Herr Braun beispielsweise den Oberkörper ein 2. Mal. Weiterhin bemerken Sie, dass er die Wassertemperatur nicht richtig einschätzen kann und er das Wasser häufig zu heiß einlaufen lässt. Früher hat er sich gerne mit lauwarmem Wasser gewaschen. Das hat Ihnen seine Tochter beim Einzug mitgeteilt.

Harn- und Stuhldrang kann Herr Braun noch spüren und macht sich daraufhin bemerkbar. Er benötigt aber Hilfe, um auf die Toilette zu kommen und beim Umsetzen vom Rollstuhl auf das WC und zurück.

Ihnen fällt auf, dass Herr Braun beim Niesen den rechten Arm und das rechte Bein an den Körper heranzieht. Nach kurzer Zeit gehen beide Extremitäten wieder in die ursprüngliche Position zurück. Der Muskeltonus auf der gelähmten Seite ist normalerweise schlaff.

► Fassen Sie die aktuelle Situation von Herrn Braun als Hilfestellung für sich selbst zusammen.

Übungsaufgaben anatomische und physiologische Grundlagen:

5.1 Gliederung des Großhirns

a Beschriften Sie die folgende Abbildung:

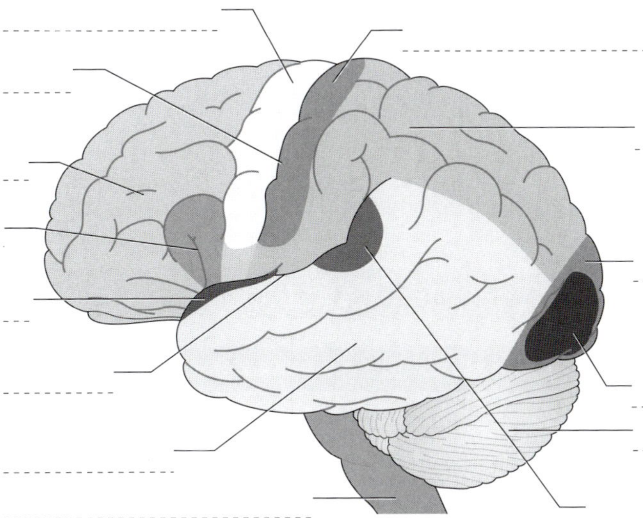

b Zeichnen Sie in der Abbildung die folgenden Rindenfelder ein und beschriften Sie diese:
Broca-Sprachzentrum – Sehzentrum – primär motorisches Rindenfeld – Wernicke-Sprachzentrum – Hörzentrum – primär sensorisches Rindenfeld

c Finden Sie horizontal, vertikal und diagonal im Buchstabensalat 11 Begriffe zu den anatomischen Bestandteilen des Gehirns.

B	L	B	A	L	K	E	N	K	O	M	M	G	E
V	R	B	G	T	U	I	P	O	S	I	F	E	X
X	V	U	D	W	K	J	H	M	B	T	C	G	Y
R	T	Z	E	J	U	H	Y	P	M	T	X	R	S
H	A	S	D	C	R	E	P	T	Z	E	I	O	K
N	I	M	J	Z	K	K	O	E	R	L	S	S	L
V	N	R	L	K	J	E	P	I	P	H	Y	S	E
E	R	T	N	U	I	O	H	P	V	I	P	H	I
M	N	B	V	S	C	X	Y	A	E	R	S	I	N
E	D	S	F	G	T	V	S	B	N	N	M	R	H
Q	W	E	R	T	Z	A	E	U	T	I	O	N	I
R	U	E	C	K	E	N	M	A	R	K	F	P	R
C	D	E	T	G	B	J	I	M	I	O	P	M	N
B	G	D	J	A	R	K	L	M	K	F	R	T	U
M	H	S	E	O	L	K	M	T	E	V	X	Q	W
F	Z	H	Y	P	O	T	H	A	L	A	M	U	S

5.2 Blutversorgung des Gehirns

- Welche Arterien sind an der Hirnbasis durch einen Arterienring (Circulus arteriosus) miteinander verbunden? Kreuzen Sie die richtigen Antworten an:

a A. carotis interna (innere Halsschlagader)
b A. spinalis anterior (Spinalarterie)
c A. vertebralis (Wirbelsäulenarterie)
d A. cerebelli superior (Kleinhirnarterie)
e A. cerebri posterior (rechte hintere Großhirnarterie)
f A. cerebelli inferior posterior (untere vordere Kleinhirnarterie)

Übungsaufgaben Pathologie

5.3 Unterscheiden Sie Hirninfarkt und Hirnblutung voneinander.

- Hirninfarkt: ______________________________

____

- Hirnblutung: ______________________________

____

5.4 Überlegen Sie anhand der Symptome von Herrn Braun, welche Großhirnarterie von dem Infarkt betroffen ist. Begründen Sie Ihre Antwort.

____

____

____

5.5 Wie nennt man die Reaktion von Herrn Brauns Körper, wenn er niesen muss? Zu welcher Komplikation kann sie führen? Erklären Sie kurz.

____

____

____

5.6 Kreuzen Sie an, was nicht zur Therapie eines Hirninfarkts gehört?

a Wiederherstellung der Blutzirkulation
b Ballondillatation
c Überwachung und Kontrolle der Vitalwerte
d Gabe von Antibiotika
e Thrombolyse
f Hemikraniektomie (Entfernung eines Teils der Schädeldecke)

Übungsaufgaben Pflege und Begleitung

5.7 Bei Herrn Braun besteht aufgrund des Apoplex die Gefahr von Sekundärschäden. Ordnen Sie mit Pfeilen den Sekundärschäden die entsprechende Begründung zu.

Sekundärschaden
Pneumonie
Dekubitus
Thrombose
Kontrakturen
Verletzungen des rechten Schulter- und Hüftgelenks
geschwollene Hand

Begründung
verminderter venöser Rückfluss durch Immobilität
durch die auftretende Lähmung entfällt die Sicherung durch die Muskulatur
verminderte Belüftung der Lungen durch Immobilität
Ödembildung durch eine venöse Stauung und Lymphabflussbehinderung
hat Sensibilitätsstörungen und ist in seiner Bewegung eingeschränkt
aufgrund der Immobilität und als Folge einer Spastik

5.8 Erklären Sie die 3 Fundamente des Bobath-Konzepts.

- Normalisierung des Muskeltonus: ____________________

____

____

____

- Orientierung an normalen Bewegungsabläufen: ____________________

____

____

____

____

- Förderung der Körperwahrnehmung: ____________________

____

____

____

5.9 Begründen Sie anhand von 3 Beispielen aus der aktuellen Situation von Herrn Braun, weshalb die Umsetzung des Bobath-Konzepts in seinem Fall sinnvoll wäre.

____

____

____

____

5.10 Erstellen Sie die Pflegeplanung für Herr Braun zu folgenden ABEDL:

1. Kommunizieren können
2. Sich bewegen können
3. Sich pflegen können
4. Essen und trinken können
5. Ausscheiden können

Verwenden Sie dazu die Kopiervorlage im Anhang (S. 208) oder legen Sie entsprechend der Vorlage eine Tabelle an.

5.11 Da Herr Braun eine Apraxie hat, müssen Sie bei der Durchführung der Pflege verschiedene Aspekte beachten. Kreuzen Sie die richtigen Antworten an.

a Einfühlungsvermögen und Geduld aufbringen

b 1-mal tgl. vollständiger Ablauf des Waschens und Anziehens durchführen

c dem Bewohner möglichst viel erklären und zeigen

d Bewegungen mit der eigenen Hand begleiten

e wichtige Pflegesequenzen täglich üben

5.12 Was müssen Sie als Pflegende bei der Kommunikation mit Herrn Braun beachten? Welche Aussage ist richtig, welche falsch? Bitte setzen Sie ein Kreuz an der betreffenden Stelle.

	richtig	falsch
„Baby"-Sprache anwenden, da sie einfach und somit besser zu verstehen ist.		
Herrn Braun Geduld, Wertschätzung und Akzeptanz entgegenbringen.		
Wegen Überforderung nur Einzelgespräche mit ihm führen.		
Nicht mit ihm singen, da er dies nicht mehr kann und sich dann schlecht fühlt.		
Möglichst Ja/Nein-Fragen stellen.		
Langsam und in kurzen Sätzen mit ihm sprechen.		
Möglichst viele Pflegende sollten ihn betreuen, damit er mehr Übung bekommt.		
Laut mit Herr Braun sprechen, damit er es besser versteht.		

6 Frau Boehs leidet seit vielen Jahren an Osteoporose – jetzt ist sie gestürzt!

Fallbeispiel Frau Boehs:

Nach einem Sturz, bei dem sich die 77-jährige Frau Boehs eine Humerus- und Klavikulafraktur links zugezogen hat, ist sie vorübergehend bis zur Heilung des Bruchs in ein Seniorenzentrum eingezogen, da sie sich zu Hause nicht selbstständig versorgen könnte. Die Kinder der gebürtigen Schwedin leben im Ausland. Einen ambulanten Pflegedienst lehnt Frau Boehs ab, weil sie keine fremden Menschen in ihrer Wohnung haben möchte. Vor 6 Jahren wurde bei der schlanken Frau Osteoporose diagnostiziert. Ihre Mutter litt ebenfalls an dieser Erkrankung. Frau Boehs ging damals zum Hausarzt, da sie immer kleiner wurde und sich ihr Rücken stark verkrümmt hatte. Dadurch hatte Frau Boehs starke Schmerzen. Der Hausarzt hatte ihr Fosamax, ein Kalzium- sowie ein Vitamin D-Präparat wegen der Osteoporose und Diclofenac gegen ihre Schmerzen verordnet. Früher war sie 1,75 m und nun ist sie nur noch 1,60 m groß.

Bei der Aufnahme gibt Frau Boehs an, dass sie durch den Bruch wieder stärkere Schmerzen habe und sie im Krankenhaus nicht ausreichend Schmerzmittel erhalten habe. Im Krankenhaus habe sie 4-mal tgl. 20 Tropfen Tramadol bekommen. Jede Bewegung würde sie schmerzen. Deshalb liege sie am liebsten den ganzen Tag im Bett, wo sie den Arm auf einem Kissen lagern könne. Zu Hause habe sie sich früher schon nicht mehr sehr viel bewegt.

Sie fragen Frau Boehs, was sie bei der Körperpflege noch selbst übernehmen kann. Darauf antwortet sie: „Gar nichts! Ich kann mich vor Schmerzen nicht richtig bewegen – wie soll ich mich denn da waschen? Aber wie ein Stinktier will ich auch nicht riechen. Können Sie mich nicht waschen? Ich habe Angst, dass sich der Bruch wieder verschiebt und ich noch mal ins Krankenhaus muss."

Wie Frau Boehs Ihnen mitteilt, isst sie sehr gerne Wurst, Käse und Fleisch in allen Variationen. Käse habe sie aber wegen seiner schnellen Verderblichkeit schon länger nicht mehr gekauft. Geräucherte Wurst und Fleisch würden länger halten und deshalb auch bevorzugt von ihr eingekauft. Als Sie nach Gemüse fragen, erzählt Frau Boehs, dass sie früher vor allem gerne grünes Gemüse gegessen, aber wegen des Aufwands beim Zubereiten seit einigen Jahren darauf verzichtet habe.

Dem Pflegeüberleitungsbogen aus dem Krankenhaus entnehmen Sie weitere Informationen. Darin steht, dass Frau Boehs Rechtshänderin ist. Sie hat im Krankenhaus selbstständig gegessen, wenn das Essen mundgerecht zubereitet war. Das Waschen und Ankleiden wurde komplett vom Pflegepersonal übernommen. Zur Toilette konnte sie innerhalb des Zimmers aber alleine gehen. Stuhlgang hatte sie regelmäßig und ohne Probleme. Außer zu den Toilettengängen lag sie im Krankenhaus die ganze Zeit im Bett.

Der Hausarzt von Frau Boehs kommt noch am gleichen Tag der Verlegung, um sich seine Patientin anzusehen. Er verordnet 3-mal pro Woche Physiotherapie für den linken Arm und gegen die starken Schmerzen 4-mal 25 Tropfen Tilidin. Die Medikamente zur Osteoporosetherapie solle sie wie bisher bekommen.

► Fassen Sie die aktuelle Situation von Frau Boehs als Hilfestellung für sich selbst zusammen.

Übungsaufgaben anatomische und physiologische Grundlagen

6.1 Röhrenknochen und Skelett

► Beschriften Sie die folgenden Abbildungen:

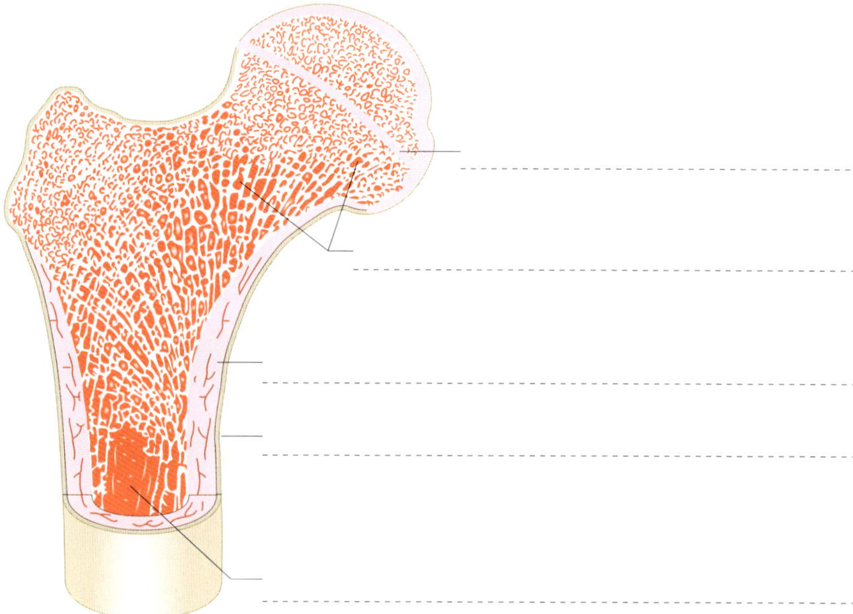

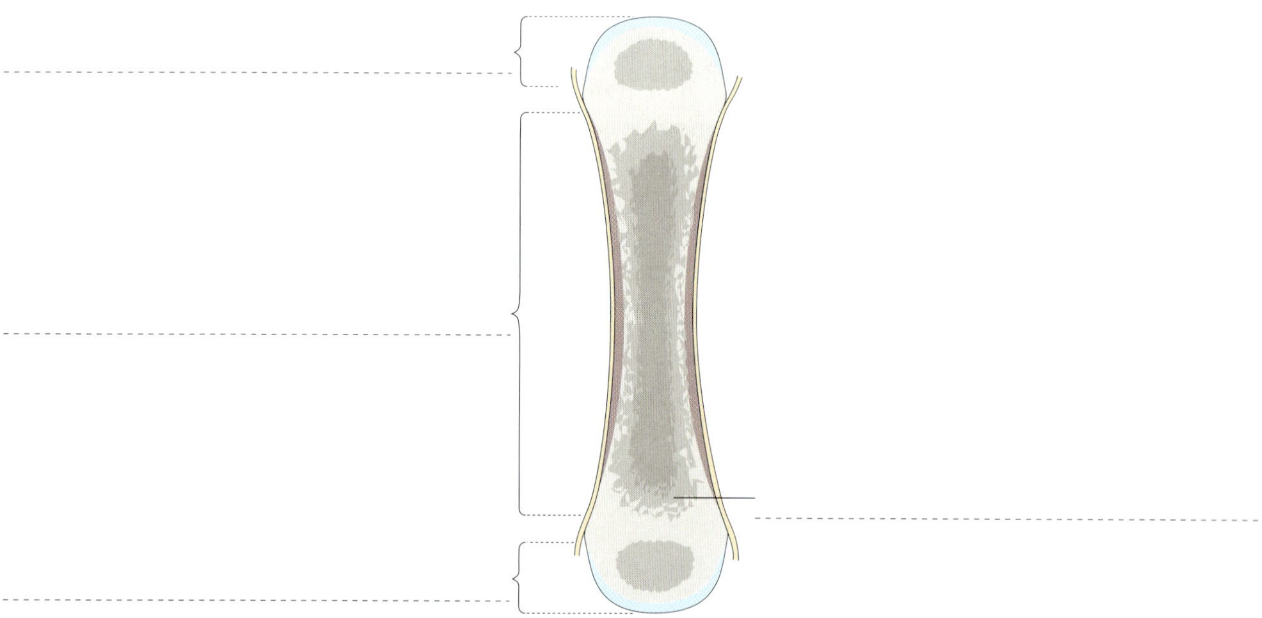

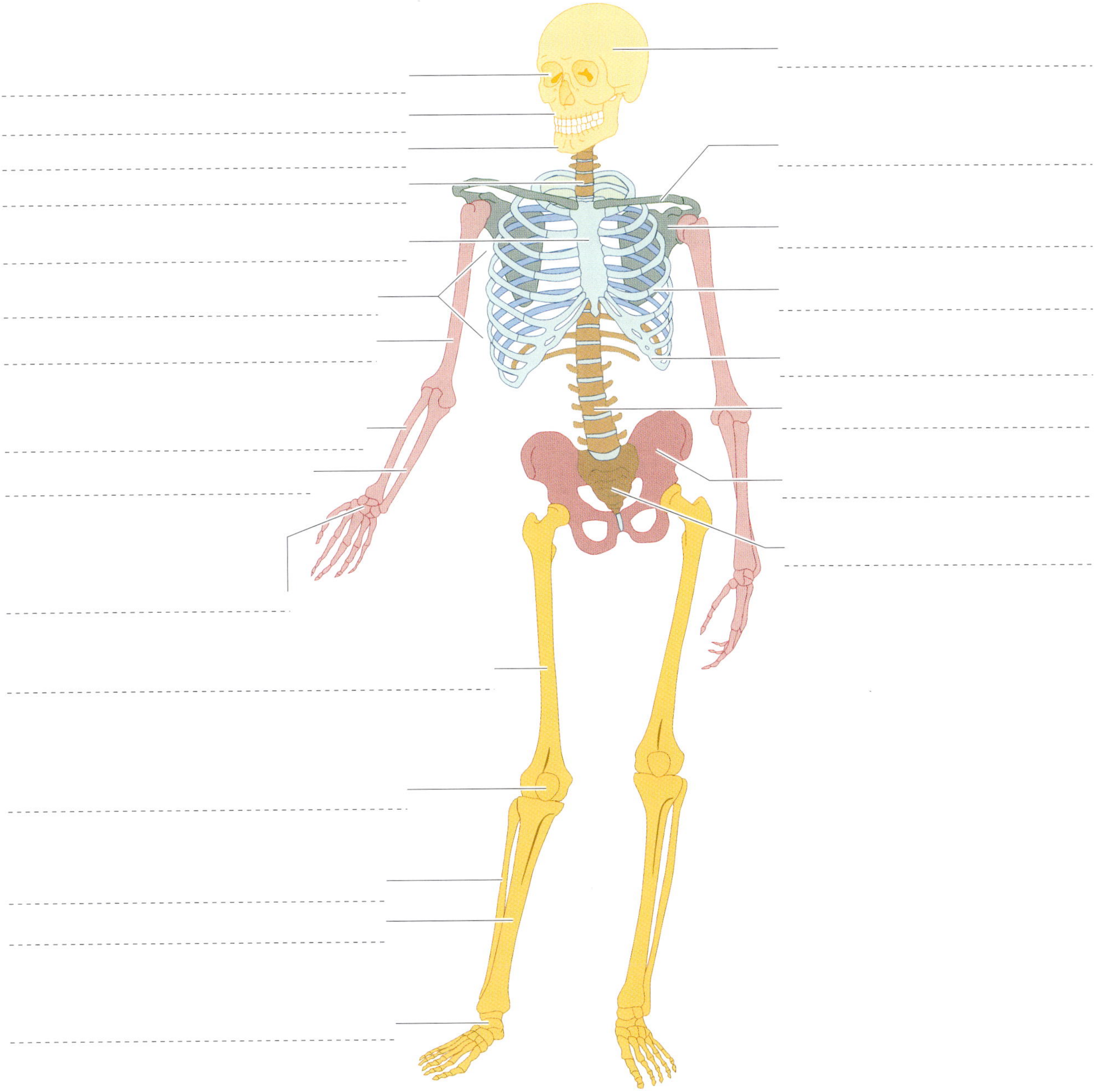

6.2 Knochenbildung

► Ergänzen Sie folgenden Lückentext mit den Begriffen:

Gleichgewicht – Knochenumbau – Osteoklasten – Mineralsalze – Hormone – Frakturen – Zwischenzellraum – bindegewebigen – Osteoblasten

Die Steuerung des Knochenauf- und -abbaus erfolgt über die ________________, Kalzitonin, Parathormon und Vitamin D. Die Zellen, die den Knochen aufbauen, heißen ________________. Sie scheiden Kalziumphosphate in den ________________ aus. Die Kalziumphosphate lagern sich entlang der ________________ Knochengrundsubstanz an und mauern die Osteoblasten ein.

Der Knochenabbau erfolgt durch die ________________. Diese können die auskristallisierten ________________ aus der Knochengrundsubstanz wieder lösen. Osteoblasten und Osteoklasten sollten sich in einem ________________ befinden.

Der Körper kann je nach bedarf Mineralien so bereitstellen, auf mechanische Belastungen mit ________________ reagieren oder nach ________________ das Gewebe wiederherstellen.

Übungsaufgaben Pathologie

6.3 Osteoporose

► Ordnen Sie die Osteoporose von Frau Boehs einer Form der primären Osteoporose zu. Begründen Sie Ihre Antwort.

____

____

6.4 Welche 5 Risikofaktoren begünstigten bei Frau Boehs die Entstehung der Osteoporose?

- ________________________________
- ________________________________
- ________________________________
- ________________________________
- ________________________________

6.5 Wie kann eine Osteoporose diagnostiziert werden? Kreuzen Sie die richtigen Antworten an.

- a Röntgenbild
- b Blutuntersuchung
- c Osteodensitometrie
- d Angiografie
- e Ultraschall

6.6 Frau Boehs erhält zur Therapie der Osteoporose Fosamax.

a Welcher Medikamentengruppe ist es zuzuordnen und wie wirkt es?

b Was ist bei der Einnahme zu beachten?

c Die Ernährung spielt bei der Erkrankung Osteoporose eine wichtige Rolle. Welcher Mineralstoff ist für Frau Boehs besonders wichtig? Begründen Sie Ihre Antwort. Wie viel sollte sie täglich davon zu sich nehmen? In welchen Lebensmitteln ist besonders viel davon enthalten? Welche Lebensmittel sollte sie meiden?

Mineralstoff	
tägliche Menge	
empfohlene Lebensmittel	
nicht zu empfehlende Lebensmittel	

Schmerztherapie: WHO-Stufenplan zur Schmerztherapie

6.7

a Ergänzen Sie die Lücken in folgender Abbildung:

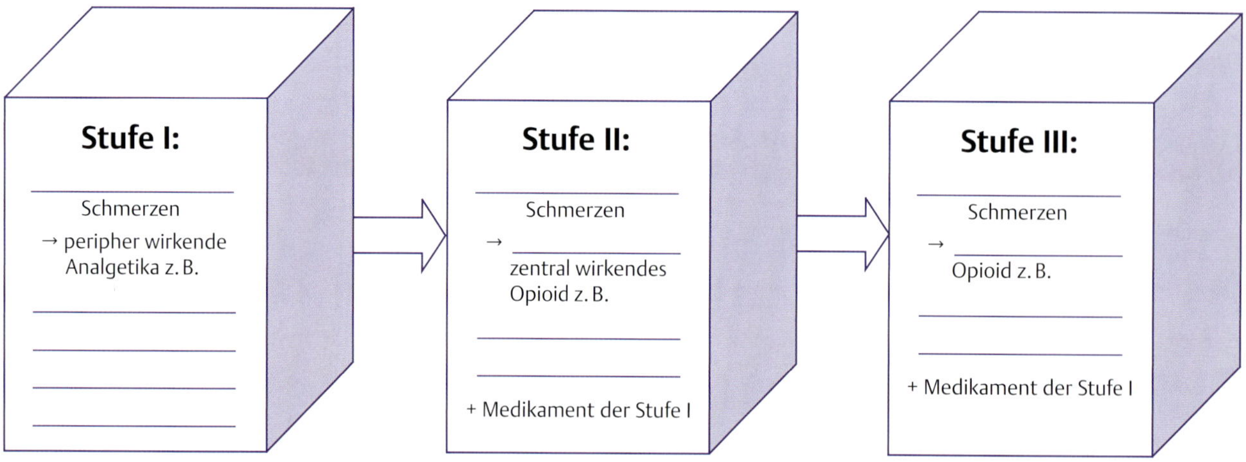

b Ordnen Sie die Schmerzmittel, die Frau Boehs bisher erhalten hat, einer Stufe bzw. einer Medikamentengruppe zu.

- Diclofenac: ______
- Tramadol: ______
- Tilidin: ______

c Trotz der Tilidin-Tropfen gibt Frau Boehs weiterhin starke Schmerzen an. Überlegen Sie anhand des WHO-Stufenschemas, was der Grund dafür sein könnte.

______

d Kann Frau Boehs von den Tilidin-Tropfen abhängig werden? Begründen Sie Ihre Antwort.

______

______

Übungsaufgaben Pflege und Begleitung

Weiterführung des Fallbeispiels:

Der Hausarzt hat Ihnen außerhalb des Zimmers von Frau Boehs noch mitgeteilt, dass die Ursache für den Sturz von Frau Boehs wohl die oft auftretenden Gleichgewichtsstörungen waren. Leider hätten alle bisherigen Untersuchungen dazu kein Ergebnis geliefert. Jedoch habe er festgestellt, dass Frau Boehs Sehschärfe eingeschränkt sei und sie zu wenig trinke. Sie habe aber alle weiteren Untersuchungen dazu abgelehnt. Er bittet deshalb darum, Frau Boehs beim Gehen zu unterstützen bzw. regelmäßig Vitalzeichenkontrollen durchzuführen, bevor sie mobilisiert wird.

Nachdem der Hausarzt gegangen ist, packen Sie die Tasche von Frau Boehs aus und hängen alles in den Schrank. Dabei fallen Ihnen die schönen Kleider, Röcke und Blusen auf. Passend dazu hat Frau Boehs schicke offene Schuhe mit leichtem Absatz in der Tasche. Die Bewohnerin ist stolz auf ihre schöne Kleidung und ihre extravaganten Schuhe und erzählt Ihnen: „Ich habe mir extra Schuhe besorgen lassen, in die ich nur hineinschlüpfen muss. Schnürschuhe kann ich wegen des Arms ja nicht zubinden."

6.8 Füllen Sie die Sturzrisikoskala für Frau Boehs aus und beurteilen Sie das Ergebnis:

Sturzrisiko – Skala

Name: ______________________

Zimmer: ______________________

Wohnbereich: ______________________

bis 4	Punkte	geringes Sturzrisiko
ab 4	Punkte	Maßnahmen zur Sturzverhütung einleiten
5 – 10	Punkte	hohes Sturzrisiko
11 – 24	Punkte	sehr hohes Sturzrisiko

Parameter	4 Punkte	3 Punkte	2 Punkte	1 Punkt	Punkte
Alter		80 +	70 – 79	60 – 69	
momentaner Zustand	zeitweise verwirrt/desorientiert		verwirrt/desorientiert		
Ausscheidung	harn- und stuhl-inkontinent	kontinent, braucht jedoch Hilfe		Blasenverweilkatheter /Enterostoma	
Stürze in der Vorgeschichte	bereits mehr als dreimal gestürzt	Aufstehen aus Bett mit Hilfe	bereits ein- oder zweimal gestürzt		
Aktivitäten	beschränkt auf Bett und Stuhl				
Gang und Gleichgewicht	ungleichmäßig/instabil kann kaum die Balance halten im Stehen und Gehen	orthostatische Störung/Kreislaufprobleme beim Aufstehen und Gehen	Gehbehinderung/evtl. Gehen mit Gehhilfe oder Assistenz	selbstständig/benutzt Bad und Toilette	
Medikamente (hier auch zukünftig geplante sowie die der letzten 7 Tage)	regelmäßig	zwei Medikamente	ein Medikament		
Alkohol/auch Melissengeist, Pepsinwein o.ä.			gelegentlich		
Punkte gesamt					

▶ Beurteilung: ______________________

6.9 Welche intrinsischen und extrinsischen Risikofaktoren können bei Frau Boehs zu einem erneuten Sturz führen? Überlegen Sie sich Maßnahmen, wie Sie diese reduzieren können.

	intrinsisch	extrinsisch
Risikofaktoren		
Maßnahmen		

6.10 Erstellen Sie die Pflegeplanung für Frau Boehs zu folgenden ABEDL:

1. Sich bewegen können
2. Sich pflegen können
3. Essen und trinken können
4. Mit existenziellen Erfahrungen umgehen können

Verwenden Sie dazu die Kopiervorlage im Anhang (S. 208) oder legen Sie entsprechend der Vorlage eine Tabelle an.

6.11 Stellen Sie sich vor, Frau Boehs wäre wieder gestürzt. Was müssten Sie im Sturzereignisprotokoll dokumentieren? Nennen Sie 11 Punkte:

-
-
-
-
-
-
-
-
-
-
-

6.12 Um die Wirkung der Schmerztherapie beurteilen zu können, gibt es verschiedene Hilfsmittel zur Einschätzung der Intensität des Schmerzes.

a Welche Schmerzeinschätzungsskala würde sich für Frau Boehs eignen? Begründen Sie Ihre Antwort. Erklären Sie ihr in Stichworten den Umgang damit.

____

____

____

____

____

b Was müssen Sie laut Mc Caffery zusätzlich zur Schmerzintensität von Frau Boehs dokumentieren, um ein umfassendes Bild vom Schmerzgeschehen zu erhalten. Nennen Sie 7 Punkte:

- ______________________________
- ______________________________
- ______________________________
- ______________________________
- ______________________________
- ______________________________
- ______________________________

6.13 Opiate

▸ Ergänzen Sie den folgenden Lückentext mit den Begriffen:

Obstipation – regelmäßige – Pneumonie – Obstipations – Harnverhalt – Opioidtherapie – Übelkeit – Zeitschema – Erbrechen – beobachtet – Sturz – Sedierung/Müdigkeit

Neben der Medikamentenwirkung sollten auch die Nebenwirkungen wie z. B. ______________________________

____

beobachtet und dokumentiert werden. Gerade zu Beginn einer ______________________ ist dies wichtig, damit der Arzt ggf. die Therapie anpassen kann. Weiterhin ist auf die ______________ Einnahme des Schmerzmittels nach einem festen ______________ zu achten, um Schwankungen im Wirkstoffspiegel zu vermeiden. Als Pflegende sollten Sie außerdem regelmäßig die Vitalzeichen kontrollieren, um Komplikationen wie beispielsweise einem ______________ durch die Sedierung vorzubeugen. Da die Schmerztherapie häufig Einfluss auf die Ausscheidungen hat, müssen diese ebenfalls ______________ werden. Die Durchführung der ______________- und ______________ prophylaxe ist wegen der Nebenwirkungen der Opioide von großer Bedeutung.

7 Herr Rösch leidet an Depressionen und hat eine chronische Niereninsuffizienz

Fallbeispiel Herr Rösch:

Herr Rösch ist seit einiger Zeit Klient bei Ihrem ambulanten Pflegedienst. Da sich die Tourenpläne geändert haben, ist er nun neu in Ihrer Tour. In seiner Dokumentationsmappe informieren Sie sich über den Klienten.
Daraus entnehmen Sie folgende Informationen:

- geboren am: 14.06.1948
- Diagnosen: Diabetes mellitus Typ 1 (03/1964), chronisches Nierenversagen (04/2006), arterielle Hypertonie (08/2007), KHK (06/2008), Shuntanlage linker Unterarm am (05/2009), reaktive Depression (06/2009)
- Angehörige: Ehefrau Nicole lebt im gleichen Haus, Söhne Björn und Benjamin leben im gleichen Ort
- Behandelnde Ärzte: Dr. med. Dietrich Buff (Nephrologe), Dr. med. Karl Koch (Kardiologe), Dr. med. Herbert Thomas (Hausarzt)
- 3-mal pro Woche muss er in das nephrologische Zentrum zur Dialyse

Durch die Pflegeanamnese und die Pflegeplanung bekommen Sie eine Vorstellung von Herrn Röschs Pflegebedarf. Er wird 2-mal tlg. vom Pflegedienst besucht. Am Morgen wird er bei der Körperpflege, beim Ankleiden und bei der Mobilisation unterstützt. Mit Hilfe eines Gehstocks kann er sich selbstständig bewegen. Er benötigt jedoch Hilfe beim Aufstehen aus dem Bett, weil er dazu oft zu schwach ist. Abends bekommt er ebenfalls Hilfestellung bei der Körperpflege und beim Anziehen des Schlafanzugs. Herr Rösch möchte am Abend gerne der letzte der Tour sein, weil er unter Schlafstörungen leidet und deshalb den Schlaf so weit wie möglich hinauszögern will.

Der Umfang der Hilfestellung bei der Pflege variiert je nach aktuellem Zustand des Klienten. Weiterhin müssen Sie den BZ 1-mal täglich und den Blutdruck 1-mal pro Woche kontrollieren. Wenn sich die Depression wieder verstärkt, liegt Herr Rösch oft apathisch im Bett, spricht kaum und kann nichts selbstständig machen. Dann muss die Körperpflege komplett übernommen werden. Häufig will er dann auch für den Rest des Tages im Bett liegen bleiben. Außer wenn er zur Dialyse muss.
Im Pflegebericht lesen Sie die letzten Eintragungen nach. Demnach ist Herr Rösch in letzter Zeit wieder auffallend depressiv. Er gab in den vergangenen Tagen an, sehr müde und schlapp zu sein. Die Kollegin hat außerdem vermerkt, dass Herr Rösch angab, keinen Appetit zu haben und seit der letzten Gewichtskontrolle 4 kg abgenommen habe.
Sie fragen die Kollegin, die Herrn Rösch bisher betreut hat, ob ihr ein Auslöser für die Depression bekannt ist. Sie teilt Ihnen mit, dass es begonnen habe, als er dialysepflichtig wurde. Bis dahin hatte er immer gehofft, dass er ohne Dialyse leben könne. Jedoch kam er 2009 als Notfall wegen eines urämischen Komas ins Krankenhaus. Dort bekam er einen Shunt gelegt und musste dann regelmäßig dialysiert werden.
Am nächsten Tag sind Sie zum 1. Mal bei Herrn Rösch. Wie in den vergangenen Tagen liegt er apathisch im Bett. Sie begrüßen ihn, stellen sich vor und informieren ihn über die folgenden Maßnahmen. Daraufhin sagt er plötzlich: „Das hat doch alles keinen Sinn mehr! Ich frage mich, was das noch alles soll. 3-mal pro Woche muss ich zur Dialyse. Wo bleibt da die Lebensqualität?! Ich werde doch sowieso bald sterben. Also können Sie mich einfach liegen lassen und wieder gehen.“

- Fassen Sie die aktuelle Situation von Herrn Rösch als Hilfestellung für sich selbst zusammen.

Übungsaufgaben anatomische und physiologische Grundlagen:

7.1 Aufbau Niere und ableitende Harnwege

▸ Beschriften Sie die folgenden Abbildungen:

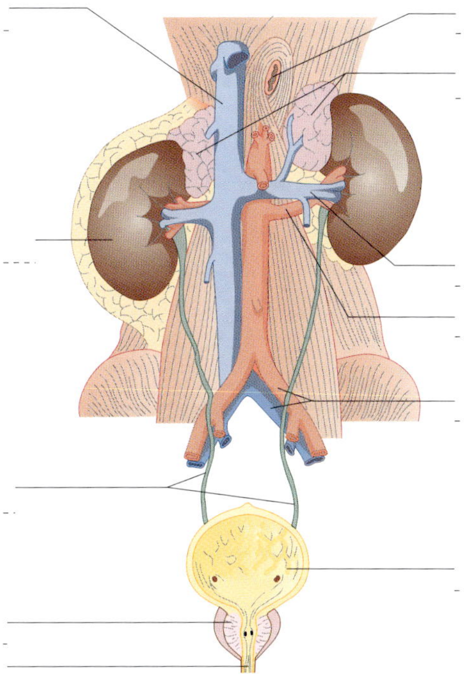

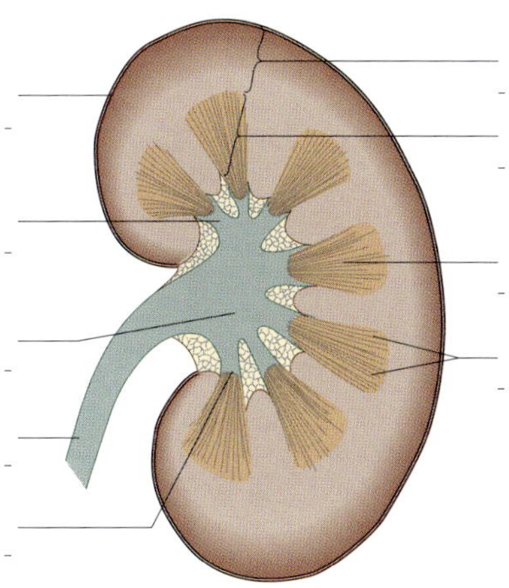

7.2 Aufgaben der Niere

▸ Ergänzen Sie die Lücken:

- Ausscheidung von ______________________________ (= harnpflichtige Substanzen)
  und ______________________________ (Medikamente, Umweltgifte) zur Entgiftung
- Regulation der ______________________________ (Na, K, Ca, Ph)
- Konstanthaltung des ______________________________
- Regulation des ______________________________
- ______________________________ des Säure-Basen-Gleichgewichts
- Bildung des Enzyms ______________________________ (wichtig für Elektrolythaushalt und RR)
  und ______________________________ (zur Blutbildung)
- Umwandlung einer Vit. D-Vorstufe in das Vit. D-______________________________ (zur Aufnahme von Ca im Darm)

7.3 Urinproduktion

▸ Kreuzen Sie die richtigen Antworten an:

a täglich werden ca. 20 l Primärharn gebildet

b Konzentrierung des Primärharns erfolgt im Tubulussystem, von der Nierenkapsel bis zum Mark und wieder zurück

c Sekundärharn wird in der Harnröhre gesammelt und über Nierenkelche in Nierenbecken und Harnleiter weitergegeben

d Konzentrierung des Primärharns erfolgt im Tubulussystem, vom Nierenmark bis zur Kapsel und wieder zurück

e täglich werden ca. 180 l Primärharn gebildet

f Sekundärharn wird in den Sammelrohren gesammelt und über Nierenkelche in Nierenbecken und Harnleiter weitergegeben

7.4 Regulierung des Wasserhaushaltes

a Ergänzen Sie die Abbildung:

Gehirn „misst“ konzentriertes Blut

↓

______________________________ schüttet ______________________________ aus

↓

vermehrte ______________________________ in den Sammelrohren + vermehrtes ______________________________

b Was ist das Problem bei der Regulierung des Wasserhaushalts bei älteren Menschen?

____

____

____

Übungsaufgaben Pathologie

7.5 Chronisches Nierenversagen

a Was könnte die mögliche Ursache des chronischen Nierenversagens bei Herrn Rösch sein? Begründen Sie Ihre Antwort.

____

____

____

b Es gibt verschiedene Möglichkeiten zur Dialyse. Ergänzen Sie die Begriffe zu den folgenden Definitionen und markieren Sie die Dialyseart, die Herr Rösch erhält.

______________: Blut wird nach außen in einen Filter geleitet, dieser ahmt die Filtrationsvorgänge im Glomerulum nach.

______________: Dialysierflüssigkeit wird über einen Katheter in die Bauchhöhle eingefüllt, Peritoneum dient als Membran für die Filtration.

7.6 Depression

a Unterscheidung Depression und Demenz.

▸ Ordnen Sie mit Pfeilen zu:

Depression

Schlaf: Durchschlafstörungen
Beginn: kurzfristig
Suizidgefahr: gering
Alltagsbewältigung: Versagens- bzw. Schuldgefühle
Grundstimmung: traurig, verzweifelt
Soziales Verhalten: unkooperativ, uneinsichtig
Grundstimmung: launisch
Alltagsbewältigung: versucht, das Versagen zu überspielen oder zu verbergen
Beginn: schleichend über Wochen und Monate
Schlaf: Schlafumkehr
Soziales Verhalten: kooperationsbereit
Suizidgefahr: hoch

Demenz

b Die Therapie einer Depression setzt sich aus verschiedenen Komponenten zusammen.

▸ Ergänzen Sie die Komponenten um jeweils 2 Beispiele:

- Medikamentöse Therapie: ______________________________
- Körperorientierte Therapie: ______________________________
- Individuumzentrierte Therapien: ______________________________
- Soziotherapie: ______________________________

7.7 Hypertonie

a Was könnte die Ursache für die Hypertonie bei Herrn Rösch sein? Begründen Sie Ihre Antwort.

b Ordnen Sie mit Pfeilen zu:

normaler Blutdruck
leichte Hypertonie
mittelschwere Hypertonie
schwere Hypertonie

160-179/100-109 mmHg
> 180/110 mmHg
140-159/90-99 mmHg
< 139/89 mmHg > 100/60 mmHg

c Welche Medikamente können zur Therapie einer Hypertonie eingesetzt werden?

► Kreuzen Sie die richtigen Antworten an:

1. Acetylcysteine
2. ACE-Hemmer
3. Berodual
4. Kalium-Antagonisten
5. Sartane
6. Diuretika
7. Saroten
8. Betablocker
9. Diclofenac
10. Kalzium-Antagonisten

7.8 KHK

a Wofür steht die Abkürzung „KHK“?

b Erklären Sie die Ursachen und Entstehung der KHK bei Herr Rösch.

c Zur Therapie der KHK bekommt Herr Rösch ein Nitratpräparat (N) und ein Koronartherapeutikum (K). Außerdem können Betablocker (B), Kalzium-Antagonisten (KA) und Thrombozytenaggregationshemmer (T) zur Therapie eingesetzt werden.

▸ Ordnen Sie den folgenden Wirkstoffen/Präparatbeispielen und Aussagen die Anfangsbuchstaben (B, N, K, KA, T) der Medikamente zu.

Wirkstoffe/Präparatbeispiele:

a ________ Nifedipin

b ________ Acetylsalicylsäure

c ________ Nitroglycerin

d ________ Beloc zok

e ________ Corvaton

f ________ Atenolol

g ________ Corangin

h ________ Aspirin

i ________ Molsidomin

j ________ Isoptin

Typische Nebenwirkungen:

k ________ Schwindel, Müdigkeit, RR-Abfall

l ________ Schwindel, Gesichtsröte, Kopfschmerz

m ________ verursacht nur selten Kopfschmerzen

n ________ Magenbeschwerden bis zum Magenulcus

o ________ häufig Kopfschmerzen, die nach wenigen Tagen aber wieder verschwinden, Tachykardie

Im Umgang damit zu beachten:

p ________ wegen Toleranzentwicklung letzte Gabe mittags oder abends

q ________ wird häufig in Kombination mit Nitraten gegeben

r ________ 10 Tage vor geplanten operativen Eingriffen absetzen

s ________ Gefahr von Herzrhythmusstörungen

t ________ Vorsicht bei Diabetikern, pAVK, COPD

7.9 Invasive Therapieverfahren bei KHK

▸ Ergänzen Sie folgenden Lückentext mit den Begriffen:

Revaskularisation – Gefäßersatz – Stentimplantation – operativer – Schweregrad – Koronargefäße – Ballonkatheterdilatation

Die Wahl der invasiven therapeutischen Maßnahmen ist davon abhängig, welche und wie viele ____________________ verengt sind, welchen ____________________ die Verengungen aufweisen und ob der ältere Mensch bereit ist, eine invasive Maßnahme durchführen zu lassen (z. B. Herzoperation).

Eine ______________________________ kann unterschiedlich erfolgen:

- mittels ______________________________ (Erweiterung der Koronarstenose mittels eingeführtem Ballonkatheter, der innerhalb der Stenose mit Druck aufgeblasen wird), evtl. mit ______________________________ (Gefäßprothese) oder
- mittels ______________________________ Therapie (Bypass-Operation: Verengte Herzkranzgefäße werden durch einen ______________________________ überbrückt, um die Blutversorgung zu gewährleisten).

Übungsaufgaben Pflege und Begleitung

7.10 Heute ist der Tag der RR-Kontrolle bei Herrn Rösch. An welchem Arm messen Sie? Begründen Sie Ihre Antwort kurz.

____

____

7.11 Im Zusammenhang mit der chronischen Niereninsuffizienz müssen Sie außer dem RR weitere Parameter bei Herr Rösch beobachten.

► Kreuzen Sie die richtigen Antworten an:

- [a] Stuhlgang
- [b] Flüssigkeitsein- und -ausfuhr
- [c] Gewicht
- [d] Atmung
- [e] Haarwachstum
- [f] Temperatur
- [g] Hautfarbe
- [h] BMI
- [i] Bewusstsein

7.12 In Bezug auf seine Ernährung muss Herr Rösch aufgrund der Dialyse einiges berücksichtigen. Welche Aussage ist richtig, welche falsch? Bitte setzen Sie ein Kreuz an der betreffenden Stelle.

	richtig	falsch
Er sollte sich eiweißarm ernähren.		
Er sollte sich kalorien-, vitamin- und ballaststoffreich ernähren.		
Er sollte sich kaliumarm ernähren.		
Er sollte sich phosphatarm ernähren.		
Er sollte sich natriumreich ernähren.		
Er kann trinken so viel er will, da die überschüssige Flüssigkeit bei der nächsten Dialyse wieder entzogen wird.		

7.13 Herr Rösch äußerte, dass er wegen der Dialyse keine Lebensqualität mehr habe. Was könnte er damit meinen?

7.14 Die Kommunikation mit depressiven Menschen wie Herrn Rösch stellt eine große Herausforderung für Pflegende dar. Folgende Verhaltensregeln sollten deshalb in der Kommunikation berücksichtigt werden: Zuwendung, Ermutigung, Verbalisierung, keine Bewertungen, Akzeptanz, kein falsches Mitleid und Abgrenzung.

► Erläutern Sie diese Verhaltensregeln kurz, indem Sie sich überlegen, wie Sie diese bei Herrn Rösch umsetzen könnten.

Zuwendung:

Ermutigung:

Verbalisierung:

Keine Bewertungen:

Akzeptanz:

Kein falsches Mitleid:

Abgrenzung:

7.15 Herr Rösch leidet aufgrund seiner Depression unter Durchschlafstörungen, lehnt aber Schlafmedikamente ab. Schlagen Sie ihm 8 alternative Methoden bei Schlafstörungen vor.

-
-
-
-
-
-
-
-

7.16 Als Sie eine Woche später morgens zu Herrn Rösch kommen, finden Sie ihn im Bad im oberen Stockwerk des Hauses. Er klagt über Atemnot und starke Schmerzen in der linken Brust und im linken Arm. Seine Augen sind weit aufgerissen und er sagt: „Ich habe Angst, ich will noch nicht sterben."

a Was ist wohl der Grund für diese Beschwerden?

b Beschreiben Sie stichwortartig Ihre weitere Vorgehensweise in dieser Situation bei Herrn Rösch:

-
-
-
-
-
-

8 Herr Kölble kommt mit seinem Diabetes nicht zurecht

Fallbeispiel Herr Kölble:

Der 78-jährige Herr Kölble lebt seit dem Tod seiner Ehefrau Hannelore vor 10 Jahren in der Seniorenresidenz, in der Sie seit Kurzem arbeiten. Er wollte damals nicht alleine in dem großen Haus bleiben und entschied sich zu diesem Schritt. Herr Kölble fühlt sich in der Einrichtung, in der er auch der Vorsitzende des Heimbeirats ist, sehr wohl. Der rüstige und vollständig orientierte Bewohner ist immer zu Späßen mit dem Personal und Mitbewohnern aufgelegt. Wenn es allerdings um seine Erkrankung geht, versteht er keinen Spaß mehr. Vor 15 Jahren wurde bei ihm Diabetes mellitus Typ 2 b diagnostiziert und damals medikamentös eingestellt. Über die Diagnose war er damals aber nicht verwundert, da sein Vater und seine Mutter die gleiche Erkrankung hatten und an den Folgeschäden verstarben.

Da sich Herr Kölble nach dem Tod der Ehefrau aber nicht mehr an den Ernährungsplan hielt und somit weiter an Gewicht zulegte, war die Erkrankung nicht mehr in den Griff zu bekommen und nur noch mit Insulininjektionen zu regulieren. Seither wird bei ihm 1-mal tgl. morgens der Blutzucker gemessen und die verordneten Einheiten eines Mischinsulins s. c. verabreicht.

Seit Herr Kölble in der Einrichtung lebt, hat er zwar etwas Gewicht verloren, wiegt aber immer noch 90 kg bei einer Größe von 1,70 m. Er erhält Diabetikerkost (12 BE), isst jedoch zusätzlich heimlich Süßigkeiten und trinkt abends gerne ein Bier. Dies haben Ihnen Ihre Kollegen berichtet, da sie die leeren Verpackungen und Flaschen im Zimmermülleimer entdeckt haben. Da Herr Kölble mit seinem Rollator im und um die Einrichtung sehr mobil ist, geht er öfter in den nahe gelegenen Supermarkt, um sich dort mit Schokolade und Bier einzudecken. Beim Waschen des Unterkörpers bzw. beim Bücken ist ihm sein großer Bauch im Weg, weshalb er dann die Hilfe der Pflegenden benötigt. Seine Haut ist sehr trocken und juckt häufig, deshalb hat er eine spezielle Lotion von Sebamed zur Hautpflege. Da er bereits 2 Zehen amputiert bekam, legt Herr Kölble großen Wert auf regelmäßige und gründliche Fußpflege. Deshalb kommt alle 4 Wochen die Fußpflegerin zu ihm.

In letzter Zeit klagt Herr Kölble immer häufiger über Sehstörungen und Schwindel. Er ist deshalb auch schon mehrfach gestürzt, hat sich aber, außer ein paar Schürfwunden, zum Glück nicht ernsthaft verletzt. Herr Kölble erwähnt auch immer häufiger Probleme mit dem Stuhlgang. Früher hätte er jeden Tag Stuhlgang gehabt, jetzt nur noch unregelmäßigen, harten Stuhlgang, der ihm Schmerzen bereitet. Außerdem klagt er in letzter Zeit häufig über ein Kribbeln in den Armen und Beinen. Vor 1 Jahr mussten bei Herr Kölble aufgrund der Durchblutungsstörung in den Beinen die letzten beiden Zehen des rechten Fußes amputiert werden. Dies war damals ein schwerer Schlag für ihn, aber er hat seinen Lebensstil daraufhin nicht geändert.

► Fassen Sie die aktuelle Situation von Herrn Kölble als Hilfestellung für sich selbst zusammen.

Übungsaufgaben anatomische und physiologische Grundlagen:

8.1 Pankreas

► Beschriften Sie die folgende Abbildung:

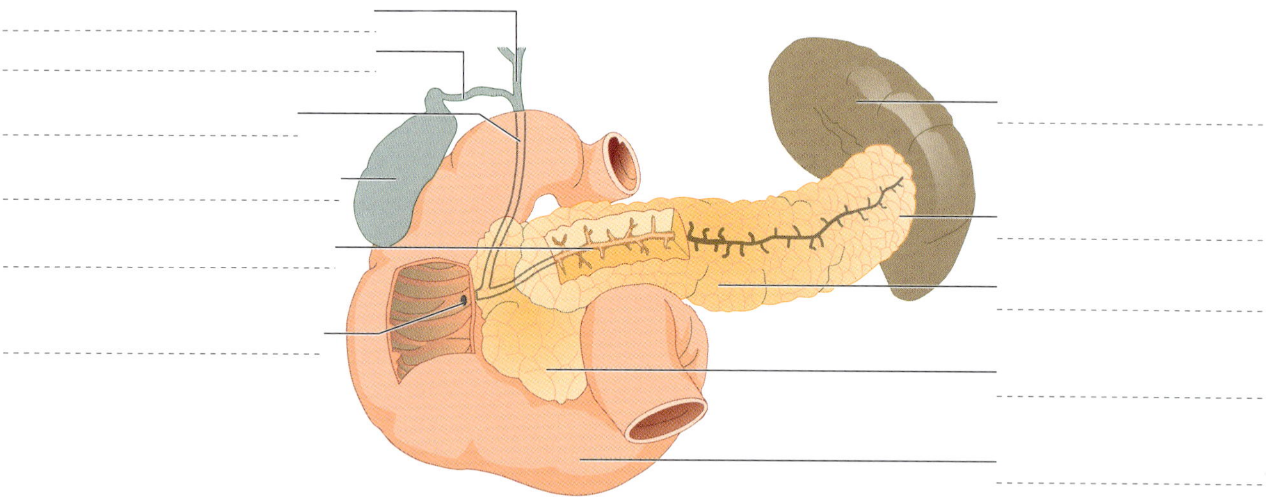

8.2 Die Langerhans-Inseln des Pankreas produzieren unterschiedliche Hormone.

► Ergänzen Sie folgende Tabelle:

	A-Zellen	B-Zellen	D-Zellen
Vorkommen			
Bildung von...			
Wirkung			

8.3 Regulierung der Glukagon- und Insulinausschüttung

▶ Beschriften Sie die folgende Abbildung:

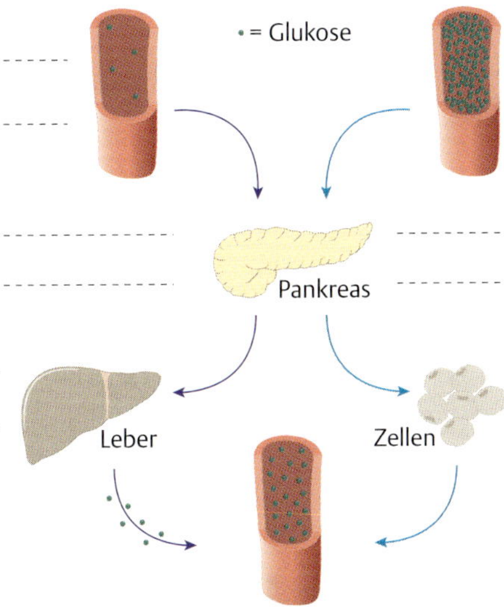

Übungsaufgaben Pathologie

8.4 Unterscheidung Typ 1- und Typ 2-Diabetiker

▶ Ordnen Sie mit Pfeilen zu:

Typ 1-Diabetiker

meist erst ab dem 40. Lebensjahr
Insulinmangel/Insulinresistenz
hohe Vererblichkeit
Häufigkeit: ca. 90 % aller Diabetiker
meist plötzlicher Beginn mit hohen BZ-Werten
absoluter Insulinmangel
Auslöser: Zerstörung insulinproduzierender Zellen
meist Jungendliche/junge Erwachsene
geringe Vererblichkeit
Häufigkeit: ca. 10 % aller Diabetiker
allmählicher Beginn
Auslöser: Störung der Insulinwirkung an den Zielzellen oder verminderte Insulinfreisetzung

Typ 2-Diabetiker

8.5 Symptome Diabetes mellitus

▸ Kreuzen Sie die richtigen Antworten an:

- [a] Polyurie
- [b] Polydipsie
- [c] Hypoglykämie
- [d] Dysurie
- [e] Polyglobulie
- [f] Exsikkose
- [g] Hyperglykämie
- [h] Pollakisurie
- [i] Glukosurie
- [j] Azetongeruch

8.6 Diagnostik

Sandra ist Auszubildende im 1. Jahr und kommt nach dem Schultag ganz aufgeregt zu Ihnen. Sie hat im Unterricht etwas gehört und kann das nicht glauben. Ihr Lehrer hatte ihr im Zusammenhang mit Diabetes mellitus berichtet, dass die Ärzte früher den Urin „probiert" haben, um herauszufinden, ob der Patient Diabetes hatte oder nicht. Außerdem hat der Lehrer etwas von einer Nierenschwelle gesagt. Das habe sie aber nicht verstanden.

▸ Erklären Sie Sandra, was „Nierenschwelle" bedeutet und den Zusammenhang zwischen Diabetes mellitus und der „Urinverkostung".

8.7 Kreuzen Sie die richtige Antwort an:

▸ Von einer Hyperglykämie spricht man, wenn der Nüchtern-BZ-Wert aus dem Kapillarblut größer als...

- [a] 140 mg/dl ist.
- [b] 130 mg/dl ist.
- [c] 120 mg/dl ist.
- [d] 110 mg/dl ist.

8.8 Aufgrund der unterschiedlichen Ursachen von Typ 1- und Typ 2-Diabetis sind die Strategien zur Therapie verschieden.

▸ Ergänzen Sie die folgenden Lücken mit den Begriffen:

konventionelle Insulintherapie – Diät – intensivierte Insulintherapie – Bewegung – Antidiabetika

Therapie Typ 1-Diabetiker: ______________________________ + ______________________

Therapie Typ 2-Diabetiker: Diät + __________________________ → wenn erfolglos: orale __________________________

→ wenn erfolglos: ______________________________

8.9 Durch den Diabetes mellitus kam es bei Herrn Kölble bereits zu typischen Folgeerkrankungen.

▸ Identifizieren Sie diese im Fallbeispiel und ordnen Sie sie in der folgenden Tabelle ein:

Mikroangiopathie	Makroangiopathie	diabetische Polyneuropathie

8.10 Herr Kölble erhält täglich 12 BE. Erklären Sie kurz, was unter BE verstanden wird und was das im Fall von Herrn Kölble bedeutet.

____

____

____

____

____

8.11 Wie sollten die täglichen Mahlzeiten von Herrn Kölble in Bezug auf die Kohlenhydrate zusammengestellt werden? Darf er alles essen und trinken – auch seine Lieblingsschokolade und Bier? Begründen Sie Ihre Antwort.

____

____

____

____

____

____

____

8.12 Erklären Sie das Prinzip der konventionellen Insulintherapie.

____

____

____

____

8.13 Herr Kölble bekommt täglich ein Mischinsulin verabreicht. Jedoch gibt es noch weitere Insulinsorten, z. B. Normal-, Analog-, Langzeit-Analog- und Verzögerungsinsulin.

▶ Ordnen Sie den folgenden Präparatbeispielen und Aussagen die Anfangsbuchstaben (M, N, A, L, V) der Insulinsorten zu.

Präparatbeispiele:

a __________ Humalog

b __________ Huminsulin Basal

c __________ Insuman-Comb

d __________ Lantus

e __________ Insuman Basal

f __________ Huminsulin

g __________ Lispro

h __________ Actrapid

i __________ Actraphane

Wirkprofil:

j __________ sofortiger Wirkungsbeginn, max. Wirkdauer 2–3 Std.

k __________ Wirkungsbeginn nach 30–60 min, max. Wirkdauer 10–12 h

l __________ Wirkungsbeginn nach 15–30 min, max. Wirkdauer 10–12 h

m __________ Wirkungsbeginn nach 30–60 min, max. Wirkdauer 4–6 h

n __________ Wirkungsbeginn nach ca. 60 min, max. Wirkdauer 20–30 h

Im Umgang damit zu beachten:

o __________ 30 min Spritz-Ess-Abstand

p __________ kein Spritz-Ess-Abstand nötig

q __________ 30 min vor den Mahlzeiten spritzen, genaue Dosisberechnung wegen Hypoglykämiegefahr

r __________ einmal pro Tag, meist abends

s __________ schlecht zu steuern, daher die Gefahr der Hypoglykämie

Übungsaufgaben Pflege und Begleitung

8.14 Erstellen Sie die Pflegeplanung für Herrn Kölble zu folgenden ABEDL:

1. Sich bewegen können
2. Vitale Funktionen des Lebens aufrechterhalten können
3. Sich pflegen können
4. Essen und trinken können
5. Ausscheiden können

Verwenden Sie dazu die Kopiervorlage im Anhang (S. 208) oder legen Sie entsprechend der Vorlage eine Tabelle an.

8.15 Die Füße von Herrn Kölble bedürfen besonderer Beobachtung und Pflege.

▸ Welche Aussage ist richtig, welche falsch? Bitte setzen Sie ein Kreuz an der betreffenden Stelle.

	richtig	**falsch**
Herr Kölble sollte möglichst viel barfuss gehen, um Druckstellen durch die Schuhe vorzubeugen.		
Die Füße müssen täglich inspiziert werden, um Veränderungen erkennen zu können.		
Die Fußnägel sollten geschnitten, nicht gefeilt werden.		
Je enger die Socken, desto wärmer bleiben Herr Kölbles Füße.		
Die Füße sollte er täglich mit lauwarmem Wasser und wenig Seife waschen.		
Nach dem Waschen müssen die Füße besonders gut abgetrocknet werden.		
Wegen der trockenen Haut, müssen die Füße täglich eingecremt werden.		
Beim Eincremen dürfen die Zehenzwischenräume nicht vergessen werden.		
Zur Hornhautbeseitigung kann ein Hornhauthobel verwendet werden.		

8.16 Als Sie eines Morgens in das Zimmer von Herrn Kölble kommen, finden Sie ihn seitlich auf dem Boden liegend vor. Sie sprechen ihn an, aber er reagiert nicht richtig auf Sie. Er wiederholt die ganze Zeit den Satz: „Hannelore, hilf mir.“ Ihnen fällt auf, dass er zittert und blass um den Mund-Nasen-Bereich ist.

a Was ist wohl der Grund für den Sturz?

____

b Beschreiben Sie stichwortartig Ihre weitere Vorgehensweise bei Herrn Kölble (8 Angaben):

- ____________________
- ____________________
- ____________________
- ____________________
- ____________________
- ____________________
- ____________________
- ____________________

8.17 Insulininjektion mit einem Pen

► Ergänzen Sie folgenden Lückentext mit den Begriffen:

Umgang – Abwurfbehälter – einfacher – Nadelstichverletzung – Dosis – einmaligen – Federhalter – Fertigspritze – Pen – Knopfdruck

Eine Insulininjektion kann mit einem sogenannten ____________________ vorgenommen werden. Ein Insulinpen hat seinen Namen vom ____________________. Wie eine ____________________ ist das Gerät mit Spritze, Kanüle und einer Insulinampulle ausgerüstet. Das Handling ist ____________________ als mit einer Spritze. Der Pflegebedürftige erlernt den praktischen ____________________ mit dem Pen meist schnell. Zum Injizieren wird nur noch die gewünschte ____________________ eingestellt, die Kanülenkappe entfernt und nach dem Einstich das Insulin durch ____________________ freigegeben.

Pennadeln sollen nur zur ____________________ Injektion verwendet werden. Zum Abdrehen der Nadel muss ein ____________________ mit integrierter Abdrehhilfe bzw. eine Abdrehhilfe verwendet werden, um einer ____________________ vorzubeugen.

8.18 Durchführung der BZ-Messung

► Nummerieren Sie in der richtigen Reihenfolge:

Reihenfolge	Durchführung BZ-Messung
	Gerät einschalten, Code kontrollieren, Teststreifen einführen, ohne das Testfeld zu berühren
	Fingerkuppe desinfizieren → Einwirkzeit beachten
	Einstichstelle mit einem frischen Tupfer komprimieren
	Fingerbeere stauen und seitlich mit einer sterilen Lanzette einstechen und sofort im Kanülenabwurf entsorgen
	Herr Kölble fragen, an welchem Finger gestochen werden darf
	restliches Desinfektionsmittel mit Tupfer abwischen
	Herr Kölble über Wert informieren und dokumentieren
	Einmalhandschuhe anziehen
	wenn die Fingerkuppen kalt sind, Hände durch Reiben anwärmen
	Wert ablesen, Tupfer, Teststreifen und Handschuhe in Abwurf entsorgen
	1. Blutstropfen mit frischem Tupfer abwischen, 2. Blutstropfen nach Vorschrift auf den Teststreifen tropfen lassen
	Hände desinfizieren

9 Herr Thomas lebt mit seinem pflegebedürftigen Bruder zusammen

Fallbeispiel Herr Thomas:

Erwin Thomas lebt zusammen mit seinem Zwillingsbruder Hubert in einer kleinen Wohnung. Der 84-Jährige zog nach dem Tod seiner Ehefrau Hannelore zu seinem ledigen Bruder. Sein Bruder Hubert leidet schon seit vielen Jahrzehnten unter Hypertonie und COPD. Die COPD ist mittlerweile so weit fortgeschritten, dass er komplett auf Hilfe angewiesen ist. Der chronische Sauerstoffmangel zeigt sich häufig durch eine Lippenzyanose und deshalb benötigt Hubert eine Dauertherapie mit Sauerstoff über einen Sauerstoffkonzentrator.

Im Gegensatz zu seinem Bruder ist Erwin sehr fit und hat bis auf einige Alterserscheinungen, z. B. eine Prostatavergrößerung und eine Obstipation, keine gesundheitlichen Probleme. Dieser Umstand ermöglicht es ihm auch, häufig kleinere Reisen ins europäische Ausland zu unternehmen. Erwin freut sich vor allem darauf, im Ausland möglichst viele junge Menschen kennen zu lernen. Da er fließend englisch, französisch und spanisch spricht, hat er da auch keine Probleme, in Kontakt zu kommen. Außerdem engagiert sich Erwin schon seit Jahrzehnten in der Jungendhilfe.

Als Einzelgänger kann Hubert das soziale Engagement und die Reiselust seines Bruders nicht nachvollziehen und findet es nicht angemessen für sein Alter. Dann sagt er häufig zu Erwin: „Du machst dich doch lächerlich! Such´ dir doch eine angemessene Beschäftigung wie Kreuzworträtsel lösen oder lesen und nicht diese Herumreiserei durch die Welt."

Häufig sprechen die beiden Brüder über ihre gemeinsame Kindheit in einem streng katholischen Haus. Insgesamt waren sie 4 Kinder – 2 Mädchen und 2 Jungen. Ihre Eltern hatten einen Bauernhof und alle Kinder mussten zum Broterwerb mithelfen, wenn sie nicht in der Schule waren. Vor allem am Wochenende war der Vater unerbittlich zu den Brüdern. Er weckte sie um 5.30 Uhr zum Melken der Kühe. Anschließend war meist schwere Feldarbeit angesagt. Krankheit oder Unwohlsein wurde bei den Jungen nicht geduldet. Der Vater ging dann in das Zimmer und verpasste ihnen eine Ohrfeige, wenn sie nicht zur Arbeit erschienen. Die beiden Mädchen wurden hauptsächlich zur Haus- und leichten Feldarbeit herangezogen. Wenn eine von ihnen erkrankte, durfte sie im Bett bleiben und sich auskurieren. Die beiden Schwestern der Zwillingsbrüder sind vor 5 Jahren kurz hintereinander verstorben.

Erwin schwor sich damals, dass es seinen Kindern einmal besser gehen sollte. Deshalb machte er mit 15 Jahren eine Ausbildung zum Verwaltungsfachangestellten und zog dazu in die nächst größere Stadt – weg vom Hof der Eltern. Einige Jahre später lernte er seine Ehefrau Hannelore kennen und heiratete sie. Sie wuchs in einem weniger autoritären Elternhaus auf und verstand sich ein Leben lang gut mit ihren Eltern. Aus der Ehe mit Hannelore gingen 2 Kinder hervor. Beide Kinder wurden nie gezwungen, im Haushalt oder Garten mitzuhelfen, sondern taten dies wenn, dann freiwillig. Seine Kinder leben zwar heute aus beruflichen Gründen mehrere 100 km weit weg, melden sich aber fast täglich telefonisch.

Hubert hatte nie geheiratet. Er war aufgrund seiner großen Erfahrung ein angesehener Bergarbeiter und liebte seinen Beruf. Als er gesundheitsbedingt mit 55 Jahren den Beruf aufgeben musste, fiel er in ein „Loch". Er vermisste aber auch den Kontakt zu seinen Kumpeln und den geregelten Tagesrhythmus.

Durch den Tod von Hannelore waren die Zwillingsbrüder wieder mehr und mehr auf einander angewiesen. Hubert konnte das Elternhaus finanziell nicht alleine halten und aufgrund seiner Krankheit nicht mehr alleine leben. Einen Umzug in ein Pflegeheim lehnte er aber rigoros ab, weil er Angst vor dem Verlust seiner Eigenständigkeit hatte. Da zog Erwin kurzerhand bei ihm ein. In 2 Wochen am 15. Mai werden Sie 85 Jahre alt und haben eine kleine Feier mit den Nachbarn geplant.

▸ Fassen Sie die aktuelle Situation der beiden Brüder als Hilfestellung für sich selbst zusammen.

9.1 Welche Altersphasen werden unterschieden? Ordnen Sie die beiden Zwillingsbrüder durch Markierung in rot der entsprechenden Altersphase zu.

9.2 Erklären Sie die Begriffe „kalendarisches", „biologisches" und „soziales" Alter am Beispiel der beiden Zwillingsbrüder.

- Kalendarisches Alter:
- Biologisches Alter:
- Soziales Alter:

9.3 Gerontologie als interdisziplinäre Wissenschaft

- Ordnen Sie mit Pfeilen den Teildisziplinen ihre Definition zu:

Teildisziplin
Gerontopsychologie
Geriatrie
Gerontosoziologie
Gerontopsychiatrie
Geragogik

Definition
Wissenschaft vom Alter als soziale Gruppe sowie den Formen und Bedingungen des menschlichen Zusammenlebens
beschäftigt sich mit der Bildung im Alter
Lehre von den psychischen Störungen im Alter, deren Symptomen, Ursachen, Prognose und Therapie
Wissenschaft vom Verhalten und Erleben des älteren Menschen
Wissenschaft z. B. von den Symptomen, Ursachen, Prognosen und Therapie von körperlichen Krankheiten im Alter

9.4 In der Gerontologie und Psychologie werden verschiedene Untersuchungsmethoden eingesetzt, um neue Erkenntnisse zu gewinnen. Nennen und erklären Sie 5 gebräuchliche Methoden.

-
-
-
-
-

9.5 Erklären Sie anhand des Fallbeispiels die „primäre“ und „sekundäre“ Sozialisation von Erwin.

▶ Primäre Sozialisation:

▶ Sekundäre Sozialisation:

9.6 Hubert musste aufgrund seiner Erkrankung seinen Beruf aufgeben. Nennen und erklären Sie 5 persönliche Folgen dieses einschneidenden Erlebnisses.

-
-
-
-
-

9.7 Der Psychologie liegen verschiedene Menschenbilder zugrunde.

▸ Finden Sie horizontal und diagonal im Buchstabensalat 5 Menschenbilder:

P	A	S	D	F	G	H	K	J	K	L	P	O	I	U	Z	T
R	S	E	W	Q	Y	C	V	O	X	B	N	M	A	S	D	F
G	H	Y	K	L	M	N	B	V	G	C	X	Y	Q	W	E	R
T	Z	U	C	I	O	P	L	K	J	N	H	G	F	D	S	A
Y	X	C	V	H	N	H	K	O	M	B	I	D	E	R	S	Z
B	I	L	D	S	O	A	E	R	Z	H	N	T	N	K	I	O
K	L	T	R	D	C	A	V	H	J	K	X	E	I	U	O	P
M	N	K	P	E	W	Q	N	S	F	J	K	P	O	V	Z	T
D	A	S	H	T	I	J	N	A	F	E	W	S	F	G	E	M
M	A	S	T	E	V	B	M	I	Y	W	E	R	T	G	D	S
S	E	H	K	L	N	F	R	T	U	T	B	K	L	P	I	T
C	H	K	H	U	M	A	N	I	S	T	I	S	C	H	E	S
J	H	R	S	D	F	Z	O	N	V	C	D	S	E	T	U	I
L	E	R	N	T	H	E	O	R	E	T	I	S	C	H	E	S
W	S	A	T	U	O	M	G	F	F	R	G	J	I	H	B	C
X	T	P	H	Y	S	I	O	L	O	G	I	S	C	H	E	S
M	I	T	C	E	G	J	L	O	K	T	D	C	H	K	L	S

9.8 Wahrnehmung

a Nummerieren Sie den Wahrnehmungsprozess in der richtigen Reihenfolge:

Reihenfolge	Wahrnehmung
	Reizverarbeitung im Gehirn
	Sinnesrezeptoren des Auges nehmen Reiz wahr und leiten ihn weiter
	Weiterleitung der Reaktion über motorische Nervenbahnen zum Zielorgan
	Lichteinfall
	Sehnerv leitet Reiz über sensorische Nervenbahnen weiter

b Im Folgenden sind die Definitionen von Wahrnehmungs- und Beurteilungsfehlern notiert.

► Ergänzen Sie die Wahrnehmungsfehler:

______________________: vorschnelle Meinungsbildung über eine Person oder Sache.

______________________: eigene innere Wünsche, Gefühle und Bedürfnisse werden auf eine andere Person übertragen.

______________________: Bestreben von Personen, andere Menschen oder Sachverhalte eher mild, statt objektiv zu beurteilen.

______________________: es werden Extremwerte bei der Beurteilung der eigenen oder fremden Personen oder Sachverhalten ausgelassen.

______________________: es wird von einer Eigenschaft einer Person ohne Zusammenhang auf eine andere Eigenschaft dieser Person geschlossen.

______________________: eine zentrale Eigenschaft einer Person überdeckt alle weiteren Eigenschaften dieser Person.

______________________: es wird aufgrund einer bestimmten Eigenschaft einer Person auf eine andere Eigenschaft dieser Person geschlossen.

______________________: aufgrund des Aussehens, der Gestik, der Mimik und der Rhetorik einer Person wird auf deren Persönlichkeit geschlossen.

______________________: Annahmen oder Erwartungen gegenüber anderen Personen oder sich selbst erhöhen die Wahrscheinlichkeit, dass dieses Ereignis/Verhalten tatsächlich eintrifft.

9.9 Um das Verhalten und Erleben älterer Menschen erklären zu können, wurden in der Gerontologie verschiedene Theorien entwickelt.

a Ordnen Sie mit Pfeilen dem Defizit- und Kompetenz-Modell die jeweiligen Grundaussagen zu:

Modelle
Defizit-Modell
Kompetenz-Modell

Grundaussagen
Geht von der Annahme aus, dass ältere Menschen nicht in erster Linie eine defizitäre geistige Entwicklung zeigen, sondern kompetent sind.
Die Einbußen und Verluste wurden gleicherweise für Intelligenzleistungen angenommen wie für die Fähigkeit, sich mit den Anforderungen des Alltags auseinanderzusetzen.
Hebt hervor, dass geistige Leistungsfähigkeit und Kreativität bis ins hohe Alter trainierbar sind, bestimmte geistige Fähigkeiten, Erfahrung und Wissen zunehmen, körperlicher Abbau durch Training verlangsamt wird und verlorene Fähigkeiten zurückerlangt werden können und innerer Rückzug sich durch gesellschaftliche Integration verhindern oder lindern lässt (soziale Kompetenz).
Geht von der Annahme aus, dass Lernfähigkeit, Intelligenz und Anpassungsfähigkeit im Alter abnehmen und zwar gleichermaßen bei allen alten Menschen (universelle Gültigkeit) und alle geistigen Leistungen betreffend (generelle Gültigkeit).
Besagt, dass die Intelligenz vom 1. bis 20. Lebensjahr steil ansteigt, um dann im 3. Lebensjahrzehnt kontinuierlich abzufallen.

b Übertragen Sie die Disengagement-Theorie, die Aktivitätstheorie und die Kontinuitätstheorie auf die beiden Zwillingsbrüder Erwin und Hubert. Welcher der beiden Brüder würde laut der einzelnen Theorien zufriedener altern? Setzen Sie in der entsprechenden Spalte ein Kreuz. Begründen Sie Ihre Antwort.

Theorie	Erwin	Hubert	Begründung
Disengagement-Theorie			
Aktivitätstheorie			
Kontinuitätstheorie			

10 Frau Kist hat Durchfall und ...

Fallbeispiel Frau Kist:

Die rüstige 77-jährige Frau Kist lebt seit kurzem in einer kleinen 2-Zimmer-Wohnung, die dem betreuten Wohnen einer Tagespflegeeinrichtung angegliedert ist, bei der Sie angestellt sind. Vor kurzem verstarb die Schwester von Frau Kist, mit der sie vorher gemeinsam in einem Haus lebte. Da beide ihr Leben lang ledig und kinderlos waren, hat sie auch keine weiteren Angehörigen mehr. Das einsame Leben im Haus gefiel Frau Kist nicht und sie besuchte deshalb schon bald 3-mal pro Woche die Tagespflege. Dort traf sie Bekannte aus der Gemeinde wieder, die sie zum Teil viele Jahre nicht mehr gesehen hatte. In der Tagespflege erfuhr Frau Kist dann von der Möglichkeit des betreuten Wohnens. Da sie sich in letzter Zeit immer öfter eingestehen musste, dass ihr das Haus und der Garten über den Kopf wuchsen, verkaufte sie das Haus und zog in die kleinere Wohnung.

Ein weiterer Grund für den Umzug war ihre zunehmende Gebrechlichkeit. Seit Jahren hat Frau Kist eine Gonarthrose beidseits. Eine Operation hatte sie immer abgelehnt. Wegen der Arthrose ist Frau Kist sehr unsicher beim Gehen und hält sich an Möbeln und Geländern fest, um nicht zu stürzen. Da im betreuten Wohnen auch 1-mal täglich nach den Bewohnern gesehen wird, ob alles in Ordnung ist, war dies ein weiterer positiver Punkt, der für den Umzug sprach.

Sie machen Ihren morgendlichen Rundgang durch die Wohnanlage, bevor die Gäste der Tagespflege kommen. Vor Frau Kists Wohnung fehlt das wie üblich vereinbarte Zeichen, dass alles in Ordnung ist. Normalerweise stellt sie morgens einen Besen vor die Tür, wenn sie wach ist. Daraufhin klingeln Sie bei ihr. Als Frau Kist nicht öffnet, schließen Sie mit dem Ersatzschlüssel auf. Sie rufen ihren Namen und hören Geräusche aus dem Bad. Frau Kist ruft: „Ich bin hier. Kommen Sie bitte ins Bad."

Im Badezimmer sehen Sie Frau Kist auf der Toilette sitzend mit einem Eimer in der Hand. Darin befindet sich Erbrochenes. Sie fragen, was passiert sei. Frau Kist teilt Ihnen mit, dass sie seit dem Vorabend Durchfall und im Laufe der Nacht auch noch mehrfach erbrochen habe. Das Bett und ein Teil des Fußbodens seien dadurch auch noch verschmutzt. Mittlerweile sei sie ganz kraftlos und beim Aufstehen aus dem Bett würde sich alles um sie herum drehen. Sie sprechen mit Frau Kist ab, dass Sie zunächst den Hausarzt und Ihre Kolleginnen informieren, ihr dann helfen, sich frisch zu machen und wieder ins Bett zu gehen.

1 Stunde später ist der Hausarzt da. Frau Kist liegt mittlerweile total erschöpft im Bett und ist zum Teil desorientiert. Sie ruft nach ihrer verstorbenen Schwester Isolde. Den Tee, den Sie ihr gekocht haben, hat sie sofort wieder erbrochen. Durchfall hatte sie auch noch 2-mal. Nach einer körperlichen Untersuchung verordnet der Arzt Frau Kist Medikamente gegen den Durchfall. Gegen die Übelkeit spritzt er ihr direkt Vomex A i. v. Er teilt Ihnen dann mit, dass Frau Kist einen großen Flüssigkeits- und Elektrolytverlust habe, den sie durch orale Aufnahme nicht so schnell ausgleichen könne. Deshalb verordne er seiner Patientin zusätzlich 1500 ml NaCl 0,9 % s. c. über 24 Stunden. Die Rezepte für die Medikamente würde er direkt in die Apotheke faxen, dann würde die Lieferung auch schnell erfolgen. An diesem Tag haben Sie und ihre Kolleginnen noch regelmäßig nach Frau Kist geschaut und die Anordnungen des Arztes ausgeführt und dokumentiert.

Im Frühdienst am darauffolgenden Tag sehen als erstes nach Frau Kist. Sie liegt immer noch im Bett, ist aber wieder orientiert und kann sich mit Ihnen unterhalten. Die letzte s. c.-Infusion läuft noch. Frau Kist sagt, dass ihr linkes Bein schmerzen würde und es ihr so warm vorkomme. Sie decken die Beine auf und sehen, dass es im Vergleich zum rechten Bein angeschwollen und bläulich verfärbt ist. Daraufhin rufen Sie wieder den Hausarzt an und bitten ihn, nach Frau Kist zu sehen. Er diagnostiziert eine Phlebothrombose.

► Fassen Sie die aktuelle Situation der beiden Brüder als Hilfestellung für sich selbst zusammen.

Übungsaufgaben anatomische und physiologische Grundlagen

10.1 Gelenke

a Beschriften Sie die folgende Abbildung:

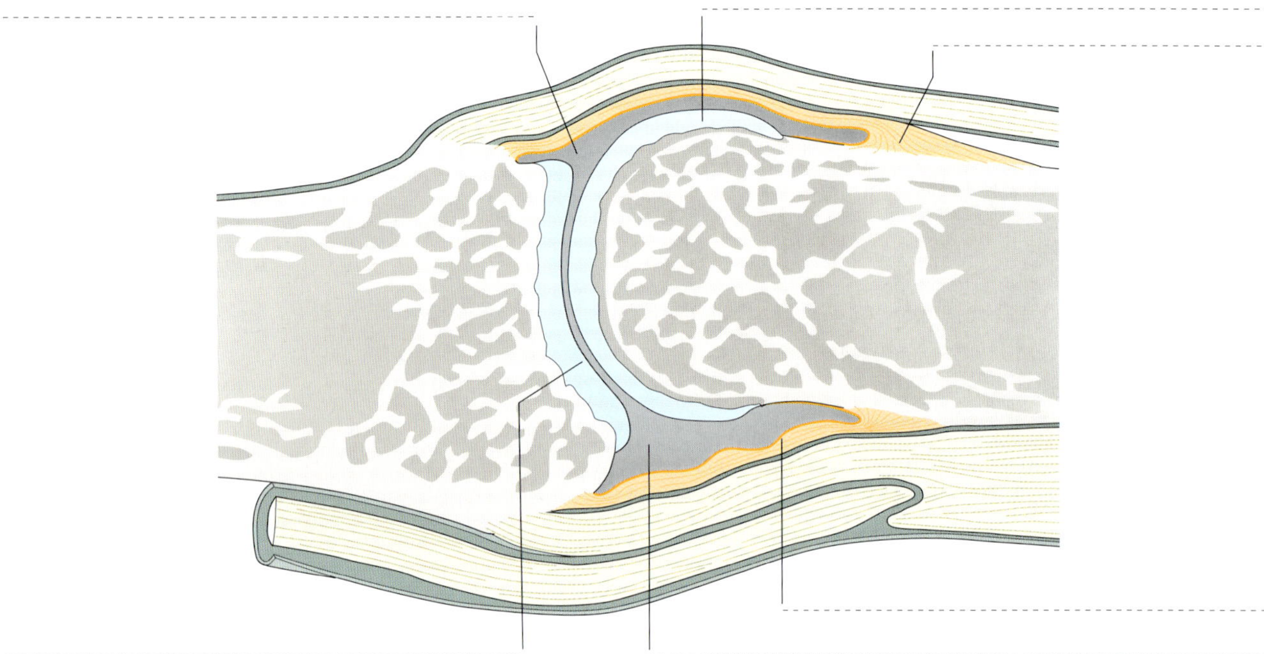

b Ordnen Sie mit Pfeilen zu

Gelenkform
planes Gelenk
Scharniergelenk
Zapfengelenk
Eigelenk
Sattelgelenk
Kugelgelenk

Beispiel und Freiheitsgrade
Daumenwurzelgelenk 2 Freiheitsgrade
proximales Radioulnargelenk 1 Freiheitsgrad
Handwurzelgelenk 2 Freiheitsgrade
Hüftgelenk 3 Freiheitsgrade
Fingermittelgelenk 1 Freiheitsgrad
proximales Handgelenk 2 Freiheitsgrade

Übungsaufgaben Pathologie

10.2 Arthrose

a Ergänzen Sie folgenden Lückentext mit den Begriffen:

Knochen – Bewegungsmangel – Knorpeloberfläche – Reibung – Gelenkknorpels – Gelenkflächen

Die Ernährung eines ______________________ ist generell schlecht. Eine weitere Reduktion der Nährstoffversorgung entsteht durch ______________________ und Missbildungen an den ______________________. Die Folge ist eine Verminderung der Knorpelelastizität und eine Aufrauung der ______________________. Dadurch verstärkt sich die ______________________ auf den Gelenkflächen. Einwirkende Druckkräfte übertragen sich unmittelbar auf den Knochen und führen zum Knorpelabrieb, wobei der Knorpel bis zum ______________________ abgerieben wird.

b Ergänzen Sie jeweils 2 Beispiele zur nicht medikamentösen Therapie bei Arthrose

- Thermotherapie: ______________________
- Hydro- und Balneotherapie: ______________________
- Physiotherapie: ______________________
- Orthopädietechnik: ______________________

10.3 Thrombose

a Erklären Sie die „Virchowsche Trias“ anhand der Entstehung der Thrombose bei Frau Kist.

____

____

____

____

____

____

____

____

b Wegen der Thrombose verordnet Frau Kists Hausarzt Heparin s. c. Einige Wochen nach der Akuttherapie mit Heparin (H) erfolgt für 6 Monate die Marcumartherapie (M). Im Anschluss daran soll Frau Kist für den Rest ihres Lebens Acetylsalicylsäure (A) einnehmen.

► Ordnen Sie den folgenden Aussagen die Anfangsbuchstaben (H, M, A) der Antikoagulanzien zu.

Wirkung:

a __________ hemmt Thrombozytenaggregation

b __________ hemmt Blutgerinnung durch Aktivierung von Antithrombin III

c __________ hemmt Vitamin-K-Bildung in der Leber

Nebenwirkungen:

d __________ selten Hautentzündungen

e __________ Magenbeschwerden bis zum Magenulkus

f __________ häufig subkutane Hämatome

g __________ Blutungen

h __________ Haarausfall

Im Umgang damit zu beachten:

i __________ keine i. m.-Injektionen

j __________ regelmäßige Überprüfung des Quick und INR-Wertes

k __________ Einstichstelle täglich wechseln

l __________ 10 Tage vor geplanten Operationen absetzen

m __________ zu Therapiebeginn regelmäßige Blutbildkontrollen

c Zu welchen Komplikationen bzw. Folgeschäden könnte es bei Frau Kist aufgrund der Thrombose kommen? Nennen Sie 3:

- ______________________________
- ______________________________
- ______________________________

Übungsaufgaben Pflege und Begleitung

10.4 Da Sie die genaue Ursache für den Magen-Darm-Infekt nicht kennen, müssen Sie einige Hygienerichtlinien beachten, um die Gäste der Tagespflege nicht anzustecken.

a Ergänzen Sie die folgende Tabelle zu den allgemeinen Richtlinien der Händehygiene:

	Zeitpunkt der Durchführung	**Durchführung mit…**
Händewäsche		
Händedesinfektion		

b Führen Sie im Folgenden die speziellen Hygienemaßnahmen auf, die Sie bei Frau Kist durchführen müssen. Nennen Sie 7:

-
-
-
-
-
-
-

10.5 Sie wollen dokumentieren, dass Frau Kist erbrochen hat. Was müssen Sie notieren (7 Angaben)?

-
-
-
-
-
-
-

10.6 Der Arzt hat Frau Kist 1500 ml NaCl 0,9 % s. c. verordnet.

▶ Nummerieren Sie in der richtigen Reihenfolge das Legen der s. c.-Infusion:

Reihenfolge	Legen einer s. c.-Infusion
	nach Abwarten der Einwirkzeit eine Hautfalte wie bei der s. c.-Injektion bilden und im 45°-Winkel einstechen (Kanülenschliff zeigt nach oben)
	Hände desinfizieren
	darauf achten, dass Kanüle steril verbunden und gut fixiert ist, evtl. auch Infusionsleitung zusätzlich fixieren
	den Pflegebedürftigen zur Infusion lagern und die Kleidung an der Einstichstelle entfernen
	Rollklemme öffnen und Tropfgeschwindigkeit nach AVO einstellen
	ausgewählte Punktionsstelle abtasten und desinfizieren
	Kanüle mit einer Kompresse unterlegen und mit Pflaster/Fertigverband fixieren
	evtl. Material zum Verbinden und Fixieren richten/zurechtschneiden
	wenn Blut zurückfließt oder der Pflegebedürftige Schmerzen angibt, Kanüle entfernen und neue Kanüle an einer anderen Stelle legen

10.7 Beim Anlegen eines Kompressionsverbands müssen Sie verschiedene Dinge beachten. Welche Aussage ist richtig, welche falsch? Setzen Sie ein Kreuz an der betreffenden Stelle.

	richtig	falsch
Das Wickeln der Beine erfolgt am besten im Sitzen.		
Beim Wickeln mit elastischen Binden ist am Fuß zu beginnen.		
Die Zehen und die Fersen werden dabei frei gelassen.		
Die Kompression sollte vom Knöchel zum Oberschenkel abnehmen.		
Binde mit der flachen Hand am Bein abrollen, nicht daran ziehen.		
Bei Einschnürungen den Verband neu anlegen.		
Kleine Falten oder Öffnungen sind kein Problem.		
Ca. 30 min nach dem Anlegen Hautfarbe der Zehen kontrollieren.		
Verband jeden 2. Tag wechseln.		
Schmerzen, Kribbeln oder Brennen sind ein Zeichen der Wirksamkeit des Kompressionsverbands.		

Weiterführung des Fallbeispiels:

Als Frau Kist wieder gesund ist, empfehlen Sie ihr einen Rollator zur Fortbewegung, da sie wissen, dass sie sehr unsicher beim Gehen ist. Nach anfänglicher Skepsis stimmt sie zu und Sie leiten alles in die Wege, damit Frau Kist einen Rollator bekommt. Als der Rollator endlich da ist, fragt Sie die ältere Dame, was sie im Umgang damit beachten müsse.

10.8 Welche Empfehlungen geben Sie ihr? Nennen Sie 5:

- ______
- ______
- ______
- ______
- ______

11 Frau Koch hat Morbus Parkinson und nimmt an Gewicht ab

Fallbeispiel Frau Koch:

Seit 5 Jahren lebt Frau Koch nun schon in Ihrer Pflegeeinrichtung. Als damals bei ihr Morbus Parkinson diagnostiziert wurde, zog die 84-Jährige freiwillig dort ein, da sie keine Angehörigen mehr hatte. Zur Therapie hat ihr der Hausarzt 3-mal tgl. ein Medikament verordnet. Das Medikament soll sie laut dem Hausarzt morgens so früh wie möglich einnehmen, damit sie sich besser bewegen kann. Leitsymptome sind bei Frau Koch Tremor, Rigor und wechselnde On-Off-Phasen. Weiterhin leidet sie unter einer starken Talgproduktion und an Obstipation. Weitere Erkrankungen sind nicht bekannt.

In den letzten 14 Tagen haben Sie als ihre Bezugspflegekraft Veränderungen bei der Bewohnerin in Bezug auf das Krankheitsbild und die Ernährung wahrgenommen und sie deshalb genauer beobachtet. Dabei konnten Sie feststellen, dass die On-Off-Phasen mehrmals am Tag wechseln. In den Off-Phasen ist Frau Koch komplett auf Hilfe angewiesen und äußert darüber ihr Unbehagen. Es ist ihr peinlich, dass sie dann nichts mehr selbst machen kann. Normalerweise kann sich die Bewohnerin auf dem Wohnbereich mit dem Rollator gut bewegen und bei der Körperpflege benötigt sie lediglich Hilfe beim Waschen des Unterkörpers und beim Duschen. Die Bewohnerin ist zur Zeit, zur Person, zur Situation und zum Ort orientiert.

Weil sie Hilfe beim Zerkleinern des Essens ablehnt, lässt Frau Koch das Essen häufig mit der Begründung, keinen Appetit zu haben, unberührt zurückgehen. Für den Toilettengang benötigt sie wegen ihrer Bewegungseinschränkung immer häufiger die Hilfe der Pflegenden und trinkt deshalb aus Scham und Angst davor weniger. Da die Bewohnerin bedingt durch die Obstipation nur etwa alle 4 Tage Stuhlgang hat, leidet sie unter Schmerzen durch den harten Stuhlgang.

In Bezug auf die Ernährung haben Sie beobachtet, dass sie das ballaststoffreiche Vollkornbrot immer auf dem Teller liegen lässt. Angeblich mag sie keine Körner. Frisches Obst und Gemüse aller Art isst sie jedoch gerne. Morgens bevorzugt Frau Koch Margarine und Marmelade oder Honig. Mittags würde sie gerne immer Nudeln und Fleisch essen. Außerdem mag die Bewohnerin Milchprodukte wie Joghurt und mageren Käse. Bei Wurstwaren bevorzugt sie magere Sorten. Auf ihr Stück Kuchen am Nachmittag verzichtet sie nur ungern bzw. tauscht es nicht gerne durch andere Speisen aus. Frau Koch trinkt am Tag nur etwa 800 ml. Wenn sie etwas trinkt, bevorzugt sie Kaffee, Kräutertee oder Apfelschorle.

Alle 4 Wochen werden auf Ihrem Wohnbereich Gewicht und Größe ermittelt. Frau Koch wiegt aktuell 52 kg bei einer Größe von 1,65 m. Beim Eintragen in das Dokumentationssystem stellen Sie fest, dass die Bewohnerin vor 4 Wochen noch 55 kg wog.

▸ Fassen Sie die aktuelle Situation von Frau Koch als Hilfestellung für sich selbst zusammen.

Übungsaufgaben anatomische und physiologische Grundlagen

11.1 Verdauungstrakt

a Beschriften Sie die folgende Abbildung:

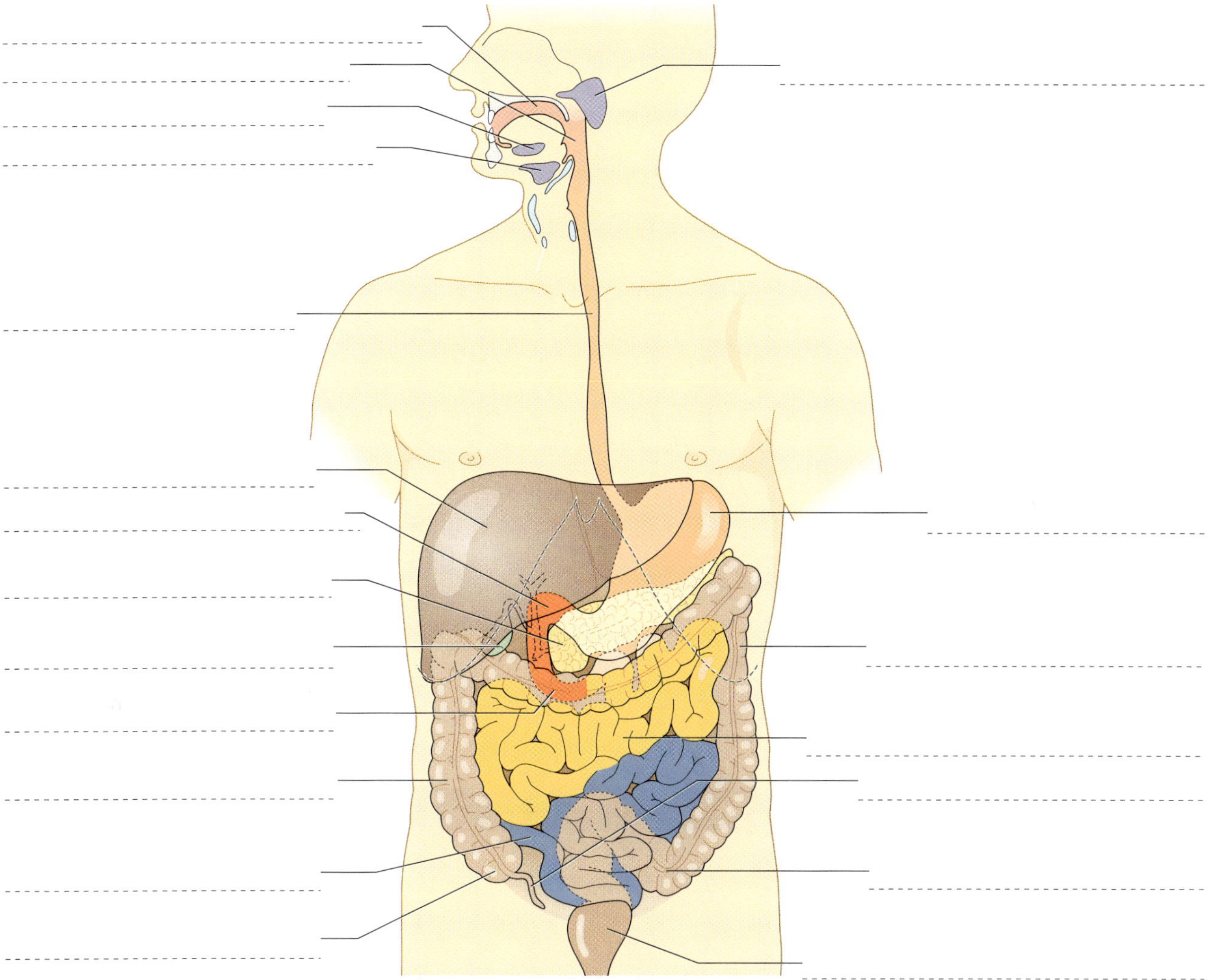

b Vervollständigen Sie die folgende Tabelle:

	Produktionsort	**Funktion**
Salzsäure	Belegzellen des Magens	zerlegt Eiweiße und zerstört die meisten Mikroorganismen im Nahrungsbrei
Pepsinogen		
Schleim		
Trypsin		
Peptidase		
Alpha-Amylase		
Gallensäure		
Lipase		

c Kreuzen Sie die richtige Antwort an:

▸ Im gesamten Verdauungstrakt werden pro Tag etwa...

- a 4 Liter
- b 5 Liter
- c 6 Liter
- d 7 Liter
- e 8 Liter

...Verdauungssekrete gebildet.

11.2 Nervensystem – Vorgänge an der Synapse

a Nummerieren Sie den Ablauf der Erregungsweiterleitung an der Synapse der Reihenfolge nach:

Reihenfolge	**Vorgänge**
	Neurotransmitter passieren den synaptischen Spalt und binden sich an die Rezeptoren der postsynaptischen Membran
	elektrischer Reiz kommt am Endknöpfchen an (elektrische Reizweiterleitung)
	Neurotransmitter werden in den synaptischen Spalt abgegeben (chemische Reizweiterleitung)
	Bläschen mit Neurotransmitter platzen
	Umwandlung des chemischen Reizes an der postsynaptischen Membran in einen elektrischen Reiz

b Was ist kein Neurotransmitter?

▸ Kreuzen Sie die richtige Antwort an:

- a Noradrenalin
- b Leptin
- c Acetylcholin
- d Glutamat
- e GABA

Übungsaufgaben Pathologie

11.3 Beschriften Sie die Abbildung zur Verteilung der Neurotransmitter bei Morbus Parkinson. Tragen Sie jeweils folgende Begriffe ein: Dopamin und Acetylcholin

a Gesunde Person:

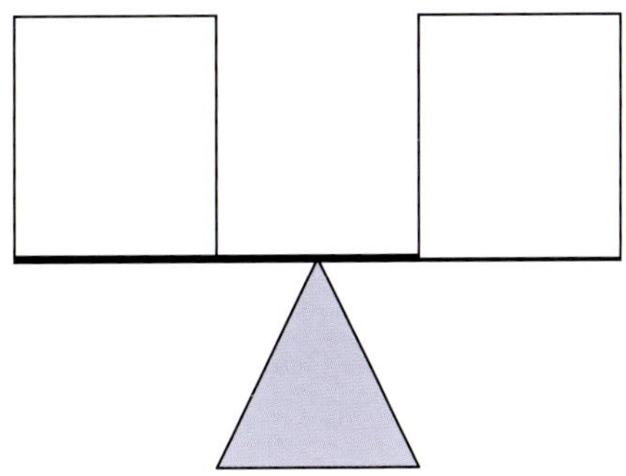

b An Morbus Parkinson erkrankte Person:

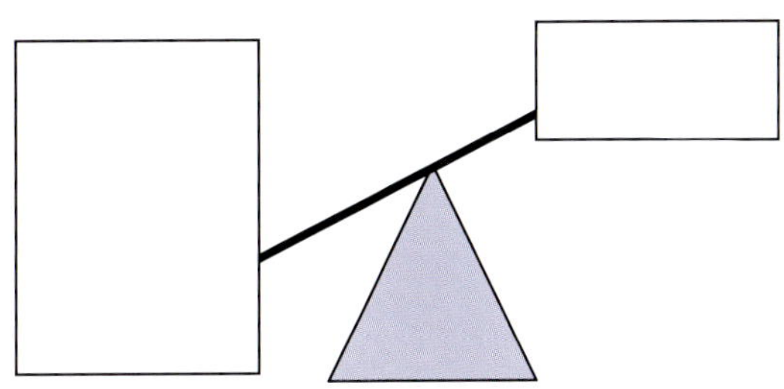

c Erklären Sie die Ursache für den Dopaminmangel

___

___

___

11.4 Symptome Morbus Parkinson

a Ordnen Sie durch Pfeile den Symptomen die entsprechenden Erklärungen zu:

Mikrografie	Zittern
Akinese	Schrift wird zum Zeilenende hin immer kleiner
Salbengesicht	Bewegungsverarmung (betrifft gesamte Skelettmuskulatur)
Hypokinese	Folge von erhöhter Talgproduktion
Rigor	Bewegungsblockade
Tremor	völlige Erstarrung
Maskengesicht	Widerstand der Muskeln
Freezing	starre Mimik

b Was bezeichnet man als Parkinson-Trias? Fügen Sie die Leitsymptome in die Abbildung ein.

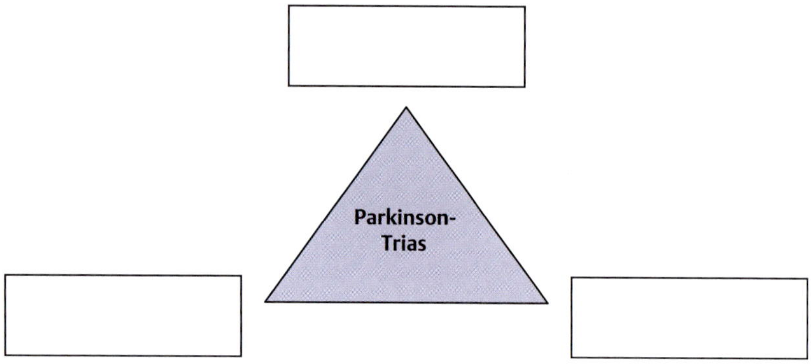

c Beschreiben Sie die Körperhaltung bzw. das Gangbild, das für Parkinson-Erkrankte typisch ist. Wie verhält sich der Erkrankte beim Richtungswechsel bzw. bei wechselndem Untergrund?

d Fügen Sie folgende Begriffe in der Tabelle ein:

Speichelfluss – Entwicklung einer Demenz – Salbengesicht – Blasenstörungen – depressive Verstimmung – Obstipation – Neigung zum Schwitzen – verlangsamtes Denken

vegetative Begleitsymptome	psychopathologische Begleitsymptome

11.5 Zur Therapie von Morbus Parkinson wird unter anderem der Wirkstoff L-Dopa verabreicht. Was ist im Zusammenhang mit dessen Verabreichung zu beachten? Kreuzen Sie die richtige Antwort an:

- ☐ Einnahme 30 min vor oder 90 min nach dem Essen
- ☐ Einnahme zu den Mahlzeiten
- ☐ Einnahme nach dem Essen
- ☐ letzte Gabe nachmittags

Übungsaufgaben Pflege und Begleitung

11.6 Berechnen Sie den BMI-Wert und bewerten Sie diesen.

- Formel zur Berechnung des BMI:

$$\frac{\text{Körpergewicht in kg}}{\text{Körpergröße in m}^2}$$

- BMI-Wert: ______
- Bewertung: ______

11.7 Berechnen Sie den täglichen Energiebedarf von Frau Koch.

- Formel zur Berechnung des Grundumsatzes (GU) bei Frauen:
  GU (kcal/Tag) = (0,0377 × KG [kg] + 2,75) x 239
- Formel zur Berechnung des Gesamtenergiebedarfs:
  - leichte Aktivität: GU (kcal/Tag) x 1,5

Der Gesamtenergiebedarf von Frau Koch beträgt: ______

11.8 Erstellen Sie einen Tagesplan für alle Mahlzeiten von Frau Koch. Begründen Sie Ihre Auswahl kurz.

- Mahlzeitenzusammenstellung

Morgens: ______

______

Mittags: ______

______

Abends: ______

______

Zwischenmahlzeiten: ______

______

Begründung: ______

______

11.9 Frau Koch sollte mehr Kalorien zu sich nehmen, um den Gewichtsverlust zu kompensieren. Nennen Sie 4 Möglichkeiten, wie sie mehr Kalorien zu sich nehmen könnte.

- ______
- ______
- ______
- ______

11.10 Erstellen Sie die Pflegeplanung für Frau Koch zu folgenden ABEDL:

1. Sich pflegen können
2. Essen und trinken können
3. Ausscheiden können

Verwenden Sie dazu die Kopiervorlage im Anhang (S. 208) oder legen Sie entsprechend der Vorlage eine Tabelle an. Achten Sie bei der Planung der ABEDL „Essen und trinken können" auf die Umsetzung des Nationalen Expertenstandards „Ernährungsmanagement zur Sicherstellung und Förderung der oralen Ernährung in der Pflege" (DNQP 2009).

11.11 Nennen Sie 4 Risikofaktoren, die bei Frau Koch zu einer Obstipation führen können.

- ______
- ______
- ______
- ______

11.12 Stellen Sie sich vor, Frau Koch würde über eine PEG mit Sondennahrung ernährt.

a Berechnen Sie den täglichen Sondennahrungsbedarf, wenn die Energiedichte des Substrats 1,1 kcal/ml beträgt.

▸ Formel zur Berechnung der Sondennahrungsmenge:

$$\frac{\text{Gesamtenergiebedarf (kcal)}}{\text{Energiedichte der Sondennahrung (kcal/ml)}}$$

Sondennahrungsmenge für Frau Koch: ______

b Wie viel zusätzliche Flüssigkeit würde Frau Koch pro Tag benötigen, wenn in 100 ml Sondennahrung 87 ml Wasser enthalten sind? Berechnen Sie dazu zunächst den Gesamtflüssigkeitsbedarf von Frau Koch.

▸ Formel zur Berechnung des Gesamtflüssigkeitsbedarfs:

100 ml je kg für die ersten 10 kg Körpergewicht
+ 50 ml je kg für die zweiten 10 kg Körpergewicht
+ 15 ml für jedes weitere kg Körpergewicht
= Gesamtflüssigkeitsbedarf in ml pro Tag

▸ Formel zur Berechnung des Wassergehalts der Sondennahrung:

$$\frac{\text{Sondennahrungsmenge (ml)}}{\text{100 ml}} \times 87\text{ ml} = \text{Wassergehalt der Sondennahrung}$$

▸ Formel zur Berechnung der zu substituierenden Flüssigkeit:

Gesamtflüssigkeitsbedarf
– Wassergehalt der Sondennahrung
= zu substituierende Flüssigkeit

Täglich müssten Frau Koch zur Sondennahrung ______ Flüssigkeit substituiert werden.

11.13 Verbandswechsel PEG

▸ Nummerieren Sie die Durchführung des PEG-Verbandswechsels in der richtigen Reihenfolge:

Reihenfolge	Durchführung
	Halteplatte zurückziehen, sodass Sondenschlauch und Stoma sorgfältig gereinigt werden können
	unsterile Einmalhandschuhe anziehen
	Stoma nochmals inspizieren und Auffälligkeiten wie Sekretfluss, Rötung oder Zustand der Sonde (Schlauch, Halteplatte, Ansätze) später dokumentieren
	anschließend die Sonde bis zum spürbaren Widerstand leicht zurückziehen, Handschuhe wegwerfen
	2 sterile Schlitzkompressen zur Vermeidung einer feuchten Kammer zwischen Haut und Halteplatte um die Sonde legen
	unsterile Einmalhandschuhe anziehen
	Stoma, Sondenschlauch und Halteplatte mit Kompressen manuell reinigen → Wischrichtung bei reizlosem Stoma: von innen nach außen und jede Kompresse nur einmal benutzen
	Sonde aus der Halteplatte lösen
	Stoma, Sonde und Halteplatte erneut mit Hautdesinfektionsmittel besprühen, einwirken und vollständig trocknen lassen
	hygienische Händedesinfektion
	Kompressen mit Stretchpflaster fixieren und Sonde dabei „tunneln“
	Sondenschlauch und Haut auf Pflasterreste kontrollieren (Reste mit einer in physiologischer Kochsalzlösung oder Hautdesinfektionsmittelgetränkten sterilen Kompresse entfernen)
	bei Bedarf Sondenansätze mit lauwarmem Wasser und/oder einer Einmalzahnbürste reinigen
	distales Ende der Sonde 3–4 cm in den Stomakanal schieben (bei gastraler PEG-Sonde um 360° drehen) = Mobilisation der Sonde
	hygienische Händedesinfektion
	äußere Halteplatte mit einer Kompresse abdecken
	äußere Halteplatte zurückschieben und die Sonde mit leichtem Spielraum (5–10 mm) in der äußeren Halteplatte fixieren, damit der Pflegebedürftige spannungsfrei atmen kann und die Schlitzkompresse bequem sitzt
	äußere Halteplatte öffnen
	alle Pflaster und Kompressen entfernen und mit Handschuhen verwerfen
	hygienische Händedesinfektion
	unsterile bzw. sterile Einmalhandschuhe anziehen
	Sondeneintrittsstelle inspizieren
	Halteplatte, Sondenschlauch und die Umgebung des Stomas mit Hautdesinfektionsmittel besprühen
	sterile Materialien öffnen und in entsprechender Reihenfolge richten

12 Frau Dorn geht es aufgrund ihres Kolonkarzinoms immer schlechter

Fallbeispiel Frau Dorn:

Frau Dorn wurde heute Morgen zur Kurzzeitpflege auf ihren Wohnbereich gebracht. Als Begleitperson ist ihre Tochter dabei. Beim Anamnesegespräch erzählt sie Ihnen den Leidensweg ihrer Mutter.

Bei Frau Dorn wurde 2005 im Alter von 74 Jahren kurz nach der goldenen Hochzeit mit ihrem Ehemann Johannes ein Kolonkarzinom diagnostiziert. Das Ehepaar war von der Diagnose geschockt. Doch die Ärzte sprachen ihnen Mut zu, dass der Tumor problemlos entfernt werden könne und durch eine ergänzende Chemotherapie die Möglichkeit der Heilung bestehe. Die Operation verlief problemlos und Frau Dorn vertrug die Chemotherapie gut. Die Klassifikation des Tumors lautete wie folgt: T1, N0, M0.

Doch schon 2007 wurde bei ihr ein Rezidiv-Tumor festgestellt. Da sie das Prozedere mit Operation und Chemotherapie schon kannte, war sie guter Hoffnung, dass auch bei diesem Mal alles gut werden würde. Doch anders als beim 1. Mal wurde der Tumor wie folgt klassifiziert: T4, N4, M1. Die Ärzte erklärten ihr, dass in einer OP die Hälfte des Dickdarms entfernt werden müsse und nur noch eine palliative Therapie möglich wäre.

Frau Dorn ging es trotz der schweren Erkrankung und der begleitenden Chemotherapie den Umständen entsprechend gut. Allerdings machte ihr die immer stärker werdende Aszitesbildung durch die Peritonealmetastasen Probleme. Zur Entlastung wurde Frau Dorn nun noch am Bauch punktiert. Ihre Kraft schöpfte sie vor allem aus dem Kontakt mit ihren Kindern, Enkelkindern und unzähligen Bekannten, die sie regelmäßig besuchten. Auch die Hausarbeit wie putzen, kochen, Wäsche waschen und bügeln machten ihr weiterhin Freude und lenkten sie von der Krankheit ab.

Als Frau Dorn 2009 einige Tagen keinen Stuhlgang mehr hatte und sich das Abdomen immer weiter aufgeblähte, überwies sie die Hausärztin ins Krankenhaus. Dort begann sie Stuhlgang zu erbrechen. Die Ärzte diagnostizierten einen Ileus. Trotz der schweren Vorerkrankung entschieden sich die Ärzte für eine OP, da Frau Dorn voll orientiert war und immer noch einen starken Lebenswillen hatte. Bei dieser OP wurde der restliche Dickdarm entfernt und ein Enterostoma angelegt. Sie akzeptierte das Stoma relativ schnell, kam aber mit der Versorgung alleine nicht zurecht, da sie sehr flüssigen und aggressiven Stuhlgang hatte, der häufig unter der Basisplatte hervortrat. Deshalb kam einmal täglich ein ambulanter Pflegedienst zur Versorgung des Enterostomas nach Hause. Gegen die Tumorschmerzen erhielt sie alle 3 Tage ein Schmerzpflaster. So konnte sie weiterhin bei ihrem Mann zu Hause bleiben.

Vor einem Monat spitzte sich die gesundheitliche Situation von Frau Dorn wieder zu. Sie klagte zunehmend über Übelkeit und konnte alles oral aufgenommene nicht mehr bei sich behalten. Dies belastete sie sehr, da sie immer gern gegessen und getrunken hatte. Sogar das von ihr so geliebte frische Obst, das Colamixgetränk und der Multivitaminsaft erbrach Frau Dorn, sobald sie es geschluckt hatte. Weiterhin musste der Stomabeutel alle 2 Stunden geleert werden, da er sich mit Flüssigkeit gefüllt hatte. Daraufhin schaltete die Hausärztin einen ambulanten Palliativpflegedienst ein. Vorübergehend konnte Frau Dorn durch verschiedene Medikamente wieder Linderung verschafft werden. Doch die Situation mit dem ständigen Erbrechen und der Enterostomaversorgung war für das Ehepaar und alle Beteiligten unerträglich. Den Umzug in ein Hospiz lehnte Frau Dorn ab, da sie, wie sie sagte, noch nicht sterben wolle. Einem vorübergehenden Einzug in Ihre Pflegeeinrichtung als Kurzzeitpflege-Bewohnerin stimmte sie jedoch zu.

Die Tochter erzählt Ihnen weiter, sie sei sich im Klaren, dass ihre Mutter nicht mehr nach Hause kommen würde, da die Symptome wieder denen des Ileus entsprachen. Ihre Mutter habe aber eine Patientenverfügung und wolle auch nicht mehr ins Krankenhaus. Deshalb wünsche sie sich für ihre Mutter ein möglichst schnelles, aber würdevolles Sterben.

- Fassen Sie die aktuelle Situation von Frau Dorn als Hilfestellung für sich selbst zusammen.

Übungsaufgaben Pathologie

12.1 Onkologie

a Unterscheiden Sie gut und bösartige Tumore hinsichtlich der Wachstumsgeschwindigkeit, ihrer Abgrenzbarkeit und der Metastasierung. Notieren Sie dies in folgender Tabelle:

	benigne Tumore	maligne Tumore
Wachstumsgeschwindigkeit		
Abgrenzbarkeit		
Metastasierung		

b Erklären Sie das TNM-Klassifikationssystem zur Tumorausbreitung anhand Frau Dorns Beispiel.

	Erklärung		Erklärung
T2		T4	
N0		N3	
M0		M1	

c Bei der Krebstherapie werden verschiedene Therapieziele unterschieden. Bei Frau Dorn wurde palliativ therapiert.

► Ordnen Sie mit Pfeilen den Therapiezielen die entsprechende Definition zu:

Therapieziele
Kurative Therapie
Palliative Therapie
Adjuvante Therapie
Neoadjuvante Therapie

Definition
Eine dauerhafte Heilung ist nicht mehr möglich. Deshalb wird eine Therapie zur Besserung der Lebensqualität oder Verlängerung der Überlebenszeit durchgeführt.
Ziel ist es, ein Rezidiv oder eine Metastasierung zu verhindern.
Sie hat die voraussichtliche Heilung des Patienten zum Ziel.
Therapie zur Verkleinerung eines Tumors, z. B. vor einer Operation.

12.2 Kolonkarzinom

a Kreuzen Sie die richtigen Antworten an.

▸ Risikofaktoren für ein Kolonkarzinom sind...

1 erbliche Belastung
2 chronisch entzündliche Darmerkrankungen
3 hoher Fleisch- und Fettkonsum
4 Rauchen
5 ballaststoffreiche Kost
6 Darmpolypen
7 Übergewicht

b Ein Enterostoma wird in der Regel nach dem ausgeleiteten Darmteil benannt. Wie würde Frau Dorns Enterostoma korrekt heißen? Begründen Sie Ihre Antwort.

12.3 Ileus

a Welcher Form des Ileus entspricht der von Frau Dorn? Begründen Sie Ihre Antwort.

b Wie könnte Ihre Vermutung (12.3 a) bestätigt werden? Begründen Sie Ihre Antwort.

c Wie lautet der Fachbegriff für das Erbrechen von Stuhlgang?

d Kreuzen Sie die richtige Antwort an.

▸ Die Letalität eines Ileus liegt bei...

1 5–15 %
2 15–25 %
3 25–40 %
4 40–55 %

Übungsaufgaben Pflege und Begleitung

12.4 Enterostomapflege

a Wovon ist die Auswahl der Versorgungsartikel **nicht** abhängig?

► Kreuzen Sie die richtige Antwort an.

1 Art der Stomaanlage
2 Stuhlbeschaffenheit
3 Lage und Aussehen z. B. in der Bauchfalte
4 Hautzustand
5 Durchmesser des Stomas
6 individuelle Bedürfnisse und Fähigkeiten des Betroffenen

b b) Je nach Enterostoma sollten unterschiedliche Versorgungssysteme verwendet werden.

► Ordnen Sie mit Pfeilen zu:

zweiteiliges System mit Ausstreifbeutel

Ileostoma
Sigmoidstoma
Zökostoma
Transversostoma

einteiliges System mit geschlossenem Beutel

c Sie wollen das Material für die Enterostomapflege auf einem Tablett richten. Folgende Materialien stehen Ihnen zur Verfügung. Unterstreichen Sie die richtigen Materialien.

Waschbenzin – pH-neutrale Seife – Duftseife
unsterile Einmalhandschuhe – sterile Einmalhandschuhe
sterile Kompressen – Waschlappen – unsterile Kompressen
Wattestäbchen – Watteballchen
Bleistift – Filzstift
Schablone – Lineal
Schere – Skalpell
Trockenrasierer – Einmalnassrasierer – Enthaarungscreme

d Bei einem Enterostoma kann es zu verschiedenen Komplikationen kommen.

► Ordnen Sie der Komplikation die zu ergreifende Gegenmaßnahme mit Pfeilen zu:

Komplikation
mechanische Hautirritation
Kontaktekzem
Allergie
Infektion
Prolaps
Retraktion
Candidamykose

Gegenmaßnahme
Produkt wechseln, evtl. kortisonhaltiges Spray
Prolapsplatte
konvexes System und Gürtel
Antimykotikagabe nach AVO
sachgerechtes und sorgsames Beutelwechseln, schonende Reinigung und abtrocknen, Größe genau anpassen, evtl. Hautschutz → besser vorübergehend Beutel zum Ausstreifen
Ursache beheben, zweiteiliges System verwenden
je nach Ursache verschieden z. B. Antibiotikagabe nach AVO

e Durchführung Enterostomapflege bei einteiligem System

▸ Nummerieren Sie in der richtigen Reihenfolge:

Reihenfolge	Durchführung Enterostomapflege
	Stoma inspizieren
	Größe des Stomas mithilfe einer Schablone bestimmen und ggf. Größe der Basisplatte entsprechend anpassen
	Kompressen oder Watteträger mit Reinigungslotion oder Wasser und Seife anfeuchten
	Beutel von oben nach unten entfernen und in den Müll entsorgen
	Sitz und Dichtigkeit der Platte überprüfen
	Haut um das Stoma und das Stoma selbst von außen nach innen reinigen
	Einmalhandschuhe anziehen
	bei Bedarf Haare mit Einmalrasierer entfernen, dabei wegen Verletzungsgefahr vom Stoma weg rasieren
	evtl. Hautschutzfilm auftragen und Unebenheiten und Narben um das Stoma mit Stomapaste ausgleichen
	Handschuhe ausziehen und Hände desinfizieren
	Seife oder Reinigungslotion vollständig entfernen
	neuen Beutel entfalten und von unten nach oben faltenfrei anbringen
	Stoma mit trockener Kompresse abdecken
	Basisplatte leicht andrücken/anwärmen, damit sie besser haftet
	Haut mit Kompressen trocknen
	Stomabereich nochmals reinigen, um Haare restlos zu entfernen
	Hände desinfizieren

12.5 Der Sterbeprozess von Frau Dorn ist fortgeschritten. Sie hat seit dem Einzug nichts mehr gegessen und getrunken, deshalb besteht die Gefahr von Erkrankungen im Mundraum. Außerdem kommt es zur terminalen Dehydratation.

a Finden Sie horizontal, vertikal und diagonal im Buchstabensalat 9 Veränderungen und Erkrankungen der Mundhöhle.

B	A	Q	W	E	R	T	Z	S	U	I	O	P	A	T
S	D	P	R	F	G	H	J	T	K	L	S	O	O	R
C	V	B	H	N	M	W	E	O	R	A	R	T	K	O
A	S	F	A	T	Q	B	N	M	M	U	I	T	K	C
W	E	D	G	V	E	M	T	A	N	W	U	O	W	K
F	G	T	H	E	V	N	E	T	J	G	G	F	L	E
W	M	O	A	C	S	S	T	I	I	D	S	K	K	N
Y	R	E	D	C	Z	I	I	T	W	Q	F	J	U	E
S	G	H	E	R	P	E	S	I	E	R	W	X	N	R
C	S	C	N	I	U	T	X	S	B	R	F	G	M	M
P	M	U	R	P	A	R	O	T	I	T	I	S	J	U
O	Z	U	N	G	E	N	B	E	L	A	G	F	C	N
Z	A	E	H	E	R	S	P	E	I	C	H	E	L	D

b Nennen Sie 6 Möglichkeiten, um die Mundhöhle von Frau Dorn feucht zu halten bzw. den Speichelfluss anzuregen und den Mundraum gleichzeitig zu stimulieren. Begründen Sie die Auswahl kurz.

- ______________________________
- ______________________________
- ______________________________
- ______________________________
- ______________________________
- ______________________________

12.6 Die Pflege von schwer kranken und sterbenden Menschen erfordert besonderes Fingerspitzengefühl der Pflegenden.

► Ergänzen Sie folgenden Lückentext mit den Begriffen:

Sterbenden – essen – Wunschkost – streichelt – Häppchen – liegen – aufgedrängt – routinemäßig – Pflegepersonen – schmerzempfindlich – Durst – schmerzfrei – trinken – sauber – Mitarbeiterinnen

Die wesentlichsten Bedürfnisse Sterbender sind, möglichst ______________ zu sein, gut zu ______________, sich ______________ zu fühlen, keinen ______________ zu haben und einen Menschen an ihrer Seite, der einfach da ist, der sie ______________ und berührt.

Der Lagewechsel sollte grundsätzlich von 2 ______________ durchgeführt werden, da viele Sterbende besonders ______________ sind und jede Berührung als unangenehm empfinden.

Der Zeitpunkt für Körperpflege, Lagern und behutsames Betten wird von den ______________ selbst bestimmt, nicht von den Arbeitsplänen der ______________. Ebenso werden Bettwäsche und Bekleidung nicht ______________ sondern nach Bedarf gewechselt.

Manche Schwerkranken spüren, dass ihr Leben zu Ende geht, und möchten aus diesem Grund nichts ______________ und ______________. Ihnen sollte dann nichts ______________ werden.

Schwerkranke, die essen möchten, sollten ______________ bekommen, auch wenn sie von dem speziell für sie zubereiteten Gericht nur 2 oder 3 ______________ essen.

12.7 Frau Dorn erhält weiterhin ihr Durogesic-Schmerzpflaster, das alle 3 Tage gewechselt werden muss. Die Tochter hat Ihnen die Packung übergeben.

a Weshalb verordnen Ärzte älteren Menschen mit chronischen Schmerzen eher ein Schmerzpflaster als Tabletten?

____

____

____

b Was müssen Sie bei der Aufbewahrung der Schmerzpflaster beachten?

- ______________________________
- ______________________________
- ______________________________

c Heute ist der Tag des Pflasterwechsels. Welche Aussage ist richtig, welche falsch? Bitte setzen Sie ein Kreuz an der betreffenden Stelle.

	richtig	falsch
Die Entnahme des Pflasters muss in der Betäubungsmittelkarteikarte dokumentiert werden.		
Die Haut vor dem Aufkleben des neuen Pflasters reinigen und eincremen.		
Das Pflaster sollte immer auf die gleiche Stelle aufgeklebt werden.		
Die Wirkung des Pflasters sollte durch lokale Wärme verstärkt werden.		
Das Pflaster sollte nicht auf Narben oder Hornhaut aufgeklebt werden.		
Das Pflaster sollte nicht durchgeschnitten werden.		

13 Herr Giesler hat einen Dekubitus 3. Grades

Fallbeispiel Herr Giesler:

Herr Walter Giesler kommt nach einem Krankenhausaufenthalt zur Kurzzeitpflege in Ihre Einrichtung. Der geistig fitte 83-Jährige hatte vor 15 Jahren einen Fahrradunfall und leidet seither an einer Paraplegie der Beine. Normalerweise wird er zu Hause von seiner Lebensgefährtin und einem ambulanten Pflegedienst versorgt. Bei ihm ist Diabetes mellitus Typ 2b bekannt. Dieser ist medikamentös mit Tabletten eingestellt. Die Blutzuckerwerte schwanken jedoch, da Herr Giesler keine Diät einhält und nur ungern auf ein Stück Kuchen oder Kekse verzichtet. Deshalb wurde täglich vom amb. Pflegedienst der Blutzucker gemessen. Außerdem muss Herr Giesler bei der Unterkörperpflege, beim Anziehen und beim Transfer vom Bett in den Rollstuhl unterstützt werden. Nach der Morgentoilette sitzt er den ganzen Tag im Rollstuhl bis abends der Pflegedienst wieder kommt und ihm bei der Körperpflege und beim Transfer hilft. Mit dem Rollstuhl bewegt sich Herr Giesler selbstständig innerhalb und außerhalb des Hauses. Jedoch benötigt er beim Lagewechsel im Bett Hilfe von seiner Partnerin. Aufgrund der Paraplegie spürt Herr Giesler nicht, wann er Urin lassen muss, deshalb führt er alle 2–3 Stunden die Selbstkatheterisierung durch. Alle 3 Tage wird er vom Pflegedienst rektal abgeführt. Seit 4 Monaten hat er einen Dekubitus am Steißbein. Deshalb hatte er ein spezielles Druckentlastungskissen für seinen Rollstuhl bekommen. Doch vor 1 Woche musste ihn sein Hausarzt wegen des Dekubitus ins Krankenhaus einweisen. Der Dekubitus war innerhalb weniger Wochen von Grad 2 in Grad 3 übergegangen, war zum Teil nekrotisch, hatte Wundtaschen und war infiziert. Im Krankenhaus wurde ein chirurgisches Débridement durchgeführt und die Wunde seither mit einer silberhaltigen Wundauflage, Hydrogel und als Deckverband mit einem Hydropolymer verbunden. Der Verband muss täglich gewechselt werden.

Vom Rettungsassistenten, der Herrn Giesler zu Ihnen auf den Wohnbereich bringt, erfahren Sie, dass dieser nicht glücklich über seine aktuelle Situation ist. Er wollte eigentlich direkt nach Hause. Im Krankenhaus wurde jedoch davon abgeraten, da der Dekubitus dort wohl nicht so schnell heilen würde, wie in einer stationären Einrichtung. Schließlich hatte sich der Zustand von Herrn Giesler zu Hause trotz des ambulanten Pflegedienstes immer weiter verschlechtert. Außerdem haben ihm die Ärzte im Krankenhaus geraten, mehr im Bett zu liegen und somit die Heilung zu fördern. Doch er mag die Gesellschaft von anderen Menschen und unterhält sich gerne mit ihnen.

Sie stellen sich Herrn Giesler vor, doch er erwidert die Begrüßung nicht. Als Sie mit ihm alleine im Zimmer sind sagt er zu Ihnen: „Nur dass Sie es wissen, ich bin geistig fit und lasse mich hier nicht bevormunden, weil ich jetzt im Heim bin. Ich mache, was ich für richtig halte. Und zu essen möchte ich viel Fleisch und bloß keinen Fisch."

► Fassen Sie die aktuelle Situation von Herr Giesler als Hilfestellung für sich selbst zusammen.

Übungsaufgaben anatomische und physiologische Grundlagen:

13.1 Aufbau der Haut

a Beschriften Sie die folgende Abbildung:

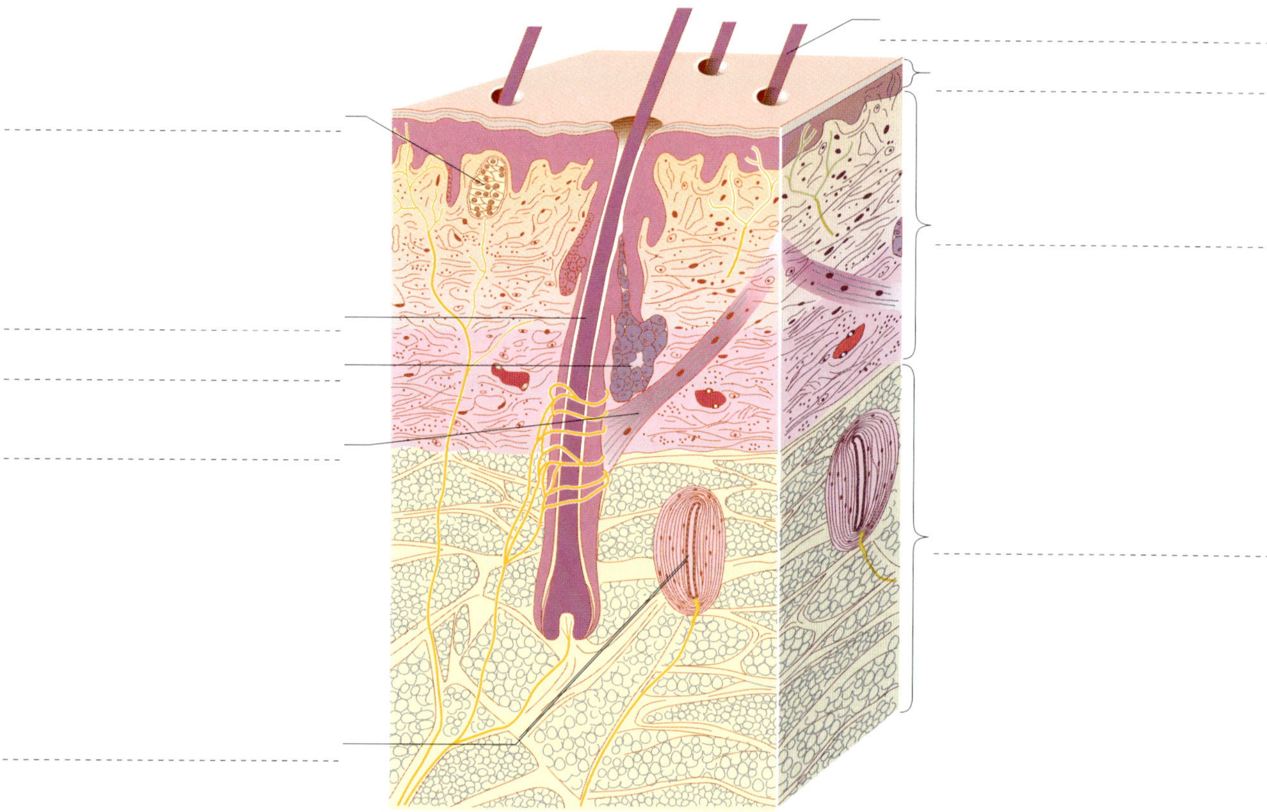

b Ordnen Sie mit Pfeilen zu:

Talgdrüsen	Ausscheidung von Stoffwechselendprodukten
	Temperaturregulation
	kommen überwiegend im Achsel- und Genitalbereich vor
Schweißdrüsen	Produktion ist in der Pubertät erhöht
	fetten die Haut
	Produktion nimmt im Alter ab
Duftdrüsen	Ausscheidung von Stoffwechselendprodukten

13.2 Physiologie Haut

▸ Ergänzen Sie folgenden Lückentext mit den Begriffen:

Lokaltherapeutika – Sinnesorganen – Körpertemperatur – Schutz – Zellwachstum

Die Haut dient dem Körper als ______________________ und reguliert die ______________________ sowie den Energiehaushalt über die Schweißproduktion. Durch die Wahrnehmung von Temperatur, Berührung und Schmerz gehört die Haut auch zu den ______________________ . Durch ein reges ______________________ regeneriert sie sich immer wieder selbst und ist für viele Stoffe wie ______________________ durchlässig.

13.3 Zwischen primärer und sekundärer Wundheilung wird je nach Heilungsverlauf unterschieden.

▸ Ergänzen Sie dazu die folgende Tabelle:

	primäre Wundheilung	**sekundäre Wundheilung**
Voraus-setzungen für die...	• ____________ • ____________ • ____________ • ____________ • ____________ • ____________ • ____________	• ____________ • ____________ • ____________ • ____________ • ____________
Bezeichnung der Wunde		

Übungsaufgaben Pathologie

13.4 Dekubitus

a Notieren Sie im Folgenden 3 entscheidende Faktoren, die die Dekubitusentstehung fördern.

b b) Nummerieren Sie in der richtigen Reihenfolge die Dekubitusentstehung:

Reihenfolge	Dekubitusentstehung
	Folge: Minderdurchblutung des Gebiets
	Bildung von Ödemen und kleinen Thromben → Verstärkung der Minderdurchblutung
	Folge: Minderversorgung mit Sauerstoff und Nährstoffen
	durch längeren Druck von außen werden die Kapillaren vollständig zusammengedrückt
	Bildung eines Dekubitus
	Kohlendioxid und Stoffwechselendprodukte werden aus dem Gebiet nicht mehr abtransportiert → Übersäuerung

c Gefährdete Körperstellen für einen Dekubitus

► Beschriften Sie in der folgenden Abbildung die gefährdeten Körperstellen und markieren Sie die besonders bedrohten Körperareale in Rot:

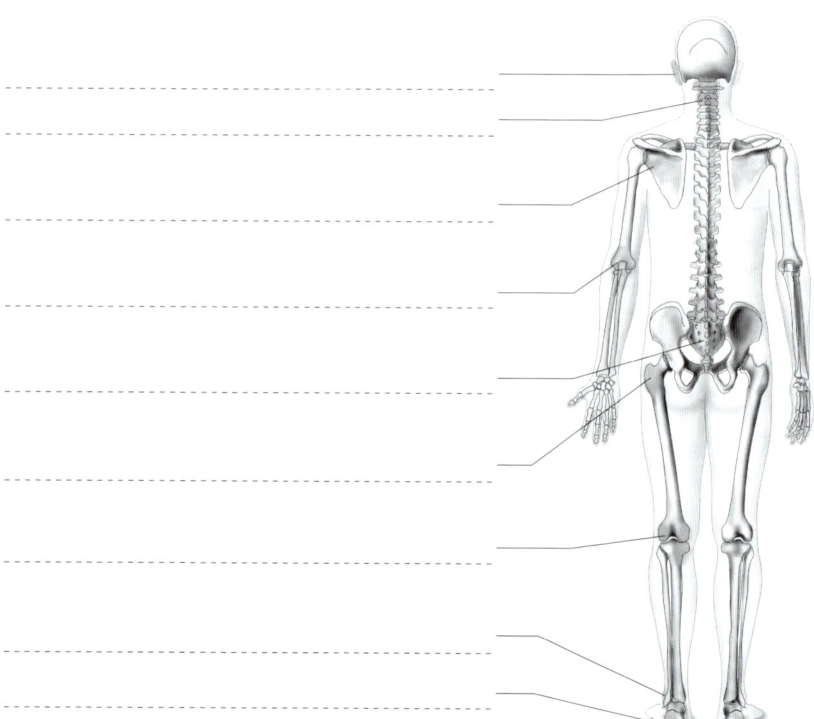

d Risikofaktoren für einen Dekubitus

► Kreuzen Sie die richtigen Antworten an:

1 Bettlägerigkeit
2 genetische Veranlagung
3 Lähmungen
4 Adipositas
5 Kachexie
6 helle Hautfarbe
7 Inkontinenz
8 Diabetiker
9 Rauchen
10 männliches Geschlecht

e Welche bei Herr Giesler vorliegenden Faktoren können die Wundheilung negativ beeinflussen?

- ______
- ______
- ______
- ______
- ______

f Der Dekubitus von Herrn Giesler entspricht aktuell dem Schweregrad 3. Erläutern Sie kurz, was dies bedeutet.

______

______

______

13.5 Der Dekubitus von Herr Giesler wird mit silberhaltigen Wundauflagen (SW), Hydrogel (HG) und einem Hydropolymer (HP) verbunden. Ordnen Sie im Folgenden den Indikationen, den Präparatbeispielen und den Wundheilungsphasen die Buchstaben (SW, HG, HP) der Wundtherapeutika zu.

Indikationen/Wirkung:

a ______ erzeugen Gel, das sich jedoch nicht in der Wunde auflöst, sondern stabil im Verband bleibt und Wundexsudat aufnimmt

b ______ für trockene Wunden mit oder ohne Beläge, für sekundär heilende Wunden

c ______ absorbieren Sekret, Bakterien und Giftstoffe, auch Geruch, wirken antibakteriell

d ______ bei mittelstark exsudierenden Wunden, Verbrennungen, als temporärer Hautersatz bei Ablederung, zur Wundkonditionierung bei Transplantationen

e ______ haben Gelstruktur lösen in trockenen Wunden Nekrosen und Beläge

f ______ bei infizierten Wunden und starker Geruchsbildung

g ______ mit Octenisept oder in Kombination mit silberhaltigen Wundauflagen für infizierte Wunden

Präparatbeispiele:

h __________ Suprasorb G

i __________ Actisorb

j __________ Tielle

k __________ Meliplex

l __________ Aquacel Ag

m __________ Hydrosorb

n __________ NU-GEL

o __________ Allevyn

p __________ Suprasorb Ag

Wundheilungsphasen:

q __________ Reinigungsphase

r __________ Reinigungs- und Granulationsphase

s __________ Reinigungs-, auch Granulations- und Epithelisierungsphase

Übungsaufgaben Pflege und Begleitung

13.6 Erklären Sie kurz, was der Fingerdrucktest ist. Wäre die Durchführung dieses Tests bei Herrn Giesler sinnvoll? Begründen Sie kurz.

13.7 Füllen Sie die Braden-Skala für Herr Giesler aus und ermitteln Sie das Dekubitusrisiko:

	1 Punkt	2 Punkte	3 Punkte	4 Punkte
Sensorisches Empfindungsvermögen Fähigkeit, adäquat auf druckbedingte Beschwerden zu reagieren	☐ **fehlt** • keine Reaktion auf schmerzhafte Stimuli, mögliche Gründe: Bewusstlosigkeit, Sedierung oder • Störung der Schmerzempfindung durch Lähmungen, die den größten Teil des Körpers betreffen (z. B. hoher Querschnitt)	☐ **stark eingeschränkt** • eine Reaktion erfolgt nur auf starke Schmerzreize • Beschwerden können kaum geäußert werden (z. B. nur durch Stöhnen oder Unruhe) oder • Störung der Schmerzempfindung durch Lähmungen, wovon die Hälfte des Körpers betroffen ist	☐ **leicht eingeschränkt** • eine Reaktion auf Ansprache oder Kommandos • Beschwerden können aber nicht immer ausgedrückt werden (z. B. dass die Position geändert werden soll) oder • Störung der Schmerzempfindung durch Lähmung, wovon eine oder zwei Extremitäten betroffen sind	☐ **vorhanden** • Reaktion auf Ansprache, Beschwerden können geäußert werden oder • keine Störung der Schmerz- • empfindung
Feuchtigkeit Ausmaß, in dem die Haut Feuchtigkeit ausgesetzt ist	☐ **ständig feucht** • die Haut ist ständig feucht durch Urin, Schweiß oder Kot • immer wenn der Patient gedreht wird, liegt er im Nassen	☐ **oft feucht** • die Haut ist oft feucht, aber nicht immer • Bettzeug oder Wäsche muss mindestens einmal pro Schicht gewechselt werden	☐ **manchmal feucht** • die Haut ist manchmal feucht, und etwa einmal pro Tag wird neue Wäsche benötigt	☐ **selten feucht** • die Haut ist meist trocken • neue Wäsche wird selten benötigt
Aktivität Ausmaß der physischen Aktivität	☐ **bettlägrig** • ans Bett gebunden	☐ **sitzt auf** • kann mit Hilfe etwas laufen • kann das eigene Gewicht nicht allein tragen • braucht Hilfe, um aufzusitzen (Bett, Stuhl, Rollstuhl)	☐ **geht wenig** • geht am Tag allein, aber selten und nur kurze Distanzen • braucht für längere Strecken Hilfe • verbringt die meiste Zeit im Bett oder im Stuhl	☐ **geht regelmäßig** • geht regelmäßig 2- bis 3-mal pro Schicht • bewegt sich regelmäßig
Mobilität Fähigkeit, die Position zu wechseln und zu halten	☐ **komplett immobil** • kann auch keinen geringfügigen Positionswechsel ohne Hilfe ausführen	☐ **Mobilität stark eingeschränkt** • bewegt sich manchmal geringfügig (Körper, Extremitäten) • kann sich aber nicht regelmäßig allein ausreichend umlagern	☐ **Mobilität gering eingeschränkt** • macht regelmäßig kleine Positionswechsel des Körpers und der Extremitäten	☐ **mobil** • kann allein seine Position umfassend verändern
Ernährung Ernährungsgewohnheiten	☐ **sehr schlechte Ernährung** • isst kleine Portionen nie auf, sondern nur etwa 1/3 • isst nur 2 oder weniger Eiweißportionen (Milchprodukte, Fisch, Fleisch) • trinkt zu wenig • nimmt keine Ergänzungskost zu sich oder • darf oral keine Kost zu sich nehmen oder • nur klare Flüssigkeiten oder • erhält Ernährungs-Infusionen länger als 5 Tage	☐ **mäßige Ernährung** • isst selten eine normale Essensportion auf, isst im Allgemeinen etwa die Hälfte der angebotenen Nahrung • isst etwa 3 Eiweißportionen • nimmt unregelmäßig Ergänzungskost zu sich oder • erhält zu wenig Nährstoffe über Sondenkost oder Infusionen	☐ **adäquate Ernährung** • isst mehr als die Hälfte der normalen Essensportionen • nimmt etwa 4 Eiweißportionen täglich zu sich • verweigert gelegentlich eine Mahlzeit, nimmt aber Ergänzungskost zu sich oder • kann über Sonde oder Infusionen die meistenNährstoffe zu sich nehmen	☐ **gute Ernährung** • isst immer die angebotenen Mahlzeiten auf • nimmt 4 oder mehr Eiweißportionen zu sich • isst auch manchmal zwischen den Mahlzeiten • braucht keine Ergänzungskost
Reibung und Scherkräfte	☐ **Problem** • braucht viel bis massive Unterstützung bei Lagewechsel • Anheben ist ohne Schleifen über die Laken nicht möglich • rutscht im Bett oder im (Roll-)Stuhl ständig herunter, muss immer wieder hochgezogen werden • hat spastische Kontrakturen oder • ist sehr unruhig (scheuert auf dem Laken)	☐ **potenzielles Problem** • bewegt sich etwas allein oder braucht wenig Hilfe • beim Hochziehen schleift die Haut nur wenig über die Laken (kann sich etwas anheben) • kann sich über längere Zeit in einer Lage halten (Stuhl, Rollstuhl) • rutscht nur selten herunter	☐ **kein Problem zur Zeit** • bewegt sich in Bett und Stuhl allein • hat genügend Kraft, sich anzuheben • kann eine Position über lange Zeit halten, ohne herunterzurutschen	

geringes Risiko	16 – 15 Punkte
mittleres Risiko	14 – 12 Punkte
hohes Risiko	11 – 9 Punkte
sehr hohes Risiko	< 9 Punkte

Patient: ....

Datum: ....

Handzeichen: ....

13.8 Sie entfernen zum 1. Mal den Verband bei Herrn Giesler und reinigen die Wunde. Wie gehen Sie bei der Wundreinigung vor.

► Kreuzen Sie die richtige Antwort an:

- [a] Herr Gieslers Dekubitus ist eine septische Wunde, die von innen nach außen gereinigt werden muss
- [b] Herr Gieslers Dekubitus ist eine aseptische Wunde, die von innen nach außen gereinigt werden muss
- [c] Herr Gieslers Dekubitus ist eine aseptische Wunde, die von außen nach innen gereinigt werden muss
- [d] Herr Gieslers Dekubitus ist eine septische Wunde, die von außen nach innen gereinigt werden muss

13.9 Sehen Sie sich folgende Abbildung von Herrn Gieslers Dekubitus am Steißbein an und erheben Sie den Wundstatus. Zur weiteren Information: das Exsudat ist serös, die Wunde ist 3,5 cm tief und geruchlos.

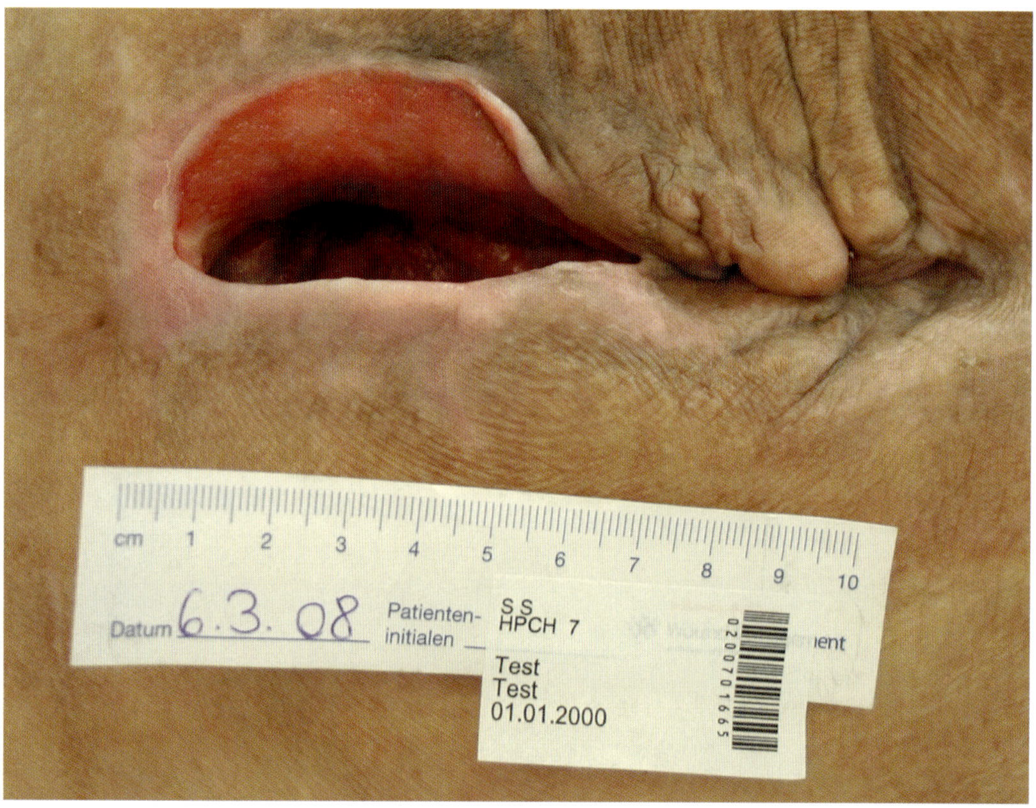

-
-
-
-
-
-
-
-

13.10 Zusätzlich zur Wundtherapie von Herrn Gieslers Dekubitus ist es sinnvoll, die Risikofaktoren für die Entstehung zu minimieren. Deshalb müssen Sie weitere pflegerische Maßnahmen durchführen, damit der Dekubitus besser abheilen kann.

► Ergänzen Sie diese in der folgenden Tabelle und begründen Sie die Notwendigkeit der jeweiligen Maßnahme:

Maßnahmen	Begründung

13.11 Katheterisierung

a Ordnen Sie den Katheter-Materialien die Indikationen zu:

PVC-Katheter	zur Keimminimierung auf dem Katheter
Latexkatheter	sind gut verträglich und können am längsten liegen in der Blase verweilen
Silikonkatheter	dürfen nur als Einmalkatheter verwendet werden
Katheter mit Hydrogelbeschichtung	Oberfläche ist rau, was zu Verkrustungen und zur Ansammlung von Keimen führt, dürfen maximal 5 Tage liegen bleiben
silberbeschichtete Katheter	werden zusammen mit Feuchtigkeit gleitfähig und deshalb häufig zum intermittierenden Katheterismus verwendet

b Die Größe eines Katheters wird in Charrière (Ch) angegeben.

► Kreuzen Sie die richtige Antwort an:

1. 3 Ch entsprechen 1 mm Außendurchmesser
2. 5 Ch entsprechen 1 mm Außendurchmesser
3. 1 Ch entsprechen 3 mm Außendurchmesser
4. 1 Ch entsprechen 5 mm Außendurchmesser

c Nennen und erklären Sie 6 Gefahren beim Katheterisieren.

-
-
-
-
-
-

13.12 Herr Giesler wird jeden 3. Tag rektal abgeführt. Welche 3 Möglichkeiten kommen dazu infrage?

-
-
-

1 Lösung Umsetzung des Pflegeprozesses und Biografiearbeit bei Frau Stöhr

1.1

- **Gesundheit laut WHO**: Gesundheit ist ein Zustand völligen körperlichen, seelischen und sozialen Wohlbefindens und nicht nur die Abwesenheit von Krankheit und Gebrechen. Gesundheit ist ein fundamentales Menschenrecht.
- **Krankheit**: wird in der biologischen Betrachtung im Sinne körperlicher Erkrankung oder als Funktionsstörung erklärt.
- **Behinderung laut WHO**: Behinderung ist ein Oberbegriff für Schädigungen, Beeinträchtigungen der Aktivität und Beeinträchtigungen der Partizipation (Teilhabe). Er bezeichnet die negativen Aspekte der Interaktion zwischen einer Person (mit einem Gesundheitsproblem) und ihren Kontextfaktoren.

1.2

Schritt des Pflegeprozesses	Aufgaben der Pflegenden
1. Informationssammlung	→ Pflegende erheben in dieser Phase die momentane Ausgangslage/den aktuellen Pflegebedarf (Ist-Zustand), dazu ▸ erfassen sie (in der Regel in Form eines standardisierten Fragebogeninterviews, z. B. ABEDL-Struktur als Leitfaden) die physischen, psychischen, kognitiven und sozialen Aspekte des Pflegebedürftigen, ▸ nutzen sie unterschiedliche relevante Daten für die Informationssammlung (direkte Daten/indirekte Daten/objektive Daten/subjektive Daten), ▸ sorgen sie für eine angemessene und vertrauensvolle Atmosphäre, ▸ wenden sie in dieser Phase Assessment-Instrumente (z. B. Braden- bzw. Norton-Skala, Bienstein-Atemskala, Pflegeabhängigkeitsskala [PAS], etc.) zur objektiven Datenerfassung an.
2. Erkennen von Problemen und Ressourcen	→ Pflegende beschreiben die individuellen Einschränkungen und Ressourcen des Pflegebedürftigen, dazu ▸ formulieren sie das Problem präzise, kurz, exakt und spezifisch, ▸ berücksichtigen sie aktuelle, potenzielle und verdeckte Pflegeprobleme, ▸ bringen sie durch die Ressourcen zum Ausdruck, welche Fähigkeiten der Pflegebedürftige besitzt, um einen Beitrag zur eigenen Genesung bzw. der Bewältigung des Problems zu leisten.
3. Festlegung der Pflegeziele	→ die Zielsetzung erfolgt gemeinsam mit dem Pflegebedürftigen, dabei müssen die Pflegenden darauf achten, dass... ▸ die Pflegeziele erreichbar, realisierbar, überprüfbar und bewohnerbezogen sind, ▸ die Formulierung des Pflegeziels präzise ist, einen qualitativen oder quantitativen Anteil sowie ein Zeitelement beinhaltet und positiv formuliert ist.
4. Planung der Pflegemaßnahmen	→ durch die Maßnahmenplanung sollen die Pflegeziele erreicht werden, dazu müssen die Pflegenden... ▸ die Maßnahmen so aussagekräftig wie möglich formulieren, dass jeder Pflegende in der Lage ist, den Pflegebedürftigen anhand der formulierten Maßnahmen pflegerisch zu begleiten, zu beraten, zu unterstützen, anzuleiten, zu unterrichten, um eine kontinuierliche Pflegequalität zu erbringen, ▸ folgende Aspekte in der Maßnahmenplanung berücksichtigen: von wem, was, wann wie oft, wie lange, womit und wo geleistet werden soll, ▸ der Pflegebedürftige sollte, wenn möglich, über die Maßnahmen mitentscheiden.
5. Durchführung der Pflege	→ Umsetzung des Pflegeplanes durch die Pflegenden in die Praxis. Dabei werden während der eigentlichen Durchführung bzw. Umsetzung der Pflege kontinuierlich neue Informationen über den Zustand des Pflegebedürftigen gewonnen, die dann wiederum in den Pflegeprozess einzubinden sind.
6. Beurteilung der Wirkung der Pflege	→ anhand der Beurteilungskriterien der Pflegeziele messen und beurteilen die Pflegenden zum individuell festgelegten Zeitpunkt der Evaluation den erreichten Zustand des Pflegebedürftigen und... ▸ dokumentieren das Evaluationsergebnis im Pflegebericht, ▸ bearbeiten oder ergänzen auf der Grundlage der systematisch durchgeführten Evaluation die erstellte Pflegeplanung (sollte sich die erstellte Pflegeplanung als effektiv herausstellen, so kann sie fortgesetzt werden).

1.3

Durchführung einer Informationssammlung, um den Ist-Zustand zu erheben und daraus die Probleme und Ressourcen von Frau Stöhr ableiten. Wenn möglich, sollte das in Form eines strukturierten Interviews durchgeführt werden, evtl. müssen noch physiologische Daten und Werte erhoben werden.

1.4

- Gewohnheiten und Rituale im Lebensalltag
- besondere Fähigkeiten und Fertigkeiten
- frühere berufliche Position/schulischer und beruflicher Werdegang
- früherer Umgang mit Erkrankungen und schwierigen Situationen
- Werte/Normen und Moralvorstellungen
- Glaube, Religionszugehörigkeit, kultureller Hintergrund, Sozialisation in der Kindheit, Erziehung
- geschichtlicher Lebensrahmen (Zeitgeschichte/prägende historische und familiäre Ereignisse/Krisensituationen)
- Erfahrungsschatz/Charaktereigenschaften

1.5

- Stammblatt
- Biografiebogen
- ausgefüllte Risikoskalen
- Pflegeplanung
- Leistungsnachweis für die durchgeführten Maßnahmen
- Formular zum Eintragen der Vitalwerte
- Formular für ärztliche Verordnung (Medikamente)
- Berichteblatt

1.6

	papiergestützes System	elektronisches System
Vorteile	► ist günstig in der Anschaffung ► vertrautes Medium für Mitarbeiter ► kann problemlos transportiert werden ► unabhängig von technischem Fortschritt ► sind in der Regel verständlich und klar, sodass es keine Probleme bei der Nutzung gibt ► einmaliges Dokument	► Zeitersparnis, wenn der Umgang damit Routine geworden ist ► Pflegeprozess kann effektiver gesteuert werden ► die erfassten Daten können außer für die Pflege auch für das interne Controlling und evtl. für Vergütungsverhandlungen aufbereitet und genutzt werden ► Arbeitserleichterung durch Textbausteine ► Anwender wird durch den gesamten Planungs- und Dokumentationsprozess geführt, es werden z. B. Auswahlmöglichkeiten angeboten, die fachlich möglich und sinnvoll sind ► in jedem Prozessschritt sind zur Fehlerfrüherkennung Plausibilitätsprüfungen möglich ► System lässt Auswertungen aus Dokumentation und Planung zu, die für intra- und interprofessionelle Kommunikation von hoher Bedeutung sind, dadurch Qualitätssteigerung ► vereinfachte Archivierung ► größere Sicherheit vor Missbrauch durch Kennwortschutz ► jede Eintragung wird automatisch mit aktuellem Datum und „Handzeichen" hinterlegt, somit lässt das System keine vorweggenommene Dokumentation zu
Nachteile	► Papier kann verloren gehen ► Dokumente sind evtl. unvollständig ► kann falsch abgeheftet werden ► es wird meist keine standardisierte Terminologie verwendet ► Handschriften sind zum Teil schlecht oder nicht lesbar ► Informationen sind häufig redundant ► Informationen sind nicht vollständig ► reduzierte Verfügbarkeit ► kein Schutz vor Datenmissbrauch oder Fälschung, da für alle zugänglich	► ist teuer in der Anschaffung ► nur sinnvoll, wenn die Pflegenden die Anwendung des Pflegeprozesses beherrschen ► Pflegende benötigen gute Basiskenntnisse im Umgang mit der EDV ► Pflegende benötigen spezielle Schulung für den Umgang mit dem Programm ► Gefahr des Datenmissbrauchs ► es besteht die Möglichkeit, dass unberechtigte Eintragungen erfolgen, wenn kein Kennwort verwendet wird ► bisher kann die papiergestützte Dokumentation noch nicht vollständig ersetzt werden, z. B. Bewegungspläne, Trinkprotokolle etc. ► es müssen ausreichend Arbeitsplätze zur Verfügung stehen

1.7

a

- ABEDL-Strukturmodell
- Rahmenmodell fördernder Prozesspflege
- Pflegeprozessmodell
- Management-Modell der Pflege
- Modell des reflektierenden Erfahrungslernens

b Pflegetheorie: Modell des Lebens von Roper, Logan und Tierney

Ergänzende Aspekte:

- Soziale Kontakte, Beziehungen und Bereiche sichern und gestalten können
- Mit existenziellen Erfahrungen des Lebens umgehen und sich dabei entwickeln können

c

Gemeinsamkeiten	Unterschiede
▸ Erhebung bei K entspricht der Informationssammlung bei F/M ▸ Durchführung in beiden Modellen als einzelne Phase ▸ Auswertung bei K entspricht Beurteilung der Wirkung bei F/M ▸ alle sehen den Pflegeprozess als „zyklisches" Geschehen, d. h., die einzelnen Phasen des Pflegeprozesses werden nicht einfach hintereinander gereiht, sondern an jede Auswertung schließt sich ein erneuter Pflegeprozess-Zyklus an ▸ Pflegeprozess ist ein permanenter Entwicklungsprozess	▸ bei K gibt es keine gesonderte Phase zur Erkennung der Probleme und Ressourcen ▸ K fasst in der Planungsphase die Planung der Pflegeziele und –maßnahmen zusammen ▸ bei F/M sind dies alles getrennte Phasen ▸ K betont, dass alle Phasen des Pflegeprozesses personen-, beziehungs- und förderungsorientiert zu gestalten sind ▸ laut K verlaufen die Phasen häufig nicht nacheinander, sondern parallel

K = Krohwinkel F/M = Fiechter/Meier

1.8

- tägliche Evaluation der durchgeführten Maßnahmen und deren Dokumentation
- Evaluation des gesamten Pflegeprozess im Abstand von 1-3 Monaten
- Evaluation in zyklischen Intervallen, z. B. durch Pflegevisite

2 Lösung Frau Meier ist an Demenz erkrankt

2.1

- Störungen des Kurzzeitgedächtnisses, z. B. vergisst sie, was sie kaufen wollte, vergisst, den Gefrierschrank zu schließen
- Störungen des Langzeitgedächtnisses, z. B. weiß sie Namen nicht mehr
- ist zunehmend aggressiv gegenüber der Schwiegertochter
- Apraxie: kann nicht mehr mit Besteck umgehen
- Agnosie: erkennt Gegenstände nicht mehr

2.2

	Begründung
Schweregrad: mittelschwere Demenz	▸ Frau Meier benötigt zunehmend Hilfestellung bei der Durchführung gewohnter Handlungsabläufe ▸ komplexere Handlungen wie das Kochen sind nicht mehr durchzuführen ▸ sie kommuniziert häufig nur auf der Gefühlsebene „Ich hasse dich…" ▸ sie geht viel auf dem Wohnbereich oder im Kräutergarten umher ▸ motorische Unruhe ▸ sie sucht häufig nach ihrem Nähkästchen
Demenzform: vaskuläre Demenz	Bei Frau Meier verläuft die Demenz sprunghaft. Es gibt Tage, an denen sie komplett auf Hilfe angewiesen ist und an anderen Tagen kocht sie wiederum für die ganze Familie.

2.3 Pflegeplanung s. S. 103

2.4

Betreuungs- und Therapiekonzept	**Möglichkeiten zur praktischen Umsetzung**
Milieutherapie	▸ der Wohnraum von Frau Meier soll individuell und biografisch auf sie abgestimmt sein, d. h. es sollten einige Möbelstücke und Bilder aus ihrer alten Wohnung gebracht und wenn möglich, so wie in der Wohnung positioniert werden ▸ Nähkästchen bringen lassen und im Zimmer gut sichtbar platzieren ▸ Toilette und Badezimmer sollten mit passenden Symbolen versehen werden, damit Frau Meier diese alleine aufsuchen kann, evtl. auch hier die gleichen Symbole/Schilder wie in der alten Wohnung anbringen ▸ die Flure, Zimmerböden und der Zugang zum Außenbereich sollten barrierefrei sein und ein geringes Gefährdungspotenzial aufweisen ▸ die Räume des Wohnbereichs sollten wie das Zimmer individuell und biografisch orientiert gestaltet sein, um das Gefühl der Geborgenheit zu ermöglichen und um zur Eigenbeschäftigung anzuregen, z. B. Regale mit Wäsche, Küchenutensilien und Nähmaterialien
Biografieorientierte Pflege	▸ Erinnerung für Frau Meier ermöglichen, dazu z. B. ein Erinnerungsalbum, eine Erinnerungsbox oder Erinnerungstasche in Bezug auf ihre Lebensthemen Haus- und Gartenarbeit anlegen ▸ Zimmertür von außen auf Frau Meiers Lebensthema abgestimmt dekorieren, damit sie ihr Zimmer selbstständig findet ▸ zusammen mit Frau Meier, ihrem Sohn Klaus und seiner Ehefrau Erinnerungsarbeit durchführen
Gedächtnis- und Gehirntraining	▸ Aktivierungsangebot im Kräutergarten für Frau Meier anbieten, z. B. verschiedene Kräuter durch Riechen oder Kosten erkennen lassen
Integrative Validation (IVA)	▸ Kommunikation mit Frau Meier auf die Gefühlsebene ausrichten, um Zugang zur ihrer Erlebniswelt zu bekommen, dies ist vor allem während ihrer verhaltensauffälligen Phasen wichtig, z. B. „Sie sind jetzt wütend."

Personenzentrierter Ansatz nach Kitwood	▶ Wertschätzung gegenüber Frau Meier spiegeln, z. B. in dem man sie lobt, wenn sie beim Decken und Abräumen des Tisches mithilft ▶ Frau Meier Beschäftigung und Arbeit in Form von Hausarbeit anbieten ▶ Frau Meier in die Wohngemeinschaft einführen und mit den anderen Bewohnern bekannt machen ▶ Bezugspflege, sodass die Pflegepersonen nicht ständig wechseln ▶ Tagesstruktur sollte immer gleich sein, damit Frau Meier dadurch Routine erlangt und Sicherheit und Geborgenheit erfährt
Reminiszenz-Therapie (REM)	▶ Durchführung von Gruppensitzungen zu Biografiethemen, z. B. Weihnachten mit der Familie ▶ dazu Material als Erinnerungshilfen, z. B. Musik, Filme, Zeitungsausschnitte, alte Fotos oder Erzählungen zur Verfügung stellen
Böhm'sches Pflegemodell	▶ die Lebenslust von Frau Meier durch die Verknüpfung der verschiedenen Konzepte der Milieutherapie, Erinnerungs- und Biografiearbeit wieder beleben, z. B. Mithilfe beim Anlegen des Kräutergartens

2.5

a Gefühle von Frau Meier:

Wut, Ärger, Frustration, Enttäuschung, Hass, Eifersucht, Trauer

b Antriebe von Frau Meier:

Ehrlichkeit, Treue, Sicherheit, Respekt/Toleranz, Aufrichtigkeit

c Mögliche Äußerungen, um die Gefühle und Antriebe zu validieren:

- „Sie sind wirklich verärgert."
- „Ihr Ärger ist grenzenlos."
- „Sie trauen keinem hier."
- „Wem soll man denn auch noch trauen."
- „Das macht Sie ganz schön wütend."
- „Sie kochen ja praktisch vor Wut."
- „Das macht Sie alles zornig."
- „Da kann einem aber auch der Kragen platzen."
- „Sie haben eine ganz große Wut im Bauch."
- „Sie verstehen nicht, wie Sie in die Situation gekommen sind."
- „Der Frust ist Ihnen anzumerken."
- „Sie sind ehrlich und treu."
- „Sie zeigen jedem gegenüber Respekt."
- „Sie sind aufrichtig."
- …

d Verabschiedung:

- „Ich muss auch wieder an meine Arbeit."
- „Die Arbeit ruft."
- „Die Kollegen warten auf mich."
- „Darf ich Sie bald wieder besuchen kommen?

Pflegeplanung Frau Meier (2.3)

ABEDL: Kommunizieren können				
Datum/Hdz.	**Pflegeprobleme** (P = Problem; R = Ressource)	**Pflegeziele** (Z = Ziel)	**Pflegemaßnahmen** (M = Maßnahme)	**Evaluation**
6.05.2011 JS	P1: Fr. Meier hat aufgrund ihrer Demenz Wortfindungsstörungen. R1: Das motorische Sprachvermögen ist intakt.	Z1a: (Fernziel) Fr. Meiers vorhandene Sprachfähigkeiten sind erhalten. Z1b: (Nahziel) Fr. Meier fühlt sich verstanden und akzeptiert	M1: bei der Kommunikation mit Frau Meier sollten die anwesenden Pflegenden... ▶ möglichst geschlossene Fragen stellen ▶ Zeit zur Beantwortung der Fragen lassen und nicht drängen ▶ auf nonverbale Signale achten	6.06.2011
6.05.2011 JS	P2: Fr. Meier findet sich aufgrund ihrer Demenz und der fremden Umgebung nicht zurecht. R2: Erkennt die Orientierungshilfen.	Z2: (Fernziel) Fr. Meier findet sich in der Umgebung zurecht	M2: ▶ Bezugspflegekraft bringt als Orientierungshilfe für Frau Meier an der Zimmertür ein Bild ihres Nähkästchens und an der Badezimmer-/Toilettentür Symbole an, die sie aus ihrer alten Wohnung kennt ▶ Bezugspflegekraft geht zur Eingewöhnung täglich eine Woche lang mit Frau Meier die Wegstrecke vom Zimmer in die Gemeinschaftsräume des Wohnbereichs ab ▶ Bezugspflegekraft dekoriert das Zimmer von Fr. Meier, wenn möglich so, dass es wie in ihrer Wohnung aussieht, dazu lässt sie von Fr. Meiers Sohn eigene Möbelstücke wie Sessel und Kommode sowie persönliche Gegenstände wie Bilder und Fotos zur Dekoration aus ihrer Wohnung bringen ▶ Bezugspflegekraft kontrolliert und dokumentiert 1-mal wöchentlich (freitags) die Annahme der Orientierungsmaßnahmen durch Fr. Meier	20.05.2011
6.05.2011 JS	P3: Fr. Meier geht in die Zimmer der Mitbewohner, um ihr Nähkästchen zu suchen und wirkt dann innerlich verzweifelt, wenn sie es nicht gefunden hat.	Z3 a: (Fernziel) Fr. Meier hat einen festen Platz für ihr Nähkästchen, der gut sichtbar und jederzeit für sie zugänglich ist. Z3 b: (Nahziel) Fr. Meier hat ihr Nähkästchen bei sich.	M3: ▶ Bezugspflegekraft bittet den Sohn von Fr. Meier, das Nähkästchen zu bringen ▶ Bezugspflegekraft richtet für Fr. Meier einen gut zugänglichen und sichtbaren Arbeitsplatz auf dem Wohnbereich ein, wo sie mit dem Nähkästchen auch arbeiten kann ▶ Bezugspflegekraft kontrolliert und dokumentiert 1-mal wöchentlich (freitags) die Annahme des Arbeitsplatzes durch Fr. Meier	20.05.2011

ABEDL: Sich pflegen können				
Datum/Hdz.	**Pflegeprobleme** (P = Problem; R = Ressource)	**Pflegeziele** (Z = Ziel)	**Pflegemaßnahmen** (M = Maßnahme)	**Evaluation**
6.05.2011 JS	P1: Fr. Meier vergisst aufgrund ihrer Demenz den Achsel- und Intimbereich zu waschen und leidet deshalb unter ihrem Körpergeruch. R1: Kann sich unter Anleitung selbstständig waschen und eincremen. Fr. Meier legt großen Wert auf ein gepflegtes Äußeres.	Z1a: (Fernziel) Fr. Meiers vorhandene Fähigkeiten in Bezug auf die Körperpflege sind erhalten. Z1b: (Nahziel) Fr. Meier hat ein gepflegtes Äußeres.	M1: Die Pflegende leitet Fr. Meier 1-mal täglich morgens zur Ganzkörperwaschung am Waschbecken wie folgt an: Frau Meier soll... ▶ sich die Zähne putzen, den Mund gut ausspülen und abtrocknen ▶ sich den Oberkörper auskleiden ▶ das Wasser entsprechend der gewünschten Temperatur in die Waschschüssel einlassen ▶ einen Waschlappen befeuchten, das Gesicht, die Ohren und den Hals waschen und mit einem Handtuch abtrocknen ▶ Seife in das Wasser geben ▶ den Waschlappen wieder befeuchten, sich den Oberkörper, die Arme und die Achselhöhlen waschen und anschließend gut abtrocknen ▶ sich das Gesicht mit Gesichtscreme und den Oberkörper mit ihrer Bodylotion eincremen ▶ den Oberkörper mit Tageskleidung ankleiden ▶ ein Handtuch um die Schultern legen, die Haare kämmen und das Handtuch wieder entfernen ▶ den Unterkörper auskleiden ▶ den Waschlappen wieder befeuchten, sich die Beine und die Füße waschen und anschließend gut abtrocknen ▶ die Beine und Füße mit ihrer Bodylotion eincremen ▶ das Waschwasser ausleeren, die Schüssel ausspülen und frisches Wasser entsprechend der gewünschten Temperatur in die Waschschüssel einlassen und pH-neutrale Seife zugeben ▶ Fr. Meier aufstehen lassen und auf einen sicheren Stand achten ▶ mit einem frischen Waschlappen den Intimbereich zunächst vorne und dann hinten waschen und gut abtrocknen ▶ das Waschwasser ausleeren und die Schüssel ausspülen ▶ die Einlage mit einer Netzhose fixieren, den Unterkörper mit Tageskleidung ankleiden und die Schuhe anziehen.	6.06.2011
6.05.2011 JS	P2: Fr. Meier kann sich den Rücken nicht selbständig waschen.	Z2: (Nahziel) Fr. Meiers Rücken ist gepflegt.	M2: ▶ 1-mal täglich morgens bei der Ganzkörperwaschung vollständige Übernahme des Rückenwaschens durch die anwesende Pflegekraft	6.06.2011
6.05.2011 JS	R3: Fr. Meier hat eine intakte Haut.	Z3a: (Fernziel) Ihre Haut ist intakt und gut durchblutet. Z3b: (Nahziel) Veränderungen des Hautzustandes sind rechtzeitig erkannt.	M3: ▶ 1-mal täglich morgens bei der Ganzkörperwaschung Inspektion der Haut durch die anwesende Pflegekraft und zeitnahe Dokumentation	6.06.2011

ABEDL: Essen und trinken können

Datum/Hdz.	**Pflegeprobleme** (P = Problem; R = Ressource)	**Pflegeziele** (Z = Ziel)	**Pflegemaßnahmen** (M = Maßnahme)	**Evaluation**
6.05.2011 JS	P1: Fr. Meier hat aufgrund ihrer Demenz eine Apraxie, sie kann mit dem Besteck nicht mehr umgehen. R1: Fr. Meier kann mundgerechte Stücke zu sich nehmen.	Z1: (Fernziel) Die Nahrungsaufnahme ist ermöglicht.	M1: ▶ Mahlzeiten in Form von Fingerfood anbieten, sodass Frau Meier kein Besteck benötigt, um essen zu können ▶ Bezugspflegekraft kontrolliert und dokumentiert 1-mal wöchentlich (freitags) die Annahme des Fingerfoods	20.05.2011
6.05.2011 JS	P2: Fr. Meier hat aufgrund ihrer Demenz vergessen, regelmäßig zu essen und in den letzten 3 Monaten 7 kg Gewicht verloren. R2: Fr. Meier verweigert die Nahrungsaufnahme nicht. Fr. Meier hat einen BMI von 22 kg/m^2.	Z2a: (Fernziel) Fr. Meier hält ihr Gewicht. Z2b: (Nahziel) Fr. Meier isst regelmäßig die angebotenen Mahlzeiten.	M2: ▶ 1-mal pro Woche (montags) Gewicht kontrollieren und dokumentieren ▶ über den Tag verteilt 5–6 Mahlzeiten anbieten ▶ darauf achten, dass Fr. Meier keinen Fisch oder Reis bekommt, da sie dies nicht mag ▶ Fingerfood zusätzlich an von Frau Meier häufig frequentierten Stellen platzieren, sodass sie sich im Vorbeilaufen daran bedienen und auch im Gehen essen kann	6.06.2011
6.05.2011 JS	P3: Fr. Meier vergisst aufgrund ihrer Demenz das Trinken, deshalb besteht die Gefahr der Exsikkose. R3: Fr. Meier trinkt gerne Kaffee, Mineralwasser und Pfefferminztee.	Z3: (Fernziel) Fr. Meier trinkt ausreichend, 1,5 l pro Tag.	M3: ▶ Bezugspflegekraft erstellt einen Trinkplan für Fr. Meier, dabei plant sie die Lieblingsgetränke ein ▶ Getränke entsprechend des Trinkplans in ansprechenden Gefäßen anbieten und Trinkmenge im Trinkprotokoll notieren ▶ anwesende Pflegende sollten sich, wenn möglich, mit Fr. Meier hinsetzen und in Ruhe mit ihr gemeinsam trinken ▶ Bezugspflegekraft kontrolliert und dokumentiert 1-mal wöchentlich (freitags) die Annahme der Maßnahmen zur Trinkförderung von Fr. Meier	20.05.2011

ABEDL: Ausscheiden können

Datum/Hdz.	**Pflegeprobleme** (P = Problem; R = Ressource)	**Pflegeziele** (Z = Ziel)	**Pflegemaßnahmen** (M = Maßnahme)	**Evaluation**
6.05.2011 JS	P1: Fr. Meier vergisst aufgrund ihrer Demenz auf die Toilette zu gehen, nässt dann ein und leidet unter der Geruchsbildung. R1: Akzeptiert Einlagen und hat regelmäßig Stuhlgang.	Z1 a: (Fernziel) Fr. Meier hat eine physiologische Blasen- und Darmentleerung auf der Toilette. Z1 b: (Nahziel) Die Geruchbildung ist verringert.	M1: Die anwesende Pflegekraft ▶ begleitet Fr. Meier alle 1–1,5 Stunden auf die Toilette (Toilettentraining) ▶ regt auf der Toilette den Harnfluss durch laufenden Wasserhahn an ▶ fordert bei Bedarf zum Wechsel der Einlage und Kleidung auf bzw. leitet dazu an ▶ leitet bei Bedarf zur Intimpflege an → *ABEDL „Sich pflegen können“ M1* ▶ in jeder Schicht Dokumentation des Toilettentrainings in Bezug auf Frequenz, Erfolg und Veränderungen der Ausscheidungen	20.05.2011

ABEDL: Sich beschäftigen, lernen, sich entwickeln können				
Datum/Hdz.	**Pflegeprobleme** (P = Problem; R = Ressource)	**Pflegeziele** (Z = Ziel)	**Pflegemaßnahmen** (M = Maßnahme)	**Evaluation**
6.05.2011 JS	P1: Fr. Meier hat keine feste Beschäftigung und geht deshalb rast- und ziellos auf dem Wohnbereich umher und wirkt unzufrieden. R1: Fr. Meier deckt gerne den Tisch und räumt ihn auch wieder ab. Fr. Meier ist gerne draußen beim Kräutergarten, hatte früher selbst einen Garten.	Z1 a: (Fernziel) Fr. Meier hat Kontakt zu den Mitbewohnern und hat ein Gemeinschaftserlebnis mit ihnen. Z1b: (Nahziel) Fr. Meier beschäftigt sich ihren Fähigkeiten entsprechend.	M1: ► Bezugspflegekraft fördert den Kontakt zu Mitbewohnern durch die Initiierung von Gesprächen in den Gemeinschaftsräumen und gemeinsamen Aktivitäten, wie die Pflege des Kräutergartens ► die anwesende Pflegende bezieht Fr. Meier zu den Mahlzeiten beim Tischdecken und -abräumen mit ein ► die anwesende Pflegende bietet Fr. Meier die Mithilfe bei der Pflege des Kräutergartens beim Bepflanzen, Gießen und Ernten an	20.05.2011
6.05.2011 JS	R2: Fr. Meier hat früher gerne Kreuzworträtsel gemacht, Tierfilme angeschaut und Liebesromane gelesen	Z2: (Fernziel) Fr. Meier pflegt ihre Hobbys soweit es ihr möglich ist.	M2: ► die anwesende Pflegende unterstützt Fr. Meier in der Ausübung ihrer Hobbys, sodass es ihr möglich ist, diese auch durchzuführen, z. B. Vorlesen der Fragen im Kreuzworträtsel, Ausfüllen der Lücken oder einen Teil aus einem Liebesroman vorlesen ► bei Aktivierungsrunden zum Gedächtnistraining wird Fr. Meier von der anwesenden Pflegenden miteinbezogen ► Bezugspflegekraft kontrolliert und dokumentiert 1-mal wöchentlich (freitags) die Annahme der Angebote	6.06.2011

ABEDL: Mit existenziellen Erfahrungen des Lebens umgehen können				
Datum/Hdz.	**Pflegeprobleme** (P = Problem; R = Ressource)	**Pflegeziele** (Z = Ziel)	**Pflegemaßnahmen** (M = Maßnahme)	**Evaluation**
6.05.2011 JS	P1: Fr. Meier leidet unter der Scheidung von ihrem Mann und beschuldigt andere weibliche Personen, ihr den Mann weggenommen zu haben. R1: Kann sich mitteilen.	Z1a: (Fernziel) Fr. Meier fühlt sich verstanden.	M1: ► Bezugspflegekraft notiert Gefühle und Antriebe von Fr. Meier und entwickelt einen Kommunikationsleitfaden entsprechend der Integrativen Validation nach Nicole Richard ► anwesende Pflegende reagieren entsprechend des Leitfadens auf die Äußerungen von Fr. Meier und dokumentieren Fr. Meiers Reaktion auf die IVA direkt nach der Anwendung	6.06.2011

3 Lösung Frau Streibich hat akute Atemnot

3.1

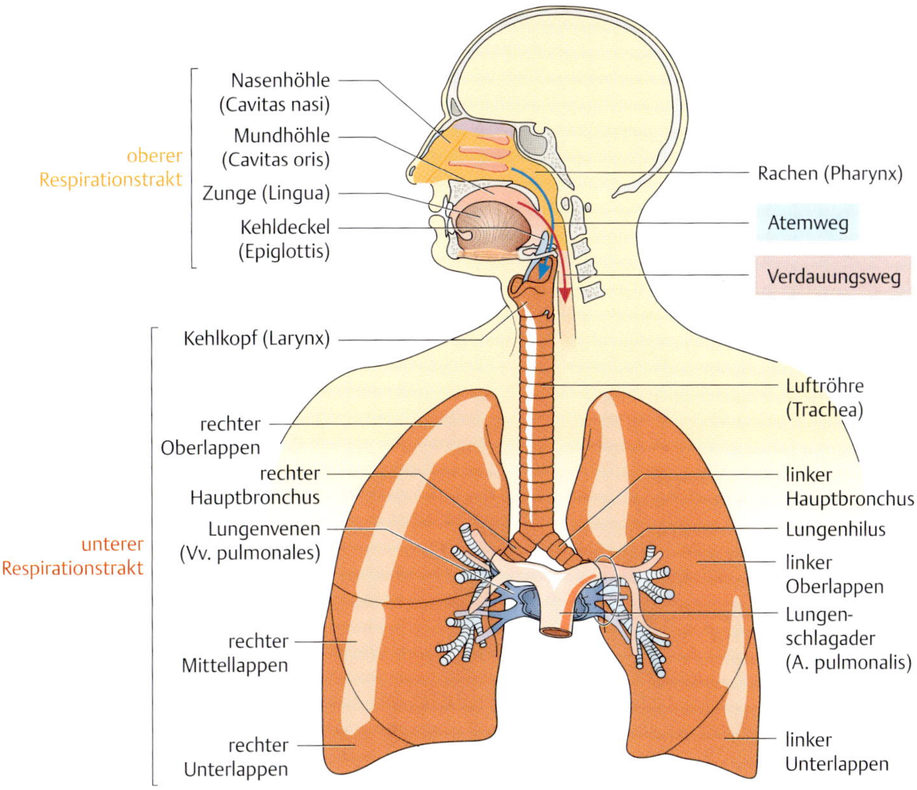

3.2

a

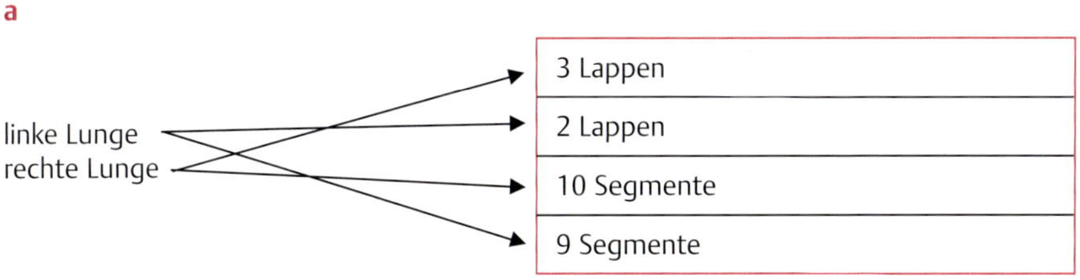

b

Der Aufbau der Bronchien entspricht dem eines Baumes, weshalb auch oft vom Bronchialbaum gesprochen wird. Ausgekleidet ist er mit Flimmerepithel, dessen Dicke in Richtung der Alveolen kontinuierlich abnimmt. Durch die Bewegung des Flimmerepithels in Richtung Rachen, werden ständig Bronchialsekret, eingedrungene Keime und Fremdkörper wieder aus den unteren Atemwegen heraus transportiert. Weiterhin feuchtet das Flimmerepithel die Atemluft an.

3.3

a

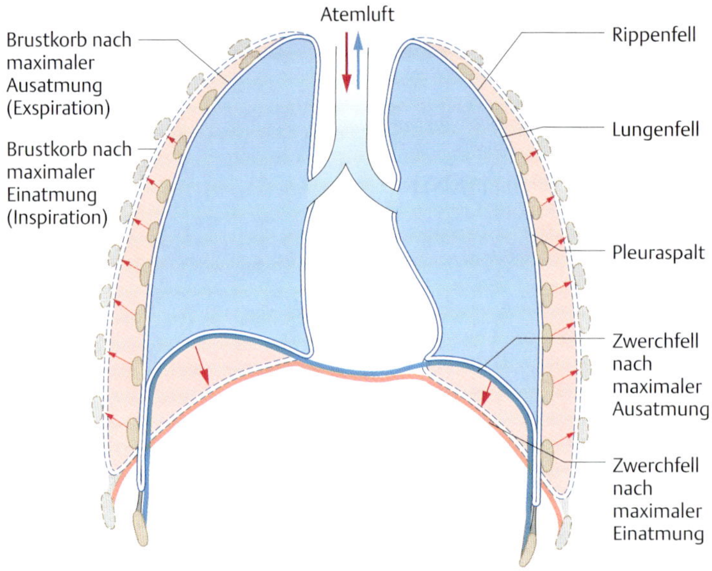

b

Reihenfolge	**Ablauf der Inspiration**
2	Zwerchfellkuppel senkt sich
5	die Luft kann aufgrund des sinkenden Drucks in den Alveolen in die Lungen hineinströmen
1	das Zwerchfell kontrahiert sich
3	Lungen werden mit dem Zwerchfell nach unten gezogen und gedehnt
4	Zwischenrippenmuskeln kontrahieren sich und erweitern den Brustkorb zusätzlich
Reihenfolge	**Ablauf der Exspiration**
3	Brustkorb verkleinert sich, Luft strömt wieder hinaus
1	Zwischenrippenmuskeln und das Zwerchfell erschlaffen
2	Zwerchfellkuppel hebt sich wieder an

3.4

Der Gasaustausch erfolgt entlang eines Konzentrationsgefälles, jedes Gas hat einen eigenen Partialdruck, das Gas vom Ort mit hohem Partialdruck diffundiert zum Ort mit niedrigem Partialdruck, als Schranke dient die Blut-Luft-Schranke.

3.5

Ruhedyspnoe, da sie ohne Anstrengung unter Atemnot leidet.

3.6

Symptom bei Frau Streibich	**Leitsymptom**
bläulich verfärbte Lippen	Zyanose
pfeifende Geräusche beim Ausatmen	Atemgeräusch
zäher Schleim	Sputum

3.7

- Auskultation
- Peak-Flow-Messung
- Spirometrie
- Blutgasanalyse
- Untersuchung des Sputums

3.8

Pneumonie

Symptome
Inkubationszeit von 12–24 Stunden
ausgeprägtes Krankheitsgefühl mit hohem Fieber
Husten mit gelblich-eitrigem Sputum
Tachypnoe mit Mitbewegung der Nasenflügel
Inkubationszeit von 1–3 Tagen
bei Sauerstoffmangel kommt es zur Zyanose der Haut und Schleimhäute
Husten, Schnupfen, Kopf- und Gliederschmerzen
Dyspnoe evtl. mit Schmerzen beim Atmen durch Pleuritis
schweres Krankheitsbild mit hohem Fieber
Halsschmerzen und Heiserkeit

Influenza/ grippaler Infekt

3.9

Nein, da sie kein Fieber, keine Kopf- und Gliederschmerzen, kein Schnupfen und keine Halsschmerzen hat, außerdem ist sie nicht heiser.

3.10

a Atemnot mit Zyanose

[e] Tachykardie

[f] Dyspnoe oder Orthopnoe

[i] Husten mit zähem, glasigem Sekret

[j] Stridor

3.11

Ja, Asthma bronchiale, da sie die typischen Symptome hat. Auslöser des akuten Asthmaanfalls waren wahrscheinlich die Blumen auf dem Nachttisch.

3.12

- Frau Streibich nicht alleine lassen! Sicherheit vermitteln und Ruhe ausstrahlen
- über die Klingel 2. Pflegende rufen

- einengende Kleidung und Fenster öffnen
- beim Einnehmen einer atemerleichternden Lagerung unterstützen, z. B. Oberkörperhochlagerung, Kutschersitz...
- Hilfe und Unterstützung bei der Einnahme des für den Notfall vom Arzt verordneten Dosieraerosols
- Anleitung zur Lippenbremse
- bei Bedarf O_2-Gabe und Atemluft anfeuchten (vermindert Schleimhautödem).

3.13

Atemskala	**0 Punkte**	**1 Punkt**	**2 Punkte**	**3 Punkte**	**Punkte**
Bereitschaft zur Mitarbeit	☐ hoch	☒ nach Aufforderung	☐ teilweise, jedoch nur nach Aufforderung	☐ keine oder kann sie nicht deutlich machen	1
vorliegende Lungenerkrankung	☐ keine	☐ leichter Infekt im nasalen und oralen Bereich	☐ Infekt auch im bronchialen Bereich	☒ Lungenerkrankungen	3
bereits durchgemachte Lungenerkrankung	☐ keine	☐ leichte (z. B. bronchopulmonale Infekte aufgrund grippaler Infekte im letzen Vierteljahr)	☐ schwere Verläufe	☒ schwere Lungen- oder Atemorganerkrankungen, die eine wahrnehmbare Atemfunktionseinschränkung hinterlassen haben	3
Immunabwehrschwäche	☒ keine	☐ leicht (aufgrund einer nicht generalisierten Infektion)	☐ erhöht	☐ völlig	0
manipulative Maßnahmen oro-tracheal	☒ keine	☐ spezielle Nasen- oder Mundpflege	☐ zusätzlich oral-nasale Absaugung	☐ orale/nasale/endotracheale Absaugung ohne oder mit liegendem Tubus	0
Rauchen/ Passivrauchen	☒ Nichtraucher, nur geringfügig rauchexponiert	☐ ca. 6 Zigaretten mit < 10 mg Kondensat tägl. oder regelmäßiger Passivraucher	☐ ca. 6 Zigaretten mit 10 – 13 mg Kondensat tägl. und regelmäßiger Passivraucher	☐ > 6 Zigaretten mit 15 - 28 mg Kondensat oder ebenfalls aktiver Passivraucher durch ständigen Rauchkonsum (Zigaretten mit 15 - 28 mg Kondensat)	0
Schmerzen	☒ keine	☐ leicht, kontinuierlich	☐ hauptsächlich Schmerzen im Bereich, der die Atmung beeinflusst	☐ ständige Schmerzen, die wahrnehmbar die Atmung beeinflussen	0
Schluckstörungen	☒ keine	☐ bei flüssiger Nahrungsaufnahme	☐ auch bei breiiger Nahrungsaufnahme	☐ komplett, bei allen Nahrungsaufnahmen, auch bei Schlucken von Speichel	0
Mobilitätseinschränkungen	☐ keine	☒ verlangsamt oder eingeschränkt, durch Gehstützen und Hilfen kompensierbar oder veränderte Körperhaltung, die sich auch im Bett äußert	☐ hauptsächlich Bettruhe, Mobilisierung nur im Sessel oder Stuhl möglich	☐ völlig	1
lungengefährdender Beruf	☒ keinen	☐ 1 - 2 Jahre	☐ 2 - 10 Jahre	☐ > 10 Jahre	0
Intubationsnarkose	☒ keine in den letzen 3 Wo.	☐ kurz (< 2 Std.)	☐ lang (> 2 Std.)	☐ > 1 Intubationsnarkose o. > 12 Std. Intubation o. Beatmung	0
Bewusstseinseinschränkungen	☒ keine	☐ leicht, reagiert auf Ansprache folgerichtig	☐ reagiert auf Ansprache nicht folgerichtig	☐ zeigt keine Reaktion	0
Atemtiefe	☐ ohne Anstrengung Zwerchfell- und Thoraxatmung	☒ mit Anstrengung Zwerchfell- und Thoraxatmung	☐ mit großer Hilfestellung Zwerchfell- und Thoraxatmung	☐ keine Zwerchfell- oder Thoraxatmung im exponierten Sinne selbst mit großer Unterstützung	1
Atemfrequenz	☐ 14 – 20/Min.	☒ Atmung unregelmäßig, d.h. abweichend von der Norm bradypnoeisch oder tachypnoeisch	☐ Atmung anhaltend bradypnoeisch oder tachypnoeisch	☐ regelmäßig abnorme Atmung, die sowohl sehr tief wie oberflächlich sein kann oder zw. bradypnoeisch oder tachypnoeisch wechselt	1
Medikamente, die die Atmung sedieren	☒ keine	☐ unregelmäßige Einnahme von Medikamenten, die die Atmung dämpfen	☐ regelmäßige Einnahme von Medikamenten, die die Atmung dämpfen	☐ Einnahme spezifischer Medikamente, die deutlich auf die Atmung wirken (z. B. Morphine, Barbiturate)	0

0 – 6 Punkte = nicht gefährdet
7 – 15 Punkte = gefährdet
16 – 45 Punkte = hochgradig gefährdet, bzw. Atemstörungen vorhanden

Gesamtzahl: 10
Patient: Fr. Strübich
Datum: 6.05.11
Handzeichen: [signature]

3.14

Bew. hat geläutet. Frau S. lag schräg im Bett und hatte Anzeichen einer Atemnot: Lippenzyanose, Einsatz der Atemhilfsmuskulatur und bei der Ausatmung war ein pfeifendes Geräusch zu hören. Bew. hustete und spuckte zähen Schleim aus. Nach Oberkörperhochlagerung und Gabe des Notfallsprays besserte sich der Zustand nach 5 Minuten.

3.15

Pflegeplanung Frau Streibich s. S. 113.

3.16

- Zwerchfell- und Kontaktatmung, um gezielt in den Bauch hineinzuatmen, dadurch kann der Körper mehr Sauerstoff aufnehmen
- atemgymnastische Übungen, um die Ausatmung zu verlangsamen und zu vertiefen, dies kann auch durch regelmäßige Bewegung erreicht werden
- Lagerung, um gezielt bestimmte Lungenbereiche zu belüften, z. B. VATI-Lagerung
- atemstimulierende Einreibung, um die Lungenventilation zu verbessern

3.17

- Raumluft anfeuchten, damit die Atemwege und das Sekret nicht austrocknen
- Frau Streibich ausreichend trinken lassen, um das Sekret zu verflüssigen
- Inhalation mit Aerosolapparat, da die Flüssigkeit fein zerstäubt werden muss, um in die Alveolen zu gelangen
- Wickel und Auflagen sind ihr evtl. bekannt von früher und werden deshalb auch sicher gerne von ihr angenommen

3.18

- Frau Streibich soll sich aufrecht hinsetzen und durch die Nase einatmen
- anschließend muss sie die Knie und das Gesäß zusammendrücken und kurz und kräftig husten
- sie soll so lange husten bis das Sekret vollständig abgehustet ist
- um eine Keimverschleppung zu vermeiden, muss sie anschließen noch die Mundpflege durchführen

3.19

- sie soll, wenn möglich, überwiegend durch die Nase einatmen
- sie soll in der anfallsfreien Zeit die Lippenbremse einüben, da dadurch die Ausatmung verlängert wird, dies hilft ihr bei akuter Atemnot oder im akuten Asthmaanfall
- sie soll den Umgang mit dem VRP_1-(**V**ario-**R**esistance-**P**ressure) Gerät erlernen, da es hilft, das Sekret von der Bronchialwand zu lösen und abzutransportieren
- außerdem ist es wichtig, dass sie erlernt, atemerleichternde bzw. –unterstützende Körperhaltungen wie den Kutschersitz einzunehmen, dabei wird der Brustkorb gedehnt und somit kommt die Atemhilfsmuskulatur zum Einsatz, dies hilft ihr auch bei akuter Atemnot oder im akuten Asthmaanfall

3.20

Auf Anzeichen einer Kohlendioxid-Narkose. Das Atemzentrum bei Asthmatikern hat sich an den ständig erhöhten Kohlendioxidgehalt im Blut gewöhnt, deshalb wird die Atmung über einen niedrigen Sauerstoff-Partialdruck (pO_2) des Blutes geregelt. Wenn dieser nun durch die Sauerstoffgabe erhöht wird, fehlt der Atemantrieb.

3.21

a **Berechnung des Sauerstoffvorrats:** 10 l x 150 bar = 1500 l
b **Berechnung des Sauerstoffvorrats in Minuten:** 1500 l / 2 l pro min = 750 min
c **Berechnung des Sauerstoffvorrats in Stunden:** 750 min / 60 min = 12,5 h

Antwort:
Frau Streibich könnte für 12,5 Stunden lang Sauerstoff erhalten.

Pflegeplanung Frau Streibich (3.15)

ABEDL: Vitale Funktionen des Lebens aufrecht erhalten können				
Datum/Hdz.	**Pflegeprobleme** (P = Problem; R = Ressource)	**Pflegeziele** (Z = Ziel)	**Pflegemaßnahmen** (M = Maßnahme)	**Evaluation**
6.05.2011 JS	P1: Fr. Streibich hat Asthma bronchiale und ist deshalb pneumoniegefährdet (Atemskala nach Bienstein 10 Punkte) R1: Ist orientiert und kann nach Aufforderung mitarbeiten.	Z1: (Fernziel) Die Lungen sind gut belüftet.	M1: 1-mal täglich morgens durch anwesende Pflegende Anleitung zur... ► Zwerchfell- und Kontaktatmung: – Fr. Streibich soll eine Hand auf die Bauchdecke unterhalb der Rippen legen und an diese Stelle tief einatmen, je 5-mal wiederholen lassen – Wiederholung der Übung mit der Hand auf dem Thorax, der linken und rechten Flanke, jeweils 5-mal – abschließend die Hand nochmals auf die Bauchdecke legen, 5-mal wiederholen ► atemgymnastischen Übung: – 5–10 Wiederholungen pro Übung. – Fr. Streibich die Arme anheben lassen und dabei zum Einatmen auffordern – beim Senken der Arme zum Ausatmen auffordern – wenn möglich, dabei Fenster öffnen und an den Rhythmus von Fr. Streibich anpassen – 5–10 Wiederholungen, je nach aktueller Verfassung von Fr. Streibich wenn Frau Streibich im Bett liegt: ► Durchführung der VATI-Lagerungen im 20-minütigen Wechsel, Dokumentation im Lagerungsplan ► Durchführung der atemstimulierenden Einreibung 1-mal tgl. abends durch anwesende Pflegende: – Fr. Streibich in 135°-Lagerung lagern oder mit einem Kissen vor dem Oberkörper hinsetzen lassen – Oberkörper entkleiden und Hose mit einem Handtuch abdecken – Lotion auf dem Rücken gleichmäßig von oben nach unten verteilen, dabei Hautkontakt halten – beide Hände mit geschlossenen Fingern rechts und links der Wirbelsäule auflegen und anschließend in kreisenden Bewegungen entlang der Wirbelsäule nach unten Richtung Steiß, an den Rippen entlang nach außen und dann wieder nach oben gleiten – beim Ausatmen üben Daumen, Zeigefinger und Handfläche unterstützenden Druck aus und sind dabei leicht nach außen gedreht – mit deutlich weniger Druck gleiten die Hände dann bei der Einatmung wieder zurück zur Wirbelsäule – Verhältnis zwischen Ein- und Ausatmung sollte 1 : 2 betragen und die Kreise sollten langsam, ungefähr gleich groß nach unten versetzt werden – am unteren Rippenrand angekommen, werden die Hände wieder abwechselnd nach oben versetzt, dabei kann ein Atemzug Pause sein – jeder Zyklus sollte von oben bis unten ungefähr 8–10-mal wiederholt werden – beendet wird die ASE mit dem Ausstreichen des Rückens von oben nach unten – Fr. Streibich wieder anziehen und nach Wunsch lagern ► die Bezugspflegekraft kontrolliert und dokumentiert 1-mal wöchentlich (montags) den Erfolg der pneumonieprophylaktischen Maßnahmen ► eine Einschätzung des Pneumonierisikos mittels Bienstein-Atemskala erfolgt ansonsten turnusgemäß alle 2 Monate	6.06.2011

6.05.2011 JS	P2: Fr. Streibich hat unregelmäßig einen Asthmaanfall und leidet dann unter akuter Dyspnoe. R2: Kann sich im Notfall melden.	Z2a: (Fernziel) anfallsauslösende Faktoren sind vermieden. Z2b: (Nahziel) Fr. Streibich bekommt im Notfall adäquate Hilfestellung zur Erleichterung der Atmung.	M2: anwesende Pflegende beim akuten Asthmaanfall… ► ruft 2. Pflegende zur Hilfe ► beruhigt Fr. Streibich und bleibt bei ihr ► lagert den Oberkörper hoch, evtl. Arme mit Kissen unterstützen ► öffnet enge Kleidung und Fenster ► verabreicht Notfall-Dosieraerosol nach AVO ► leitet Frau Streibich zur Lippenbremse an ► beobachtet Atmung und kontrolliert Vitalzeichen ► wenn nach 5 Minuten keine Besserung eintritt, Arzt informieren lassen und entsprechend vorgehen ► dokumentiert den Notfall, den Auslöser und die ergriffenen Maßnahmen Bezugspflegekraft muss darauf achten, dass Asthmaauslöser nicht in die Umgebung von Fr. Streibich gelangen.	6.06.2011
6.05.2011 JS	P3: Frau Streibich weiß nicht, was sie bei einem akuten Asthmaanfall für Maßnahmen zur Atemerleichterung ergreifen soll. R3: Kann ihre Situation einschätzen.	Z3a: (Fernziel) Fr. Streibich kann Maßnahmen zur Erleichterung der Atmung selbstständig einsetzen. Z3b: (Nahziel) Fr. Streibich erlernt Techniken zur Erleichterung der Atmung im Notfall.	M3: ► 1-mal tgl. morgens Anleitung durch Pflegende zu atemerleichternden bzw. –unterstützenden Körperhaltungen bis Fr. Streibich diese verinnerlicht hat: – Fr. Str. soll die Arme am Hinterkopf zur Vergrößerung des Brustkorbs falten – Oberkörperhochlagerung im Bett – im Stehen Torwartstellung: Fr. Streibich soll sich mit einem Arm an der Wand abstützen und den anderen Arm in die Hüfte stemmen oder den Oberkörper nach vorne beugen und sich mit gestreckten Armen auf den Oberschenkeln abstützen – im Sitzen Kutschersitz: Fr. Streibich soll mit dem Oberkörper nach vorne gebeugt auf einem Stuhl oder am Bettrand sitzen und dabei die Unterarme auf den Oberschenkeln abstützen – im Sitzen der Reitsitz: Fr. Str. soll auf einem umgedrehten Stuhl sitzen und stützt die Ellenbogen auf der Rückenlehne ab ► 1-mal tgl. morgens Einüben der Lippenbremse mit Fr. Streibich unter Anleitung der Pflegenden bis sie diese verinnerlicht hat: – Fr. Str. soll gegen den Widerstand der Lippen ausatmen, da sich dabei die Lungen optimal entleeren können ► die Bezugspflegekraft kontrolliert und dokumentiert 1-mal wöchentlich (montags) den Erfolg der atemerleichternden Maßnahmen	20.05.2011
6.05.2011 JS	P4: Fr. Streibich hat aufgrund des Asthmas zähen Schleim, den sie schlecht abhusten kann. R4: Kann abhusten.	Z3: (Fernziel) Das Sekret ist verflüssigt und kann somit besser von ihr abgehustet werden.	M3: anwesende Pflegekraft… ► muss einmal pro Schicht die Raumluft kontrollieren und ggf. diese anfeuchten ► achtet darauf, dass Fr. Streibich pro Stunde ein Glas Wasser, Tee o. Ä. trinkt und dokumentiert dies im Trinkprotokoll ► informiert bei hartnäckigem, zähem und festen Schleim den Hausarzt von Fr. Streibich und führt nach AVO weitere Maßnahmen zur Sekretolyse durch ► achtet auf Zeichen einer Atemwegsinfektion und dokumentiert diese ► die Bezugspflegekraft kontrolliert und dokumentiert 1-mal wöchentlich (montags) den Erfolg der sekretverflüssigenden Maßnahmen	20.05.2011

ABEDL: Sich pflegen können

Datum/Hdz.	**Pflegeprobleme** (P = Problem; R = Ressource)	**Pflegeziele** (Z = Ziel)	**Pflegemaßnahmen** (M = Maßnahme)	**Evaluation**
6.05.2011 JS	P1: Fr. Streibich kann sich aufgrund von Erschöpfung den Rücken, die Beine und den Intimbereich am Waschbecken nicht selbstständig waschen und eincremen und befürchtet deshalb, unangenehm zu riechen. R1: Kann die Mundpflege selbstständig durchführen sowie das Gesicht und den Oberkörper selbstständig waschen.	Z1a: (Fernziel) Fr. Streibichs vorhandene Fähigkeiten in Bezug auf die Körperpflege sind erhalten. Z1b: (Nahziel) Fr. Streibich ist gepflegt und riecht angenehm.	M1: 1-mal tgl. morgens Übernahme des Waschens des Rückens, der Beine und des Intimbereichs durch die anwesende Pflegekraft am Waschbecken wie folgt: ► Rücken belebend waschen, abtrocknen, eincremen und Fr. Streibich den Oberkörper anziehen lassen ► Hilfestellung bzw. je nach Bedarf Übernahme des Auskleidens des Unterkörpers ► Handtuch unter die Füße legen ► beide Beine vom Knöchel in Richtung Hüfte waschen, abtrocknen und eincremen ► beide Füße waschen, dabei Zehenzwischenräume berücksichtigen und gut abtrocknen (bei Verdacht auf Fuß-/Nagelpilz Einmalhandschuhe tragen), evtl. trockene Haut an Fußsohlen ebenfalls eincremen ► das Waschwasser ausleeren, die Schüssel ausspülen und frisches Wasser entsprechend der gewünschten Temperatur in die Waschschüssel einlassen (evtl. desinfizieren oder frische Waschschüssel verwenden) und pH-neutrale Seife zugeben ► Hände desinfizieren, Einmalhandschuhe anziehen ► Fr. Streibich aufstehen lassen und auf einen sicheren Stand achten ► mit einem frischen Waschlappen den Intimbereich zunächst vorne und dann hinten waschen und gut abtrocknen ► das Waschwasser ausleeren, Schüssel reinigen und desinfizieren ► Handschuhe ausziehen, Hände desinfizieren ► den Unterkörper mit Tageskleidung ankleiden, Schuhe anziehen Wenn Fr. Streibich sehr erschöpft ist: ► 1-mal tgl. vollständige Übernahme der Körperpflege durch die Pflegekraft im Bett	6.06.2011
6.05.2011 JS	R2: Fr. Streibich hat eine intakte Haut.	Z2a: (Fernziel) Fr. Streibichs Haut ist intakt und gut durchblutet. Z2b: (Nahziel) Veränderungen des Hautzustands sind rechtzeitig erkannt.	M3: ► 1-mal täglich morgens bei der Körperpflege Beobachtung des Hautzustands durch die anwesende Pflegekraft und zeitnahe Dokumentation	6.06.2011

ABEDL: Essen und trinken können

Datum/Hdz.	**Pflegeprobleme** (P = Problem; R = Ressource)	**Pflegeziele** (Z = Ziel)	**Pflegemaßnahmen** (M = Maßnahme)	**Evaluation**
6.05.2011 JS	P1: Fr. Streibich hat aufgrund ihres Asthmas häufig Hustenanfälle während des Essens, deshalb besteht Aspirationsgefahr. R1: Fr. Streibich kann selbstständig essen.	Z1: (Fernziel) Eine Aspiration ist vermieden.	M1: ► Bezugspflegekraft muss darauf achten, dass Fr. Streibich Nahrung in fester und vorwiegend breiiger Konsistenz erhält → Absprache mit Heimkoch über Zusammenstellung der Mahlzeiten ► während der Mahlzeiten muss die anwesende Pflegekraft darauf achten, dass Fr. Streibich mit am Tisch oder mit erhöhtem Oberkörper im Bett sitzt, nicht zu schnell isst, gut kaut, Pausen einlegt und viel trinkt, um die Speisen gleitfähiger zu machen ► bei einem Hustenanfall muss die anwesende Pflegekraft Fr. Streibich beim Abhusten unterstützen, sodass evtl. verschluckte Nahrung wieder abgehustet werden kann, dabei auf Anzeichen eines Sauerstoffmangels achten	6.06.2011

ABEDL: Mit existenziellen Erfahrungen umgehen können

Datum/Hdz.	**Pflegeprobleme** (P = Problem; R = Ressource)	**Pflegeziele** (Z = Ziel)	**Pflegemaßnahmen** (M = Maßnahme)	**Evaluation**
6.05.2011 JS	P1: Fr. Streibich hat bei einem Asthmaanfall Angst zu ersticken. R1: Äußert ihre Ängste.	Z1: (Fernziel) Fr. Streibich fühlt sich und ihre Ängste ernst genommen.	M1: anwesende Pflegekraft während eines Asthmaanfalls… ► bleibt bei Fr. Streibich und nimmt die Äußerungen von Fr. Streibich wahr und ernst ► wirkt beruhigend auf Fr. Streibich ein ► ergreift sofort ohne hektisch zu werden Maßnahmen zur Linderung der Atemnot und unterstützt sie bzw. leitet sie zur Durchführung der Lippenbremse an → *ABEDL „Vitale Funktionen des Lebens aufrecht erhalten können“ M1* Bezugspflegekraft versucht, Fr. Streibich in der anfallsfreien Zeit durch Gespräche die Angst zu nehmen und schafft so Vertrauen.	6.06.2011

4 Lösung Herr Anton hat eine chronische Rechtsherzinsuffizienz und ist zunehmend auf Hilfe angewiesen

4.1

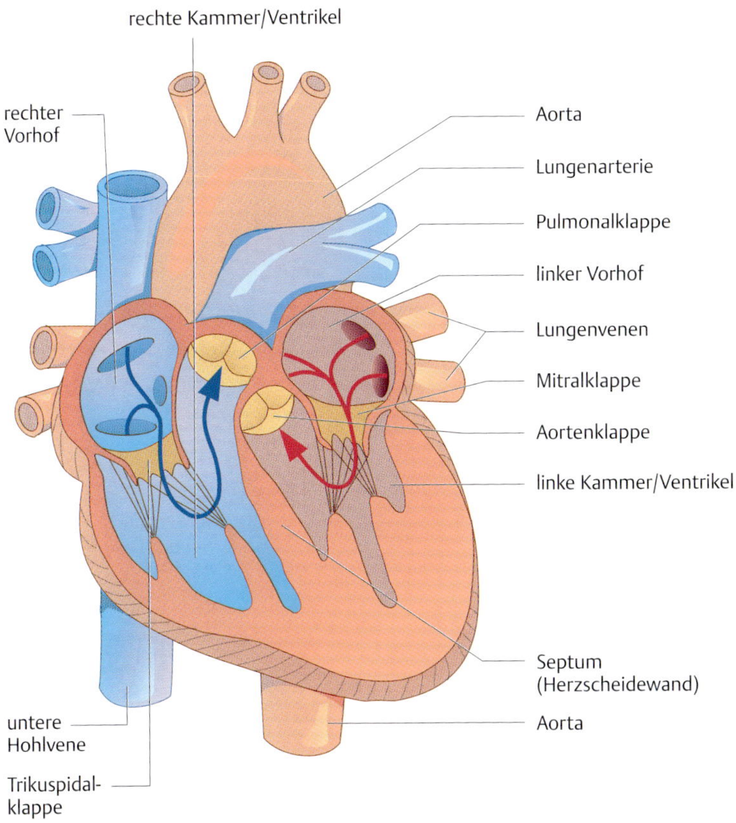

4.2

c Venen führen zum Herzen hin

d Arterien führen vom Herzen weg

f Venen haben Taschenklappen

g Arterien haben eine dickere Muskelschicht als Arterien

4.3

a Großer Kreislauf

Beginn: linker Ventrikel → Arterien des Körperkreislaufs → Kapillaren des Körperkreislaufs → Venen des Körperkreislaufs → Ende: rechter Vorhof

b Kleiner Kreislauf

Beginn: rechter Ventrikel → Arterien des Lungenkreislaufs → Kapillaren des Lungengewebes → Venen des Lungenkreislaufs → Ende: linker Vorhof

4.4

a

Reihenfolge	Ablauf der Reizweiterleitung
2	AV-Knoten
4	Tawara-Schenkel
1	Sinusknoten
5	Purkinje-Fasern
3	His-Bündel

b

Die Systole beginnt mit der Anspannungsphase. Dabei sind die beiden Ventrikel mit Blut gefüllt und das Myokard zieht sich zusammen. Da die Herzklappen noch verschlossen sind, erhöht sich der Blutdruck im Ventrikel bis er höher ist als in der Aorta und den Lungenarterien, sodass sich nun die Taschenklappen öffnen. In der nun folgenden Austreibungsphase wird etwa die Hälfte (ca. 70 ml) des in den Ventrikeln befindlichen Blutes in die Arterien ausgeworfen. Die Taschenklappen schließen sich wieder und der Druck in den Ventrikeln sinkt. Damit beginnt die Diastole.

Alle Herzklappen sind noch verschlossen und das Myokard entspannt sich wieder. Aufgrund des höheren Drucks in den Vorhöfen öffnen sich die Segelklappen und die Füllungsphase beginnt. Dabei fließt das in den Vorhöfen gesammelte Blut in die beiden Ventrikel bis diese so voll sind, dass sich die Segelklappen wieder automatisch schließen. Dann beginnt ein neuer Herzzyklus.

4.5

b Bei der Linksherzinsuffizienz staut sich das Blut in den Lungen

c Bei der Rechtsherzinsuffizienz staut sich das Blut im Körper

4.6

typische Symptome einer Rechtsherzinsuffizienz	Symptome bei beiden Formen der Herzinsuffizienz	typische Symptome einer Linksherzinsuffizienz
typische Körpersymptome:	Nykturie	► typische Lungensymptome:
► Beinödeme	allgemeine Leistungsschwäche	► Belastungsdyspnoe
► Obere Einflussstauung: sichtbare Halsvenen	Tachykardie	► später Ruhedyspnoe
► Ödembildung in inneren Organen	Zyanose der Lippen und des Nagelbetts	► Stauungshusten
► Pleuraerguss		► Lungenödem

4.7

Präparatbeispiele:

a A Delix

b H Novodigal

c D Aldactone

d H Digimerck

e D Lasix

f A Tensobon

g D Aquaphor

Wirkungsweise:

h H Erhöhung der Herzkontraktionskraft

i D hemmen am Tubulusapparat die Rückresorption von Salzen und Kalium

j A Gefäßerweiterung, Blutdrucksenkung, Herzentlastung

Typische Nebenwirkungen:

k H Übelkeit, Erbrechen, Herzrhythmusstörungen, Störungen des Farbensehens, Verwirrtheit

l A chronischer Reizhusten, Hautausschlag, Geschmacksstörung

m D Verwirrtheit, Schwindel, Elektrolytverschiebungen

Im Umgang damit zu beachten:

n D morgens verabreichen, regelmäßige RR- und Gewichts-Kontrolle, auf Zeichen des Kaliummangels achten

o H Wirkstoffbestimmung im Blut wegen geringer therapeutischer Breite, regelmäßige EKG-Kontrollen

p A genaue Überwachung, da Gefahr des Blutdruckabfalls

4.8

Pflegeplanung Herr Anton s. S. 122.

4.9

- RR- und Pulskontrolle, um Wirkung und Nebenwirkung der Medikamenten zu beobachten
- Gewicht, denn eine Gewichtszunahme spricht für eine weitere Ödembildung
- Ausscheidung, um Bilanzierung erstellen zu können; Vorgabe: -300 ml pro Tag

4.10

a

Einfuhr: 1350 ml

Ausfuhr: 1500 ml

Ergebnis: -150 ml

b Herr Anton hat eine negative Bilanz, da er mehr ausgeschieden als getrunken hat.

c Herr Anton hat die Vorgabe des Arztes um 150 ml verfehlt. Außerdem hat er 50 ml zu viel eingeführt.

4.11

b man misst bei rhythmischen Puls 15 Sekunden lang und rechnet das Ergebnis mal 4

f den Puls misst man am besten an der A. radialis

g man misst bei arrhythmischen Puls immer 1 Minute lang

4.12

Reihenfolge	Ablauf
4	Blutdruckmanschette luftleer machen, Ventil schließen und Stethoskop testen
9	Ventil öffnen und Luft etwa 2-3 mmHg pro Sekunde ablassen
3	den linken Arm von enger Kleidung befreien und auf Herzhöhe lagern
12	Ventil ganz aufdrehen und die Luft in der Manschette vollständig ablassen
1	Hände desinfizieren und Herrn Anton informieren
10	erster hörbarer Ton vom Manometer ablesen = systolischer Wert
2	Herr Anton sollte etwa 15 Minuten geruht haben
7	Blutdruckmanschette aufpumpen, bis Puls nicht mehr tastbar ist – zusätzlich nach 30 mmHg aufpumpen
15	Wert mit Uhrzeit und Handzeichen dokumentieren
5	Blutdruckmanschette etwa 2-3 cm oberhalb der Ellenbeuge straff anlegen
11	letzter hörbarer Ton vom Manometer ablesen = diastolischer Wert
6	Puls fühlen
14	Herr Anton über Wert informieren und Kleidung wieder richtig anziehen
13	Blutdruckmanschette entfernen
8	Oliven in Richtung Nase gedreht in die Ohren einsetzen und Stethoskop auf A. brachialis auflegen

4.13

a

- Name des Pflegebedürftigen
- Name des Medikaments mit Arzneistoffgehalt
- Dosierung und Applikationsform
- Zeitpunkt der Verabreichung

b

- Dokumentationssystem mit AVO, evtl. Lineal zur besseren Orientierung im Dokumentationssystem
- Medikamente des Pflegebedürftigen
- gereinigte Medikamenten-Dispenser/-becher
- evtl. Wasser zum Verdünnen

c

3-fach-Kontrolle – Das Medikament muss beim Richten 3-fach kontrolliert werden:

1. Wenn es aus dem Schrank entnommen wird.
2. Beim Herausnehmen aus der Packung.
3. Wenn es wieder in den Schrank zurückgestellt wird.

6-R-Regel – Um Fehler beim Richten der Medikamente zu verhindern, muss Folgendes berücksichtigt werden:

1. richtiger Pflegebedürftiger
2. richtiges Medikament
3. richtige Dosierung
4. richtige Applikationsform
5. richtiger Zeitpunkt
6. richtige Dokumentation

Pflegeplanung Herr Anton (4.8)

ABEDL: Vitale Funktionen des Lebens aufrecht erhalten können

Datum/Hdz.	**Pflegeprobleme** (P = Problem; R = Ressource)	**Pflegeziele** (Z = Ziel)	**Pflegemaßnahmen** (M = Maßnahme)	**Evaluation**
6.05.2011 JS	P1: Hr. Anton hat eine Hypertonie, R1: ► Hr. Antons durchschnittlicher Blutdruckwert liegt bei 135/85 mmHg ► kann sich mitteilen.	Z1: (Fernziel) Veränderungen und Komplikationen sind frühzeitig erkannt	M1: ► 1-mal tgl. morgens Messung des Blutdrucks bei Hr. Anton in Ruhe ► Dokumentation des Wertes und ggf. Arztinfo bei Veränderungen	6.06.2011
6.05.2011 JS	P2: Hr. Anton hat einen erhöhten Ruhepuls, sein durchschnittlicher Wert beträgt 88 Schläge pro Minute. R2: ist orientiert und kann Unwohlsein äußern.	Z2: (Fernziel) Veränderungen und Komplikationen sind frühzeitig erkannt	M2: ► 1-mal tgl. morgens Messung des Ruhepuls bei Hr. Anton ► Dokumentation des Wertes und ggf. Arztinfo bei Veränderungen	6.06.2011
6.05.2011 JS	P3: Hr. Anton hat eine eingeschränkte Feinmotorik und kann deshalb die Medikamente nicht selbstständig richten. R3: Nimmt Medikamente selbstständig ein.	Z3: Medikamenteneinnahme ist gewährleistet	M3: ► 1-mal tgl. Richten der Medikamente nach AVO ► Beobachtung der Medikamentenwirkung sowie -nebenwirkung bei Hr. Anton und Dokumentation	6.06.2011

ABEDL: Sich pflegen können				
Datum/Hdz.	**Pflegeprobleme** (P = Problem; R = Ressource)	**Pflegeziele** (Z = Ziel)	**Pflegemaßnahmen** (M = Maßnahme)	**Evaluation**
6.05.2011 JS	P1: Hr. Anton ist aufgrund seiner Herzinsuffizienz schnell erschöpft, wird daraufhin zyanotisch und kann sich dann nicht mehr den Rücken, die Beine und den Intimbereich am Waschbecken waschen und eincremen. R1: Kann die Mundpflege selbstständig durchführen sowie das Gesicht und den Oberkörper selbstständig waschen.	Z1a: (Fernziel) Hr. Antons vorhandene Fähigkeiten sind erhalten. Z1b: (Nahziel) Hr. Anton ist gepflegt.	M1: 1-mal tgl. morgens Übernahme des Waschens der Beine, des Rückens und des Intimbereichs durch die anwesende Pflegekraft am Waschbecken wie folgt: ► Rücken belebend waschen, abtrocknen, eincremen und Hr. Anton den Oberkörper anziehen lassen ► Hilfestellung bzw. je nach Bedarf Übernahme des Auskleidens des Unterkörpers ► Handtuch unter die Füße legen ► beide Beine vom Knöchel in Richtung Hüfte waschen, abtrocknen und eincremen ► beide Füße waschen, dabei Zehenzwischenräume berücksichtigen und gut abtrocknen (bei Verdacht auf Fuß-/Nagelpilz Einmalhandschuhe tragen), evtl. trockene Haut an Fußsohlen ebenfalls eincremen ► das Waschwasser ausleeren, die Schüssel ausspülen und frisches Wasser entsprechend der gewünschten Temperatur in die Waschschüssel einlassen (evtl. desinfizieren oder frische Waschschüssel verwenden) und pH-neutrale Seife zugeben ► Hände desinfizieren, Einmalhandschuhe anziehen ► Hr. Anton aufstehen lassen, auf einen sicheren Stand achten ► mit einem frischen Waschlappen den Intimbereich zunächst vorne und dann hinten waschen und gut abtrocknen ► das Waschwasser ausleeren, Schüssel reinigen und desinfizieren ► Handschuhe ausziehen, Hände desinfizieren ► den Unterkörper mit Tageskleidung ankleiden, Schuhe anziehen Wenn Hr. Anton sehr erschöpft ist: ► 1-mal tgl. vollständige Übernahme der Körperpflege durch die Pflegekraft im Bett Während der Körperpflege auf die Anzeichen einer Zyanose achten und ggf. entsprechende Maßnahmen ergreifen	6.06.2011
6.05.2011 JS	R2: Hr. Anton hat eine intakte Haut.	Z2a: (Fernziel) Die Haut ist intakt und gut durchblutet. Z2b: (Nahziel) Veränderungen des Hautzustands sind rechtzeitig erkannt.	M3: ► 1-mal tgl. morgens bei der Körperpflege Beobachtung des Hautzustands durch die anwesende Pflegekraft und zeitnahe Dokumentation	6.06.2011

ABEDL: Essen und trinken können				
Datum/Hdz.	**Pflegeprobleme** (P = Problem; R = Ressource)	**Pflegeziele** (Z = Ziel)	**Pflegemaßnahmen** (M = Maßmahme)	**Evaluation**
6.05.2011 JS	P1: Hr. Anton hat Bein- und Körperstammödeme aufgrund seiner Herzinsuffizienz, deshalb darf er nicht mehr als 1,3 l tgl. Flüssigkeit zu sich nehmen. R1: Hr. Anton kann selbstständig trinken und die getrunkene Menge in einem Protokoll notieren.	Z1: (Fernziel) Eine weitere Verschlimmerung der Ödeme ist vermieden.	M1: ► Bezugspflegekraft leitet Hr. Anton zur Führung des Protokolls an ► anwesende Pflegende kontrolliert 1-mal tgl. morgens die Dokumentation der Einfuhrmenge von Hr. Anton	20.05.2011
6.05.2011 JS	P2: Hr. Anton soll aufgrund seiner Ödeme täglich eine Flüssigkeitsbilanz von −300 ml erzielen (Arztanordnung) R2: Hr. Anton ist kooperativ und führt ein Ein- und Ausfuhrprotokoll.	Z2a: (Fernziel) Die Ödeme sind rückläufig. Z2b: (Nahziel) Hr. Anton erreicht täglich die Bilanzvorgabe des Arztes von -300 ml.	M2: anwesende Pflegende... ► kontrolliert 1-mal tgl. morgens die Dokumentation der Ausfuhrmenge von Hr. Anton ► erstellt die Bilanzierung und bewertet diese ► informiert ggf. den Arzt und leitet weitere Maßnahmen nach AVO ein	20.05.2011

ABEDL: Ruhen und schlafen können				
Datum/Hdz.	**Pflegeprobleme** (P = Problem; R = Ressource)	**Pflegeziele** (Z = Ziel)	**Pflegemaßnahmen** (M = Maßnahme)	**Evaluation**
6.05.2011 JS	P1: Hr. Anton hat Einschlafstörungen, da ihn seine gesundheitliche Situation beunruhigt. R1: Hr. Anton kann Schlafstörungen wahrnehmen und mitteilen.	Z1 a: (Fernziel) Hr. Anton kann mit Schlafstörungen umgehen. Z1 b: (Nahziel) Hr. Anton fühlt sich verstanden und ernst genommen fühlt.	M1: Bezugspflegekraft... ► bietet ihm situativ angepasste Gespräche an, damit er seine Sorgen mitteilen kann ► überlegt gemeinsam mit Hr. Anton geeignete Einschlafrituale z. B. abends entspannendes Fußbad vor dem Schlafengehen durchführen ► informiert den Arzt, sollte nach einer Woche keine Besserung eintreten und leitet weitere Maßnahmen nach AVO ein	20.05.2011
6.05.2011 JS	P2: Hr. Anton ist tagsüber müde und erschöpft, da sein nächtlicher Schlaf von Toilettengängen unterbrochen wird und somit nicht erholsam für ihn ist. R2: Hr. Anton kann seine Bedürfnisse äußern.	P2: Hr. Anton ist ausgeruht.	M2: ► wenn Hr. Anton tagsüber über Müdigkeit klagt, fordert ihn die anwesende Pflegende auf, eine Mittagsruhe von ca. 1 Stunde zu halten	20.05.2011

ABEDL: Mit existenziellen Erfahrungen des Lebens umgehen können				
Datum/Hdz.	**Pflegeprobleme** (P = Problem; R = Ressource)	**Pflegeziele** (Z = Ziel)	**Pflegemaßnahmen** (M = Maßnahme)	**Evaluation**
6.05.2011 JS	P1: Hr. Anton bereitet seine schlechte gesundheitliche Verfassung große Sorgen R1: Äußert seine Ängste.	Z1 a: (Fernziel) Hr. Anton ist über seine Erkrankung ausreichend aufgeklärt und lernt, mit seiner Erkrankung umzugehen. Z1 b: (Nahziel) Hr. Anton fühlt sich und seine Ängste ernst genommen.	M1: anwesende Pflegekraft... ► nimmt die Äußerungen von Hr. Anton wahr und ernst ► wirkt beruhigend auf Hr. Anton ein ► versucht, ihm durch Gespräche über seine Erkrankung die Angst zu nehmen und schafft so Vertrauen und Zuversicht Die Bezugspflegekraft organisiert ein Gespräch mit dem Kardiologen, damit er Hr. Anton über seine Erkrankung und die Wirkung und Nebenwirkungen Medikamente sowie über weitere Möglichkeiten zur Verbesserung seines Gesundheitszustands aufklären kann.	6.06.2011

5 Lösung Herr Braun hatte einen Apoplex und kommt mit seiner Erkrankung nicht zurecht

5.1

a

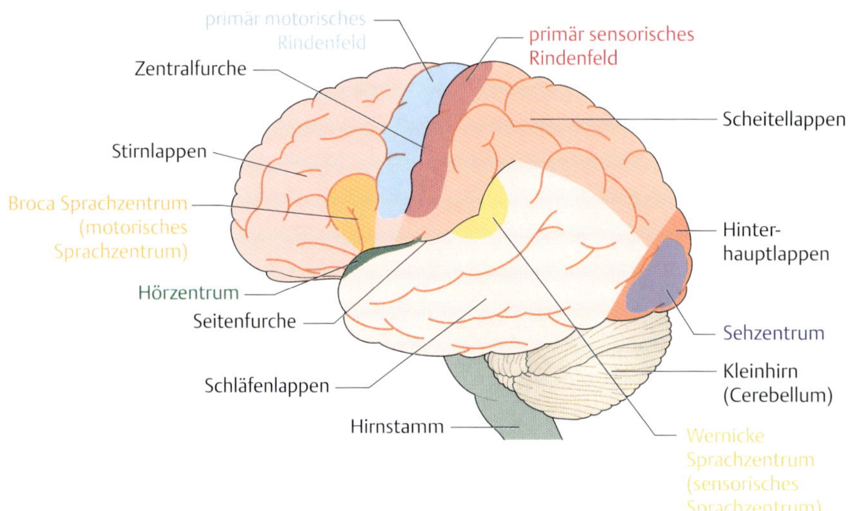

b Broca-Sprachzentrum – Sehzentrum – primär motorisches Rindenfeld – Wernicke-Sprachzentrum – Hörzentrum – primär sensorisches Rindenfeld sind in der Lösung farblich eingezeichnet.

c

B		B	A	L	K	E	N			M			
	R									I			
		U					H			T		G	
			E				Y			T		R	
H				C			P			E		O	K
	I				K		O			L		S	L
		R				E	P	I	P	H	Y	S	E
			N				H		V	I		H	I
				S			Y		E	R		I	N
					T		S		N	N		R	H
						A	E		T			N	I
R	U	E	C	K	E	N	M	A	R	K			R
								M	I				N
									K				
									E				
		H	Y	P	O	T	H	A	L	A	M	U	S

5.2

a A. carotis interna (innere Halsschlagader)
c A. vertebralis (Wirbelsäulenarterie)

5.3

- Hirninfarkt: Zerstörung von Gehirngewebe durch den Verschluss eines hirnversorgenden Gefäßes.
- Hirnblutung: Platzen oder Reißen eines Gefäßes im Gehirn, dadurch kommt es zur Einblutung in das Gehirngewebe.

5.4

Die mittlere Hirnarterie, da er eine Aphasie und eine armbetonte Hemiplegie hat.

5.5

Assoziierte Reaktion: ist die Antwort des Körpers auf einen Reiz, den er nicht kontrollieren kann.
Wenn das Bein danach nicht die Möglichkeit hat, sich wieder zu entspannen, kann sich im Laufe weniger Tage eine Spastik entwickeln.

5.6

d Gabe von Antibiotika
f Hemikraniektomie (Entfernung eines Teils der Schädeldecke)

5.7

Sekundärschaden
Pneumonie
Dekubitus
Thrombose
Kontrakturen
Verletzungen des rechten Schulter- und Hüftgelenks
geschwollene Hand

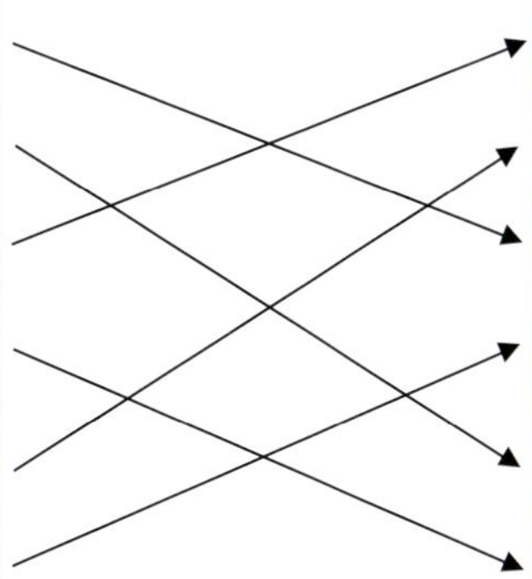

Begründung
verminderter venöser Rückfluss durch Immobilität
durch die auftretende Lähmung entfällt die Sicherung durch die Muskulatur
verminderte Belüftung der Lungen durch Immobilität
Ödembildung durch eine venöse Stauung und Lymphabflussbehinderung
hat Sensibilitätsstörungen und ist in seiner Bewegung eingeschränkt
aufgrund der Immobilität und als Folge einer Spastik

5.8

- Normalisierung des Muskeltonus:

Schlaganfallpatienten haben in der Regel einen veränderten Muskeltonus, die Muskulatur auf der mehr betroffenen Seite ist schlaff oder zeigt keine Reaktion oder spannt sich in unangepasstem Maße an, sodass die Extremität nicht eingesetzt werden kann. Durch positive Beeinflussung kommt es zu einer Normalisierung des Muskeltonus und dadurch wieder zu normalen Bewegungsabläufen.

- Orientierung an normalen Bewegungsabläufen:

Bei Menschen mit einem Apoplex ist normale Bewegung fast nicht möglich, deshalb muss diese wieder erlernt werden. Normale Bewegung bedeutet koordiniertes und an die Situation angepasstes Bewegungsverhalten, ist zielorientiert und möglichst ökonomisch, diese Bewegungen sind fließend und verlaufen automatisch.

- Förderung der Körperwahrnehmung:

Der Körper muss die Fähigkeit wieder entwickeln, Informationen über den eigenen Körper zu empfinden, zu interpretieren und effizient darauf zu reagieren, da dies die Bedingung zur Entwicklung von normaler Bewegung und Entwicklung eines angepassten Muskeltonus ist.

5.9

Herr Braun hat eine Hemiplegie und dadurch einen schlaffen Muskeltonus auf der rechten Seite, dadurch ist normale Bewegung nicht möglich. Herr Braun zeigt assoziierte Reaktionen, deshalb muss der Muskeltonus wieder normalisiert werden. Herr Braun ist schon beim Aufstehen gestürzt und hat Angst, beim Gehen zu stürzen. Er muss wieder normale Bewegungsabläufe erlernen.

5.10

Pflegeplanung s. S. 130.

5.11

a Einfühlungsvermögen und Geduld aufbringen
d Bewegungen mit der eigenen Hand begleiten
e wichtige Pflegesequenzen täglich üben

5.12

	richtig	falsch
„Baby"-Sprache anwenden, da sie einfach und somit besser zu verstehen ist.		X
Herrn Braun Geduld, Wertschätzung und Akzeptanz entgegenbringen.	X	
Wegen Überforderung nur Einzelgespräche mit ihm führen.		X
Nicht mit ihm singen, da er dies nicht mehr kann und sich dann schlecht fühlt.		X
Möglichst Ja/Nein-Fragen stellen.	X	
Langsam und in kurzen Sätzen mit ihm sprechen.	X	
Möglichst viele Pflegende sollten ihn betreuen, damit er mehr Übung bekommt.		X
Laut mit Herr Braun sprechen, damit er es besser versteht.		X

Pflegeplanung Herr Braun (5.10)

ABEDL: Kommunizieren können				
Datum/Hdz.	**Pflegeprobleme** (P = Problem; R = Ressource)	**Pflegeziele** (Z = Ziel)	**Pflegemaßnahmen** (M = Maßnahme)	**Evaluation**
6.05.2011 JS	P1: Hr. Braun hat aufgrund seines Apoplex eine Broca-Aphasie. R1: Hr. Braun ist orientiert und kann sich nonverbal mitteilen.	Z1: (Fernziel) Hr. Braun fühlt sich verstanden und angenommen.	M1: Bei der Kommunikation mit Hr. Braun sollten die anwesenden Pflegenden... ► möglichst geschlossene Fragen stellen, damit er durch Kopfnicken oder -schütteln antworten kann ► Geduld haben und Zeit für die Beantwortung bzw. Fragestellung lassen ► mit Symboltafeln oder anderen Hilfsmitteln arbeiten, wenn er etwas äußern will ► auf nonverbale Signale achten ► die Bezugspflegekraft kontrolliert und dokumentiert 1-mal wöchentlich (mittwochs) den Erfolg der kommunikationsfördernden Maßnahmen	6.06.2011
6.05.2011 JS	R2: Hr. Braun verwendet und akzeptiert seine Sehhilfe.	Z2: (Fernziel) Hr. Braun trägt tagsüber seine Brille.	M3: Die anwesende Pflegekraft... ► kontrolliert bei jedem Pflegekontakt die Brille auf Sauberkeit und Funktionstüchtigkeit ► reinigt in Absprache mit Hr. Braun die Brille nach Bedarf ► erinnert Hr. Braun bei Bedarf an das Tragen seiner Brille	20.05.2011

ABEDL: Sich bewegen können

Datum/Hdz.	**Pflegeprobleme** (P = Problem; R = Ressource)	**Pflegeziele** (Z = Ziel)	**Pflegemaßnahmen** (M = Maßnahme)	**Evaluation**
6.05.2011 JS	P1: Hr. Braun zeigt aufgrund seiner Hemiplegie auf der rechten Körperseite assoziierte Reaktionen (Z. n. Apoplex), dadurch besteht die Gefahr einer Spastik und in dessen Folge Kontrakturgefahr. R1: Hr. Braun ► hat derzeit keine Kontraktur, ► ist kognitiv in der Lage, Erklärungen und Übungsanleitungen zu erfassen.	Z1: (Fernziel) Alle Gelenke der rechten Körperhälfte sind in physiologischem Umfang beweglich.	M1 a: Die anwesende Pflegekraft leitet Hr. Braun 1-mal tgl. morgens während der Körperpflege zu folgenden aktiv-assistiven Bewegungsübungen an und unterstützt ihn bei Bedarf: ► Hr. Braun liegt im Bett und die anwesende Pflegende unterstützt sein rechtes Bein, indem sie es unterhalb der Kniekehle und oberhalb des Knöchels hält und folgende Bewegungsübungen durchführt: – das Bein in der Hüfte beugen (das Knie ist dabei gestreckt) und wieder strecken, 5-mal wiederholen – das Bein im Knie beugen und wieder strecken, 5-mal wiederholen – das Bein in der Hüfte ca. 30 cm abduzieren, 5-mal wiederholen – mit dem Fußgelenk kreisende Bewegungen durchführen, 5-mal wiederholen – Fußzehen beugen und wieder ausstrecken, 5-mal wiederholen. M1 b: ► Am Waschbecken sitzend soll Hr. Braun... – seine rechte Hand mit der linken fassen – mit Unterstützung des linken Arms seinen rechten anheben (Bewegung im Schultergelenk), 5-mal wiederholen – mit Unterstützung des linken Arms seinen rechten im Ellenbogengelenk beugen und strecken, 5-mal wiederholen – die Fingergelenke der rechten Hand mithilfe seiner linken einzeln durchbewegen, 5-mal wiederholen – die rechte Hand auf die Tischfläche legen und mit der linken Hand das Handgelenk durchbewegen, 5-mal wiederholen M2 c: ► Die Bezugspflegekraft kontrolliert und dokumentiert 1-mal wöchentlich (mittwochs) den Umfang der Gelenkbeweglichkeit des rechten Armes und Beines.	20.05.2011
6.05.2011 JS	P2: Hr. Braun kann aufgrund seiner Hemiplegie rechts nicht mehr selbstständig gehen und stehen und ist deshalb sturzgefährdet. R2: Hr. Braun kann mithilfe stehen und hat einen elektrischen Rollstuhl zur Fortbewegung.	Z2a: (Fernziel) Hr. Braun ist mobil. Z2b: (Nahziel) Sturzgefahr ist verhindert.	M2: Die anwesende Pflegekraft... ► mobilisiert Hr. Braun 3-mal tgl. und bei Bedarf durch einen Tiefen Transfer in den Rollstuhl und zurück ► achtet darauf, dass Hr. Braun dabei einen sicheren Stand hat und sich festhalten kann ► unterstützt Hr. Braun bei Bedarf bei der Fortbewegung mit dem Rollstuhl	20.05.2011

6.05.2011 JS	P3: Durch das Sitzen im Rollstuhl besteht bei Hr. Braun Thrombosegefahr. R3: Hr. Braun ▶ ist orientiert und kooperativ, ▶ hat derzeit keine Thrombose, ▶ ist kognitiv in der Lage, Erklärungen und Übungsanleitungen zu erfassen.	Z3a: (Fernziel) Hr. Braun hat keine Thrombose. Z3b: (Nahziel) Der venöse Rückfluss ist gefördert.	M3: Die anwesende Pflegekraft... ▶ leitet Hr. Braun 1-mal tgl. morgens während der Körperpflege zu aktiv-assistiven Bewegungsübungen mit dem linken Bein an und unterstützt ihn bei Bedarf → *s. ABEDL „Sich bewegen können" M1* ▶ zieht Hr. Braun 1-mal tgl. morgens im Liegen nach dem Waschen der Beine die Kompressionsstrümpfe an: – in den Kompressionsstrumpf greifen, von innen die Ferse umfassen und den Strumpf auf „links" drehen – mit beiden Händen das eingeschlagene Fußteil auseinander ziehen und über den Fuß und die Ferse ziehen → auf richtigen Sitz der Ferse achten! – Kompressionsstrumpf stückweise ganz nach oben ziehen, dabei auf Faltenfreiheit achten – nochmals abschließende Sitzkontrolle der Ferse und des Strumpfes – gleiche Vorgehensweise beim 2. Bein ▶ zieht Hr. Braun 1-mal tgl. abends vor dem zu Bett gehen die Kompressionsstrümpfe aus, beobachtet Veränderungen des venösen Rückstroms und informiert die Bezugspflegekraft bei Veränderungen	6.06.2011
6.05.2011 JS	P4: Hr. Braun kann seine rechte Hand aufgrund der Hemiplegie nicht einsetzen und kommt mit der linken Hand nicht zurecht, da er Rechtshänder ist. R4: Die linke Hand ist funktionstüchtig.	Z4: (Fernziel) Hr. Braun kann seine linke Hand gezielt einsetzen.	M4: Die anwesende Pflegekraft... ▶ gibt Hr. Braun 1-mal pro Schicht Aufgaben zur Übung von Fingerfertigkeiten mit der linken Hand z. B. Richten und Schneiden eines Brotes ▶ stellt ihm, wenn nötig, Hilfsmittel zur Verfügung z. B. rutschfeste Unterlage, Schneidehilfe, Schneidebrett mit Gabelhalter... ▶ leitet ihn im Umgang mit den Hilfsmitteln an bis er sicher im Umgang damit ist → *ABEDL „Essen und trinken können" M1* Die Bezugspflegekraft kontrolliert und dokumentiert 1-mal wöchentlich (mittwochs) den Fortschritt von Hr. Braun.	6.06.2011
6.05.2011 JS	R5: ▶ Hr. Braun ist aktuell nicht dekubitusgefährdet (19 Punkte laut Braden-Skala), ▶ seine Haut ist rosig, gut durchblutet und intakt, ▶ er kann mit Hilfe seine Position umfassend verändern.	Z5: (Fernziel) Die Haut an dekubitus-gefährdeten Körperstellen ist intakt und gut durchblutet. Veränderungen werden rechtzeitig erkannt und systematisch bewertet.	M5: Die anwesende Pflegkraft... ▶ kontrolliert – verdeckt – bei der täglichen Körperpflege alle dekubitusgefährdeten Körperstellen ▶ führt bei Rötungen den Fingerdrucktest durch und informiert bei Hautdefekten oder Dekubitus Grad 1 die Bezugspflegekraft und dokumentiert dies Die Bezugspflegekraft führt turnusgemäß alle 2 Monate eine Einschätzung des Dekubitusrisikos mittels Braden-Skala durch.	6.06.2011

ABEDL: Sich pflegen können

Datum/ Hdz.	**Pflegeprobleme** (P = Problem; R = Ressource)	**Pflegeziele** (Z = Ziel)	**Pflegemaßnahmen** (M = Maßnahme)	**Evaluation**
6.05.2011 JS	P1: Hr. Braun weiß aufgrund seiner Apraxie nicht, was er mit den Waschutensilien machen soll und wirkt dann überfordert und unglücklich in dieser Situation. R1: Hr. Braun kann sich unter Anleitung die Zähne putzen, das Gesicht, den rechten Arm und den Oberkörper selbstständig waschen und eincremen.	Z1a: (Fernziel) Hr. Brauns vorhandene Fähigkeiten sind erhalten. Z1b: (Nahziel) Hr. Braun ist gepflegt.	M1: Die anwesende Pflegekraft... ▶ steht bei der Körperpflege auf der mehr betroffenen Seite von Hr. Braun ▶ führt 1-mal tgl. morgens die Pflege des Unterkörpers und des Intimbereichs im Bett wie folgt durch: – Waschwasser entsprechend der gewünschten Temperatur und Material richten – Unterkörper entkleiden und Intimbereich abdecken – ein Handtuch unter die Beine legen – beide Beine vom Knöchel in Richtung Hüfte waschen, abtrocknen und eincremen – beide Füße waschen, dabei Zehenzwischenräume berücksichtigen und gut abtrocknen (bei Verdacht auf Fuß-/Nagelpilz Einmalhandschuhe tragen), evtl. trockene Haut an Fußsohlen ebenfalls eincremen – Anziehen der Kompressionsstrümpfe → *ABEDL „Sich bewegen können“ M3* – Durchführung der Kontrakturenprophylaxe → *ABEDL „Sich bewegen können“ M1 a* – Waschwasser ausleeren, die Schüssel ausspülen, desinfizieren oder frische Waschschüssel verwenden und frisches Wasser entsprechend der gewünschten Temperatur in die Waschschüssel einlassen und pH-neutrale Seife zugeben – Hände desinfizieren, Einmalhandschuhe anziehen – mit einem frischen Waschlappen den Intimbereich zunächst vorne und dann hinten waschen, als Nässeschutz ein Handtuch unterlegen und gut abtrocknen – das Waschwasser ausleeren, Schüssel reinigen und desinfizieren – Handschuhe ausziehen, Hände desinfizieren – den Unterkörper mit Tageskleidung ankleiden, Schuhe anziehen ▶ mobilisiert ihn anschließend in den Rollstuhl → *ABEDL „Sich bewegen können“ M2* und fährt ihn ans Waschbecken ▶ zeigt bei der Körperpflege gegenüber Hr. Braun Einfühlungsvermögen und Geduld ▶ übt tgl. die bedeutenden Pflegesequenzen mit ihm in gleichbleibender Reihenfolge ▶ begleitet ihn bei Bedarf in seiner Bewegung mit den Waschutensilien ▶ leitet Hr. Braun wie folgt am Waschbecken an: Hr. Braun soll... – sich die Zähne putzen, den Mund gut ausspülen und abtrocknen, – sich den Oberkörper auskleiden (evtl. durch Unterstützung von Pflegekraft) – das Wasser entsprechend der gewünschten Temperatur in die Waschschüssel einlassen → *ABEDL „Sich pflegen können“ M3* – einen Waschlappen befeuchten, das Gesicht, die Ohren und den Hals waschen und mit einem Handtuch abtrocknen – Seife in das Wasser geben – den Waschlappen wieder befeuchten, sich den Oberkörper, den rechten Arm und die rechte Achselhöhle waschen und anschließend gut abtrocknen – die anwesende Pflegekraft übernimmt das Waschen des linken Arms, der linken Achselhöhle und des Rückens (belebend waschen, abtrocknen, eincremen) – sich je nach Wunsch das Gesicht mit Gesichtscreme und den Oberkörper mit seiner Bodylotion eincremen – den Oberkörper mit Tageskleidung ankleiden (evtl. durch Unterstützung von Pflegekraft) – ein Handtuch um die Schultern legen, die Haare kämmen und das Handtuch wieder entfernen – Durchführung der Kontrakturenprophylaxe → *ABEDL „Sich bewegen können“ M1 b*	6.06.2011

6.05.2011 JS	P2: Hr. Braun hat aufgrund des Apoplex eine Aufmerksamkeitsstörungen und lässt sich durch Nebengeräusche wie laufendes Wasser ablenken. R2: Hr. Braun ist orientiert.	Z2: Hr. Braun lässt sich nicht durch Nebengeräusche ablenken.	M2: Die anwesende Pflegekraft… ► lässt während der Waschung am Waschbecken das Wasser nicht ununterbrochen laufen ► sorgt dafür, dass nicht zu viele Gegenstände in der Umgebung des Waschbeckens stehen, sondern nur die, die benötigt werden ► spricht während der Pflege nicht zu viel mit Hr. Braun, sondern gibt kurze und klare Anweisungen → *ABEDL „Kommunizieren können" M1*	6.06.2011
6.05.2011 JS	P3: Hr. Braun hat Sensibilitätsstörungen. Deshalb kann er die Wassertemperatur nicht richtig einschätzen und lässt häufig zu heißes Wasser ein, obwohl er lieber lauwarmes Wasser zum Waschen hat R3: Seine Vorlieben sind bekannt.	Z3: Das Waschwasser ist lauwarm.	M3: Die anwesende Pflegekraft… ► kontrolliert die von Hr. Braun eingelassene Wassertemperatur und passt sie ggf. an seine Vorlieben an	6.06.2011

ABEDL: Essen und trinken können

Datum/Hdz.	**Pflegeprobleme** (P = Problem; R = Ressource)	**Pflegeziele** (Z = Ziel)	**Pflegemaßnahmen** (M = Maßnahme)	**Evaluation**
6.05.2011 JS	P1: Hr. Braun weiß aufgrund seiner Apraxie nicht, was er mit dem Besteck machen soll. R1: Hr. Brauns linke Hand ist funktionstüchtig.	Z1: (Fernziel) Hr. Braun isst selbstständig Z1b: (Nahziel) Die Nahrungsaufnahme ist gewährleistet.	M1: Die anwesende Pflegekraft... ► leitet ihn bei der Nahrungsaufnahme an ► stellt ihm bei Bedarf Hilfsmittel zur Verfügung und übt den Umgang damit ein → *ABEDL „Sich bewegen können" M4* ► übernimmt die mundgerechte Zerkleinerung der Nahrung, wenn Hr. Braun nicht zurecht kommt	20.05.2011

ABEDL: Ausscheiden können

Datum/Hdz.	**Pflegeprobleme** (P = Problem; R = Ressource)	**Pflegeziele** (Z = Ziel)	**Pflegemaßnahmen** (M = Maßnahme)	**Evaluation**
6.05.2011 JS	P1: Hr. Braun kann aufgrund der Hemiplegie rechts den Transfer auf die Toilette nicht selbstständig durchführen. R1: Hr. Braun spürt Harn- und Stuhldrang und kann sich bemerkbar machen.	Z1: (Fernziel) Hr. Braun kann auf der Toilette seine Blase und den Darm entleeren. Seine Fähigkeiten sind erhalten.	M1: Die anwesende Pflegekraft... ► begleitet Hr. Braun, wenn er Harn- oder Stuhldrang äußert, mit dem Rollstuhl auf die Toilette ► führt einen tiefen Transfer vom Rollstuhl auf die Toilette durch → *ABEDL „Sich bewegen können" M2* ► bei Bedarf unterstützt sie Hr. Braun bei der Intimpflege nach der Ausscheidung → *ABEDL „Sich pflegen können" M1* ► führt einen tiefen Transfer von der Toilette auf die Rollstuhl durch → *ABEDL „Sich bewegen können" M2* ► bringt ihn mit dem Rollstuhl wieder in den gewünschten Raum ► Dokumentation	6.06.2011

6 Lösung Frau Boehs leidet seit vielen Jahren an Osteoporose – jetzt ist sie gestürzt!

6.1

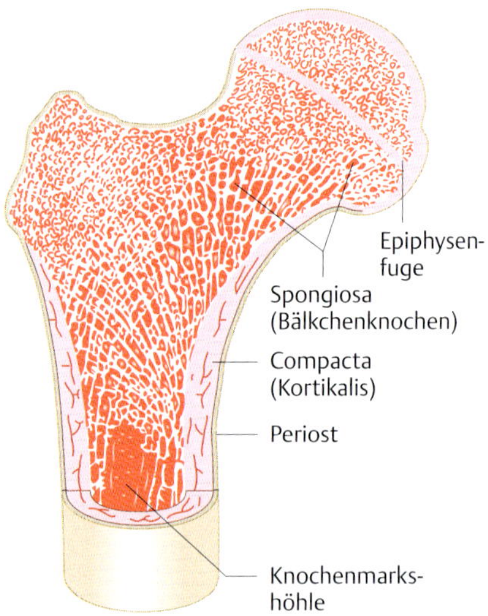

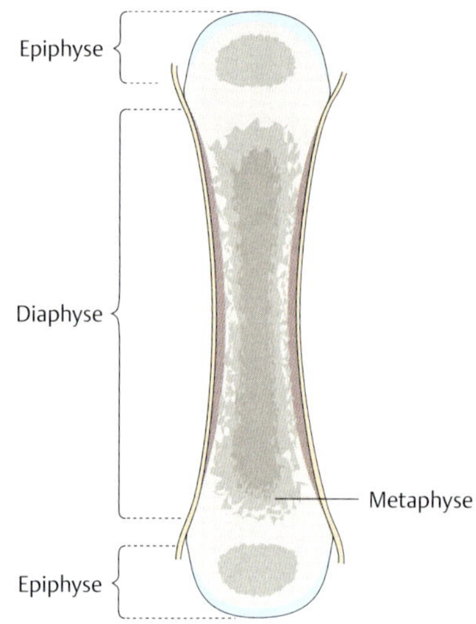

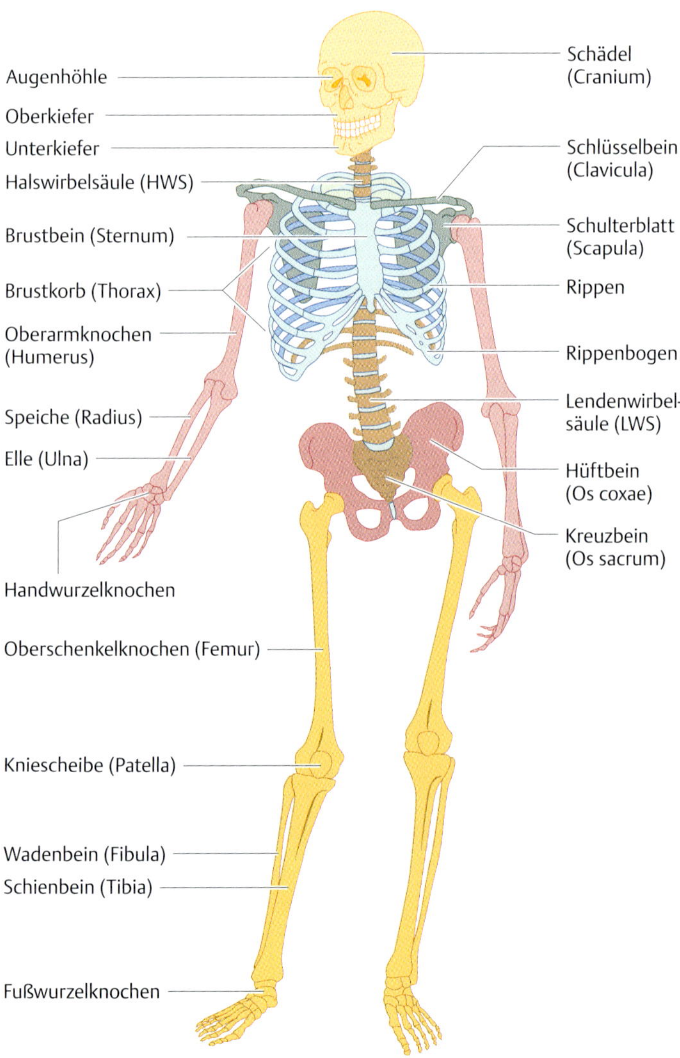

6.2

Die Steuerung des Knochenauf- und -abbaus erfolgt über die Hormone Kalzitonin, Parathormon und Vitamin D. Die Zellen, die den Knochen aufbauen, heißen Osteoblasten. Sie scheiden Kalziumphosphate in den Zwischenzellraum aus. Die Kalziumphosphate lagern sich entlang der bindegewebigen Knochengrundsubstanz an und mauern die Osteoblasten ein.
Der Knochenabbau erfolgt durch die Osteoklasten. Diese können die auskristallisierten Mineralsalze aus der Knochengrundsubstanz wieder lösen. Osteoblasten und Osteoklasten sollten sich in einem Gleichgewicht befinden.
Der Körper kann je nach bedarf Mineralien so bereitstellen, auf mechanische Belastungen mit Knochenumbau reagieren oder nach Frakturen das Gewebe wiederherstellen.

6.3

Senile Osteoporose, da diese erst nach dem 70. Lebensjahr auftrat.

6.4

- sie ist weiblichen Geschlechts
- ihre Mutter hatte ebenfalls Osteoporose
- sie ist gebürtige Schwedin und somit hellhäutig
- Bewegungsmangel
- hat eine schlanke Figur

6.5

a Röntgenbild
c Osteodensitometrie

6.6

a Bisphosphonate, es greift in den Knochenstoffwechsel ein, indem es den Knochenabbau hemmt und die Knochenneubildung anregt. Dadurch wird die Knochendichte erhöht.

b Bisphosphonate sind stark schleimhautreizend und sollen deshalb nüchtern und mit viel Flüssigkeit eingenommen werden. Außerdem muss der Oberkörper für ca. 30 Min. hochgelagert werden. Die gleichzeitige Einnahme von Kalzium verhindert die Aufnahme der Bisphosphonate. Deshalb immer getrennt und ohne kalziumhaltige Lebensmittel einnehmen.

c

Mineralstoff	Kalzium Begründung: Der Knochen besteht zum Großteil aus Kalzium, es wird zum Knochenaufbau benötigt.
tägliche Menge	1000-1500 mg
empfohlene Lebensmittel	► saure Milchprodukte, z. B. Buttermilch, Joghurt... ► grünes Gemüse, z. B. Brokkoli, Lauch... ► kalziumreiches und natriumarmes Mineralwasser
nicht zu empfehlende Lebensmittel	Sogenannte „Kalziumräuber“: ► phosphathaltige Nahrungsmittel wie Wurst, Schokolade oder Colagetränke... ► Bier und Wein nur in geringen Mengen

6.7

a

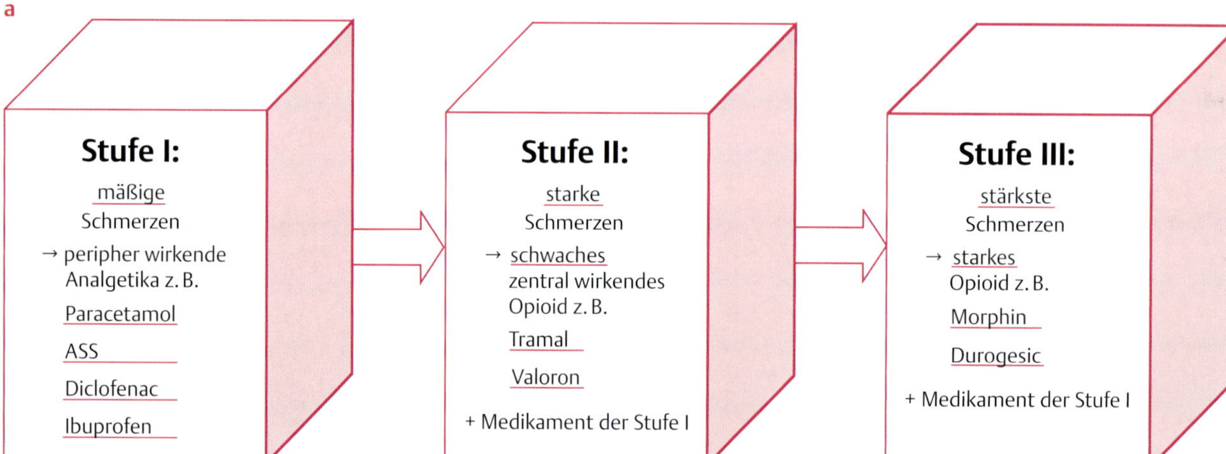

b Diclofenac: Stufe I   Tramadol: Stufe II   Tilidin: Stufe II

c Der Arzt hat es nicht mit einem Medikament der Stufe 1 kombiniert.

d Nein, wenn ein fester Einnahmezeitplan besteht und der Wirkstoffspiegel im Blut konstant bleibt, entwickelt sich keine Entzugssymptomatik, außer, wenn die Therapie abrupt abgesetzt wird

6.8

Sturzrisiko – Skala

Name: Frau Boehs

Zimmer:

Wohnbereich:

bis 4 Punkte	geringes Sturzrisiko
ab 4 Punkte	Maßnahmen zur Sturzverhütung einleiten
5 – 10 Punkte	hohes Sturzrisiko
11 – 24 Punkte	sehr hohes Sturzrisiko

Parameter	4 Punkte	3 Punkte	2 Punkte	1 Punkt	Punkte
Alter		80 +	70 – 79	60 – 69	2
momentaner Zustand	zeitweise verwirrt/desorientiert		verwirrt/desorientiert		0
Ausscheidung	harn- und stuhl-inkontinent	kontinent, braucht jedoch Hilfe		Blasenverweilkatheter /Enterostoma	0
Stürze in der Vorgeschichte	bereits mehr als dreimal gestürzt	Aufstehen aus Bett mit Hilfe	bereits ein- oder zweimal gestürzt		2
Aktivitäten	beschränkt auf Bett und Stuhl				4
Gang und Gleichgewicht	ungleichmäßig/instabil kann kaum die Balance halten im Stehen und Gehen	orthostatische Störung/ Kreislaufprobleme beim Aufstehen und Gehen	Gehbehinderung/evtl. Gehen mit Gehhilfe oder Assistenz	selbstständig/benutzt Bad und Toilette	1
Medikamente (hier auch zukünftig geplante sowie die der letzten 7 Tage)	regelmäßig	zwei Medikamente	ein Medikament		4
Alkohol/auch Melissengeist, Pepsinwein o.ä.			gelegentlich		0
Punkte gesamt					13

Beurteilung: Frau Boehs hat ein sehr hohes Sturzrisiko.

6.9

	intrinsisch	extrinsisch
Risikofaktoren	▸ Gleichgewichtsstörungen ▸ eingeschränkte Bewegungsfähigkeit durch Osteoporose ▸ verminderte Sehschärfe ▸ Sturzvorgeschichte ▸ trinkt sehr wenig	▸ trägt Kleider und Röcke ▸ hat offene Schuhe mit Absatz ▸ Nebenwirkungen von Tilidin können zum Sturz führen
Maßnahmen	▸ auf ausreichende Flüssigkeitszufuhr achten ▸ evtl. Beseitigung der Sehbeeinträchtigung ▸ Bewegungsübungen zur Erhaltung und Förderung der Mobilität durchführen, z. B. Balance- und Kraftübungen ▸ Benutzung von Gehhilfen u. a. Hilfsmitteln einüben, damit sie keine Angst mehr zu haben braucht	▸ Hosen bringen lassen bzw. Röcke und Kleider kürzen lassen, sodass Frau B. nicht hängen bleibt ▸ passendes, evtl. orthopädisches Schuhwerk einsetzen ▸ Nebenwirkungen beobachten, Frau B. beim Aufstehen und Gehen zunächst begleiten

6.10

Pflegeplanung s. S. 141.

6.11

- Art des Sturzes
- Datum und Uhrzeit
- Aktivitäten vor dem Sturz
- Ort des Sturzes
- Zustand vor dem Sturz
- aktuelle Zustandsbeschreibung des Bew. (Vitalzeichen, Bewusstsein)
- Folgen des Sturzes
- eingeleitete Maßnahmen
- bereits durchgeführte präventive Maßnahmen bei bekannter Sturzanfälligkeit
- informierte Personen
- Unterschrift/Handzeichen

6.12

a Numerische Analogskala, da Frau Boehs vollständig orientiert ist. Frau Boehs soll die Schmerzstärke entsprechend einer Zahl auf einer Skala von 0–10 oder 0–100 einschätzen. 0 steht für „keine Schmerzen" und 10/100 steht für „stärkste vorstellbare Schmerzen".

b

- Lokalisation
- Art des Schmerzes
- Zeitpunkt und Auslöser des Schmerzes
- Dauer
- Begleitsymptome, wie Übelkeit/Erbrechen
- bisherige Therapie
- psychosoziale Anamnese

6.13

Neben der Medikamentenwirkung sollten auch die Nebenwirkungen, wie z. B. Obstipation, Harnverhalt, Übelkeit, Erbrechen, Sedierung/Müdigkeit beobachtet und dokumentiert werden. Gerade zu Beginn einer Opioidtherapie ist dies wichtig, damit der Arzt ggf. die Therapie anpassen kann. Weiterhin ist auf die regelmäßige Einnahme des Schmerzmittels nach einem festen Zeitschema zu achten, um Schwankungen im Wirkstoffspiegel zu vermeiden. Als Pflegende sollten Sie außerdem regelmäßig die Vitalzeichen kontrollieren, um Komplikationen, wie beispielsweise einen Sturz durch die Sedierung, vorzubeugen. Da die Schmerztherapie häufig Einfluss auf die Ausscheidungen hat, müssen diese ebenfalls beobachtet werden. Die Durchführung der Pneumonie- und Obstipationsprophylaxe ist wegen der Nebenwirkungen der Opioide von großer Bedeutung.

Pflegeplanung Frau Boehs (6.10)

ABEDL: Sich bewegen können

Datum/Hdz.	**Pflegeprobleme** (P = Problem; R = Ressource)	**Pflegeziele** (Z = Ziel)	**Pflegemaßnahmen** (M = Maßnahme)	**Evaluation**
6.05.2011 JS	P1: Fr. Boehs hat Gleichgewichtsstörungen und ist deshalb sturzgefährdet. R1: Fr. Boehs ist orientiert und kann gehen.	Z1a: (Fernziel) Die Sturzgefahr ist verhindert. Z1b: (Nahziel) Sichere Mobilität ist gefördert.	M1: Die anwesende Pflegekraft... ► weist Fr. Boehs darauf hin, dass sie nur mit Hilfe aufstehen soll ► führt vor jeder Mobilisation eine Vitalzeichenkontrolle durch ► unterstützt Fr. Boehs beim Aufstehen aus dem Bett soweit nötig ► begleitet Fr. Boehs beim Gehen zum gewünschten Ort ► achtet darauf, dass Fr. Boehs pro Stunde ein Glas Wasser o. Ä. trinkt und dokumentiert Menge im Trinkprotokoll → *ABEDL „Essen und trinken können“ M2.*	20.05.2011
6.05.2011 JS	P2: Bei Fr. Boehs besteht aufgrund der Osteoporose erhöhte Frakturgefahr bei einem Sturz. R2: Fr. Boehs kann Entscheidungen selbstständig treffen.	Z2: (Fernziel) Die Sturzfolgen sind minimiert.	M2: Die Bezugspflegekraft... ► berät Fr. Boehs innerhalb der ersten Woche nach ihrem Einzug in Bezug auf die Vor- und Nachteile sowie die Wirkung von Hüftprotektoren ► leitet weitere Maßnahmen entsprechend der Wünsche von Fr. Boehs ein und dokumentiert alle Maßnahmen Wenn sich Fr. Boehs für das Tragen von Hüftprotektoren entschieden hat, achtet die anwesende Pflegekraft darauf, dass Fr. Boehs die Protektorenhose immer trägt und der Sitz korrekt ist.	20.05.2011
6.05.2011 JS	R3: ► Fr. Boehs ist aktuell nicht dekubitusgefährdet (19 Punkte laut Braden-Skala) ► ihre Haut ist rosig, gut durchblutet und intakt ► sie kann mit Hilfe ihre Position umfassend verändern	Z5: (Fernziel) Die Haut an dekubitusgefährdeten Körperstellen ist intakt und gut durchblutet. Veränderungen werden rechtzeitig erkannt und systematisch bewertet.	M5: Die anwesende Pflegkraft... ► kontrolliert – verdeckt – bei der täglichen Körperpflege alle dekubitusgefährdeten Körperstellen ► führt bei Rötungen den Fingerdrucktest durch und informiert bei Hautdefekten oder Dekubitus Grad 1 die Bezugspflegekraft und dokumentiert dies Die Bezugspflegekraft führt turnusgemäß alle 2 Monate eine Einschätzung des Dekubitusrisikos mittels Braden-Skala durch.	6.06.2011

ABEDL: Sich pflegen können

Datum/Hdz.	**Pflegeprobleme** (P = Problem; R = Ressource)	**Pflegeziele** (Z = Ziel)	**Pflegemaßnahmen** (M = Maßnahme)	**Evaluation**
6.05.2011 JS	P1: Fr. Boehs kann sich aufgrund starker Schmerzen, durch eine Humerus- und Klaviculafraktur links, nicht selbstständig den rechten Arm und den Rücken waschen und hat deshalb Angst vor schlechtem Körpergeruch. R1: ▶ Fr. Boehs ist orientiert. ▶ Ihr rechter Arm ist funktionstüchtig. ▶ Fr. Boehs kann die Zähne putzen, das Gesicht, den Oberkörper, den linken Arm, den Intimbereich und die Beine selbstständig waschen und eincremen.	Z1a: (Fernziel) Fr. Boehs vorhandene Fähigkeiten sind erhalten. Z1b: (Nahziel) Fr. Boehs ist gepflegt und riecht angenehm.	M1: Die Bezugspflegekraft... ▶ berät und erklärt Fr. Boehs wie wichtig es ist, dass sie ihre vorhandenen Fähigkeiten trainiert, um wieder selbstständig in ihrer Wohnung leben zu können ▶ erklärt Fr. Boehs den Ablauf einer Waschung, wenn sie schmerzfrei ist und welche Unterstützung sie durch die Pflegenden bekommen wird ▶ berät Fr. Boehs in Bezug auf alternative Möglichkeiten zur Schmerzlinderung → *ABEDL „Mit existenziellen Erfahrungen umgehen können“ M2* Die anwesende Pflegekraft... ▶ gibt entsprechend der AVO 30 Minuten vor der Körperpflege Fr. Boehs ihr Schmerzmedikament → *ABEDL „Mit existenziellen Erfahrungen umgehen können“ M2* ▶ mobilisiert Fr. Boehs aus dem Bett → *ABEDL „Sich bewegen können“ M1* und geht mit ihr ans Waschbecken ▶ hilft Fr. Boehs beim Entkleiden des Oberkörpers und deckt den Rücken mit einem Handtuch ab, unterstützt den linken Arm ggf. mir einem Kissen ▶ leitet Fr. Boehs wie folgt am Waschbecken an: Fr. Boehs soll... – sich die Zähne putzen, den Mund gut ausspülen und abtrocknen – das Wasser entsprechend der gewünschten Temperatur in die Waschschüssel einlassen – einen Waschlappen befeuchten, das Gesicht, die Ohren und den Hals waschen und mit einem Handtuch abtrocknen – Seife in das Wasser geben – den Waschlappen wieder befeuchten, sich den Oberkörper, den linken Arm und die linke Achselhöhle waschen und anschließend gut abtrocknen → bei Bedarf hält die Pflegende zur Vermeidung von Schmerzen den linken Arm so, dass Fr. Boehs sich besser waschen kann – die anwesende Pflegekraft übernimmt das Waschen des rechten Arms und des Rückens (belebend waschen, abtrocknen, eincremen) – sich je nach Bedarf, das Gesicht mit Gesichtscreme und den Oberkörper mit ihrer Bodylotion eincremen so weit sie kann, der Rest wird von der Pflegenden übernommen – den Oberkörper durch Unterstützung von Pflegekraft mit Tageskleidung ankleiden – ein Handtuch um die Schultern legen, die Haare kämmen und das Handtuch wieder entfernen	

			Die anwesende Pflegekraft… – unterstützt Fr. Boehs wegen der Gleichgewichtsstörungen beim Entkleiden des Unterkörpers – legt ein Handtuch unter die Füße, – unterstützt Fr. Boehs wegen der Gleichgewichtsstörungen beim Waschen der Beine bzw. übernimmt die Maßnahme je nach Zustand vollständig und wäscht beide Beine vom Knöchel in Richtung Hüfte, trocknet sie ab und cremt sie ein – wäscht die Füße, beachtet dabei die Zehenzwischenräume und trocknet gut ab (bei Verdacht auf Fuß-/Nagelpilz Einmalhandschuhe tragen), evtl. trockene Haut an Fußsohlen ebenfalls eincremen – leert das Waschwasser aus, spült die Schüssel aus, desinfiziert oder nimmt eine frische Waschschüssel – lässt frisches Wasser entsprechend der gewünschten Temperatur in die Waschschüssel ein und gibt pH-neutrale Seife dazu – desinfiziert die Hände und zieht Einmalhandschuhe an, – lässt Fr. Boehs aufstehen und achtet auf einen sicheren Stand, – gibt Fr. Boehs einen frischen Waschlappen und lässt sie den Intimbereich zunächst vorne und dann hinten waschen und abtrocknen – leert das Waschwasser aus, reinigt und desinfiziert die Schüssel – zieht die Handschuhe aus und desinfiziert die Hände – unterstützt Fr. Boehs beim Ankleiden des Unterkörpers mit Tageskleidung und beim Anziehen der Schuhe, wenn nötig – begleitet Fr. Boehs zum gewünschten Ort	6.06.2011

ABEDL: Essen und trinken können				
Datum/Hdz.	**Pflegeprobleme** (P = Problem; R = Ressource)	**Pflegeziele** (Z = Ziel)	**Pflegemaßnahmen** (M = Maßnahme)	**Evaluation**
6.05.2011 JS	P1: Fr. Boehs kann aufgrund der Humerus- und Klaviculafraktur links, die Nahrung nicht selbstständig in mundgerechte Stücke zerkleinern. R1: Fr. Boehs ist Rechtshänderin.	Z1: (Fernziel) Fr. Boehs isst selbstständig Z1b: (Nahziel) Die Nahrungsaufnahme ist gewährleistet.	M1: Die anwesende Pflegekraft... ► stellt ihr, wenn nötig, Hilfsmittel zur Verfügung, z. B. rutschfeste Unterlage, Griffverstärkung, Schneidehilfe, Schneidebrett mit Gabelhalter... ► leitet sie im Umgang mit den Hilfsmitteln an, bis sie sicher im Umgang damit ist ► unterstützt Fr. Boehs bei Bedarf bei der mundgerechten Zerkleinerung der Nahrung Die Bezugspflegekraft kontrolliert und dokumentiert 1-mal wöchentlich (mittwochs) den Fortschritt von Fr. Boehs.	20.05.2011
	P2: Fr. Boehs hat Osteoporose und nimmt nicht ausreichend Kalcium über die Nahrung auf. R2: Fr. Boehs isst gerne Käse und grünes Gemüse.	Z2: (Fernziel) Fr. Boehs nimmt täglich 1000 mg Kalcium über Essen und trinken zu sich.	M3: Die Bezugspflegekraft... ► berät Fr. Boehs wegen der Osteoporose hinsichtlich der Bedeutung und Zusammensetzung der Ernährung und zieht ggf. die Diätassistentin der Einrichtung hinzu ► stellt sicher, dass Fr. Boehs täglich über die Getränke und Mahlzeiten den Kalciumbedarf decken kann → Absprache mit Heimkoch über Zusammenstellung der Mahlzeiten ► achtet bei der Zusammenstellung darauf, dass ihre Vorlieben (Käse und grünes Gemüse) darin enthalten sind Die anwesende Pflegekraft... ► stellt sicher, dass Fr. Boehs überwiegend Getränke zu sich nimmt, z. B. Mineralwasser, die extra viel Kalcium enthalten ► dokumentiert Menge und Art der Getränke im Trinkprotokoll	20.05.2011

ABEDL: Mit existenziellen Erfahrungen umgehen können

Datum/Hdz.	**Pflegeprobleme** (P = Problem; R = Ressource)	**Pflegeziele** (Z = Ziel)	**Pflegemaßnahmen** (M = Maßnahme)	**Evaluation**
6.05.2011 JS	P1: Fr. Boehs hat Angst, dass sich der Bruch wieder verschiebt, ist deshalb übervorsichtig und schont sich. R1: äußert ihre Ängste.	Z1: (Fernziel) Fr. Boehs fühlt sich und ihre Ängste ernst genommen.	M1: Die anwesende Pflegekraft... ► nimmt die Äußerungen von Fr. Boehs wahr und ernst ► wirkt beruhigend auf Fr. Boehs ein ► versucht, ihr durch Gespräche die Angst zu nehmen und schafft so Vertrauen und Zuversicht ► erklärt ihr die Zusammenhänge zwischen ihrer Erkrankung und den möglichen Folgen	6.06.2011
6.05.2011 JS	P2: Fr. Boehs äußert aufgrund der Fraktur und ihrer Osteoporose starke Schmerzen. R2: Fr. Boehs kann sich mitteilen.	Z2a: (Fernziel) Physische und psychische Beeinträchtigungen sind vermieden. Z2b: Schmerzbedingte Probleme sind vermieden.	M2: Die anwesende Pflegekraft... ► führt 1-mal pro Schicht und bei Bedarf eine systematische Schmerzeinschätzung mit Hilfe der numerischen Analogskala durch und dokumentiert dies zeitnah ► verabreicht Schmerzmedikament nach AVO, beobachtet Wirkung und Nebenwirkung und dokumentiert dies ► bietet Fr. Boehs nichtmedikamentöse Methoden zur Schmerzlinderung an, z. B. Eis zum Kühlen und dokumentiert unmittelbar nach der Anwendung die Wirkung der Maßnahme Die Bezugspflegekraft... ► kontrolliert und dokumentiert 1-mal wöchentlich (mittwochs) den Erfolg des Schmerzmanagements bei Fr. Boehs ► organisiert 3-mal pro Woche Physiotherapie nach AVO	20.05.2011

7 Lösung Herr Rösch leidet an Depressionen und hat eine chronische Niereninsuffizienz

7.1

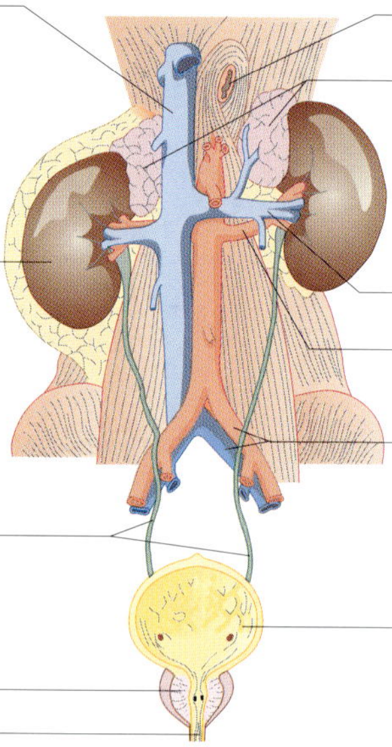

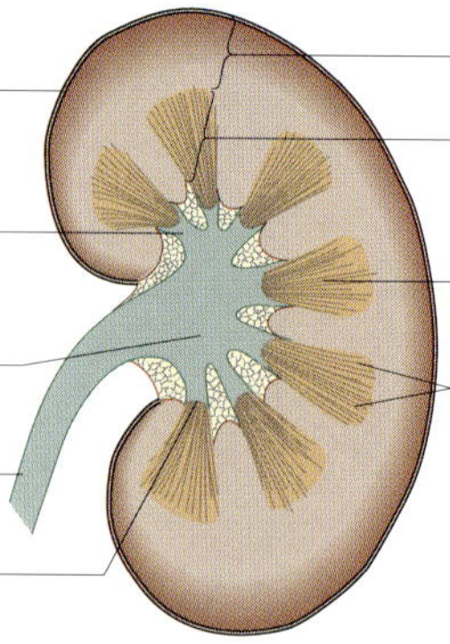

7.2

- Ausscheidung von Stoffwechselendprodukten (= harnpflichtige Substanzen) und Fremsubstanzen (Medikamente, Umweltgifte) zur Entgiftung
- Regulation der Elektrolytkonzentration (Na, K, Ca, Ph)
- Konstanthaltung des Wasserhaushalts
- Regulation des Blutdrucks
- Aufrechterhaltung des Säure-Basen-Gleichgewichts
- Bildung des Enzyms Renin (wichtig für Elektrolythaushalt und RR) und Erythropoetin (zur Blutbildung)
- Umwandlung einer Vit. D-Vorstufe in das Vit. D-Hormon (zur Aufnahme von Ca im Darm)

7.3

b Konzentrierung des Primärharns erfolgt im Tubulussystem, von der Nierenkapsel bis zum Mark und wieder zurück
e täglich werden ca. 180 l Primärharn gebildet
f Sekundärharn wird in den Sammelrohren gesammelt und über Nierenkelche in Nierenbecken und Harnleiter weitergegeben

7.4

a

Gehirn „misst" konzentriertes Blut

↓

Hypophyse schüttet ADH (antidiuretisches Hormon) aus

↓

vermehrte Wasserrückresorption in den Sammelrohren + vermehrtes Durstgefühl

b Verminderte ADH-Ausschüttung; Folge: weniger Durst, d. h. schlechte Gegenregulierung bei großen Flüssigkeitsverlusten wie Durchfall

7.5

a Er hat Diabetes mellitus Typ 1 und als Spätfolge eine diabetische Nephropathie. Es könnte allerdings zusätzlich durch die Gefäßschäden, verursacht durch den Hypertonus, zu einer schnelleren Verschlechterung (Dialysepflichtigkeit) gekommen sein.

b Hämodialyse: Blut wird nach außen in einen Filter geleitet, dieser ahmt die Filtrationsvorgänge im Glomerulum nach.
Peritonealdialyse: Dialysierflüssigkeit wird über einen Katheter in die Bauchhöhle eingefüllt, Peritoneum dient als Membran für die Filtration.

7.6

a

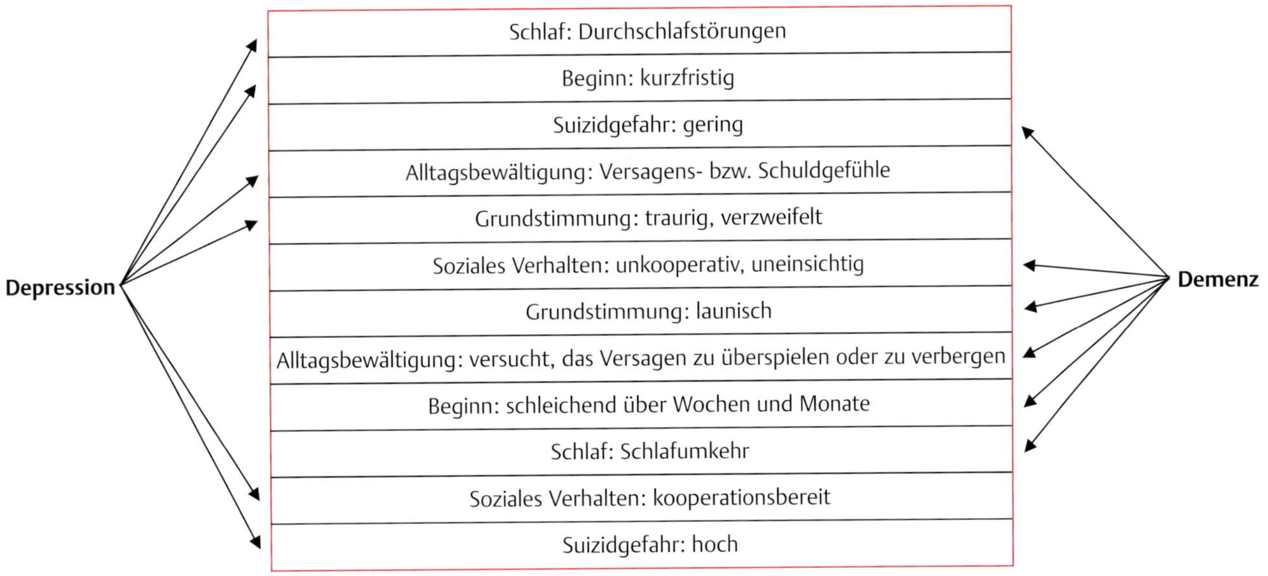

b

- Medikamentöse Therapie: trizyklische Antidepressiva, selektive Serotonin-Wiederaufnahmehemmer, Johanniskraut, reversible MAO-Hemmer, Lithium-Salze
- Körperorientierte Therapie: Bewegungs- und Atemtherapie, Entspannungstherapie, Massagen, Bäder, Lichttherapie, Wachtherapie
- Individuumzentrierte Therapien: Verhaltenstherapie, Familientherapie, Gesprächstherapie
- Soziotherapie: Besuch von Selbsthilfegruppen, Üben von Alltagsfertigkeiten, Beschäftigung, Tagesstrukturierung, Freizeitplanung

7.7

a Wahrscheinlich konnte aufgrund des chronischen Nierenversagens die Blutdruckregulation nicht mehr korrekt erfolgen.

b

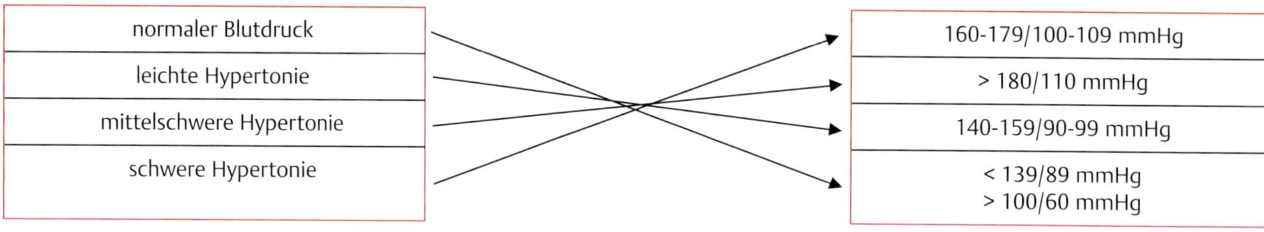

c

2 ACE-Hemmer
5 Sartane
6 Diuretika
8 Betablocker
10 Kalzium-Antagonisten

7.8

a Koronare Herzkrankheit

b Der jahrelange Diabetes mellitus führte zur Arteriosklerose der Herzkranzgefäße. Entstehung Arteriosklerose: Gefäßinnenwände sind rau und rissig, dadurch lagern sich Plaques an, die das Gefäßlumen immer weiter verengen.

c

Wirkstoffe/Präparatbeispiele:

a KA Nifedipin
b T Acetylsalicylsäure
c N Nitroglycerin
d B Beloc zok
e K Corvaton
f B Atenolol
g N Corangin
h T Aspirin
i K Molsidomin
j KA Isoptin

Typische Nebenwirkungen:

k B Schwindel, Müdigkeit, RR-Abfall
l KA Schwindel, Gesichtsröte, Kopfschmerz
m K verursacht nur selten Kopfschmerzen
n T Magenbeschwerden bis zum Magenulkus
o N häufig Kopfschmerzen, die nach wenigen Tagen aber wieder verschwinden, Tachykardie

Im Umgang damit zu beachten:

- **p** N wegen Toleranzentwicklung letzte Gabe mittags oder abends
- **q** K wird häufig in Kombination mit Nitraten gegeben
- **r** T 10 Tage vor geplanten operativen Eingriffen absetzen
- **s** KA Gefahr von Herzrhythmusstörungen, Obstipation
- **t** B Vorsicht bei Diabetikern, pAVK, COPD

7.9

Die Wahl der invasiven therapeutischen Maßnahmen ist davon abhängig, welche und wie viele Koronargefäße verengt sind, welchen Schweregrad die Verengungen aufweisen und ob der ältere Mensch bereit ist, eine invasive Maßnahme durchführen zu lassen (z. B. Herzoperation).

Eine Revaskularisation kann unterschiedlich erfolgen:

mittels Ballonkatheterdillatation (Erweiterung der Koronarstenose mittels eingeführtem Ballonkatheter, der innerhalb der Stenose mit Druck aufgeblasen wird), evtl. Stentimplantation (Gefäßprothese) oder

mittels operativer Therapie (Bypass-Operation: Verengte Herzkranzgefäße werden durch einen Gefäßersatz überbrückt, um die Blutversorgung zu gewährleisten).

7.10

Am rechten Arm, da er auf der linken Seite einen Shunt hat.

7.11

- **b** Flüssigkeitsein- und -ausfuhr
- **c** Gewicht
- **d** Atmung
- **f** Temperatur
- **g** Hautfarbe
- **i** Bewusstsein

7.12

	richtig	falsch
Er sollte sich eiweißarm ernähren.		X
Er sollte sich kalorien-, vitamin- und ballaststoffreich ernähren.	X	
Er sollte sich kaliumarm ernähren.	X	
Er sollte sich phosphatarm ernähren.	X	
Er sollte sich natriumreich ernähren.		X
Er kann trinken so viel er will, da die überschüssige Flüssigkeit bei der nächsten Dialyse wieder entzogen wird.		X

7.13

Sein Leben hängt von der „Maschine" ab. Es besteht immer die Gefahr von Infektionen oder Zwischenfällen. Die Dialyse bestimmt seinen Lebensrhythmus bzw. ist der Mittelpunkt seines Lebens. Er muss seinen gesamten Alltag nach den Dialyseterminen ausrichten. Nach den Dialyseterminen ist er meist erschöpft. Urlaube sind nur eingeschränkt möglich, da er regelmäßig zur Dialyse muss. Weiterhin kann er Hobbys mit Verletzungsgefahr nicht ausüben, da jede Verletzung eine mögliche Infektion nach sich ziehen kann. Zusätzlich ist die Nahrungsaufnahme eingeschränkt, was wiederum die Lebensqualität mindert.

7.14

Zuwendung: Durch Körpersprache und Blicke Nähe und Geduld signalisieren, bei Gesprächen sich zu ihm setzen und seine Hand halten, wenn er dies zulässt.
Ermutigung: Ihn ermutigen, über seine Stimmungslage zu sprechen, ihn aber nicht drängen.
Verbalisierung: Ihm durch Verbalisierung zeigen, dass man seine Gefühle wahrnimmt.
Keine Bewertungen: Das, was er sagt, niemals bewerten, sonst fühlt er sich nicht verstanden und seine Antriebs- und Hoffnungslosigkeit werden verstärkt.
Akzeptanz: Alles, was er sagt, als seine momentane Sicht der Dinge akzeptieren.
Kein falsches Mitleid: Wenn Hr. Rösch in einer depressiven Phase ist, ihm nicht aus Mitleid heraus alles abnehmen, sondern ihn gezielt durch kleinere Maßnahmen, z B. zum Zähneputzen aktivieren, wenn er sich darauf einlässt, angemessen aber nicht überschwänglich loben.
Abgrenzung: aus Mitleid für Herr Rösch kann Hilflosigkeit werden, so wird man in die Depression mit hineingezogen, deshalb ist die persönliche Abgrenzung zu Herr Rösch sehr wichtig

7.15

- am Abend ruhige Phasen einplanen
- abendliche Zuwendung durch Gespräche
- Schlafrituale einführen, z. B. warmes Fußbad vor dem Schlafengehen
- mit Herrn Rösch Entspannungsübungen durchführen
- warme Milch anbieten
- pflanzliche Schlafmittel oder Tees in Absprache mit dem Arzt verabreichen
- tagsüber Schlaf verhindern, damit ein natürlicher Rhythmus entsteht
- mit Herr Rösch überlegen, welcher Beschäftigung er nachgehen kann, wenn er nicht schlafen kann, anstatt wach zu liegen und zu grübeln

7.16

a Angina pectoris-Anfall

b

- stabile Sitzposition, Oberkörperhochlagerung
- beengende Kleidung öffnen
- verordnetes Nitrospray verabreichen
- Arzt rufen
- Vitalzeichen überprüfen
- Wirkung des Sprays beobachten, Herr Rösch nicht alleine lassen und warten bis Hilfe kommt

8 Lösung Herr Kölble kommt mit seinem Diabetes nicht zurecht

8.1

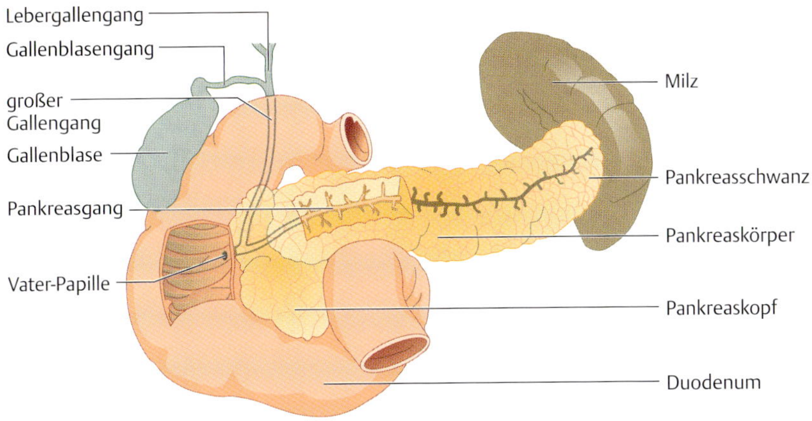

8.2

	A-Zellen	B-Zellen	D-Zellen
Vorkommen	15-20 % der Langerhans-Inseln des Pankreas	70-80 % der Langerhans-Inseln des Pankreas	5-10 % im gesamten Verdauungstrakt
Bildung von...	Glukagon	Insulin	Somatostatin
Wirkung	▶ Gegenspieler des Insulins ▶ fördert den Glykogenabbau sowie die Glukoseneubildung aus Milchsäure oder anderen Stoffwechselabbauprodukten	▶ steigert die Aufnahme von Zucker aus dem Blut in die Gewebezellen ▶ fördert den Umbau von Zucker in Glykogen in den Zellen ▶ fördert den Aufbau von Speicherfetten ▶ hemmt den Fettabbau und damit die Senkung der Fettsäuren im Blut ▶ vermehrte Bildung von Eiweißen	▶ hemmt Magensaftsekretion und die Magen-Darm-Beweglichkeit ▶ steigert die Gallen- und Bauchspeicheldrüsen-sekretion

8.3

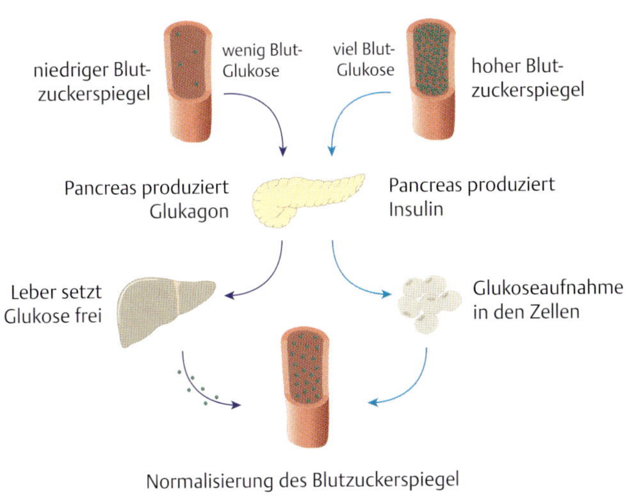

8.4

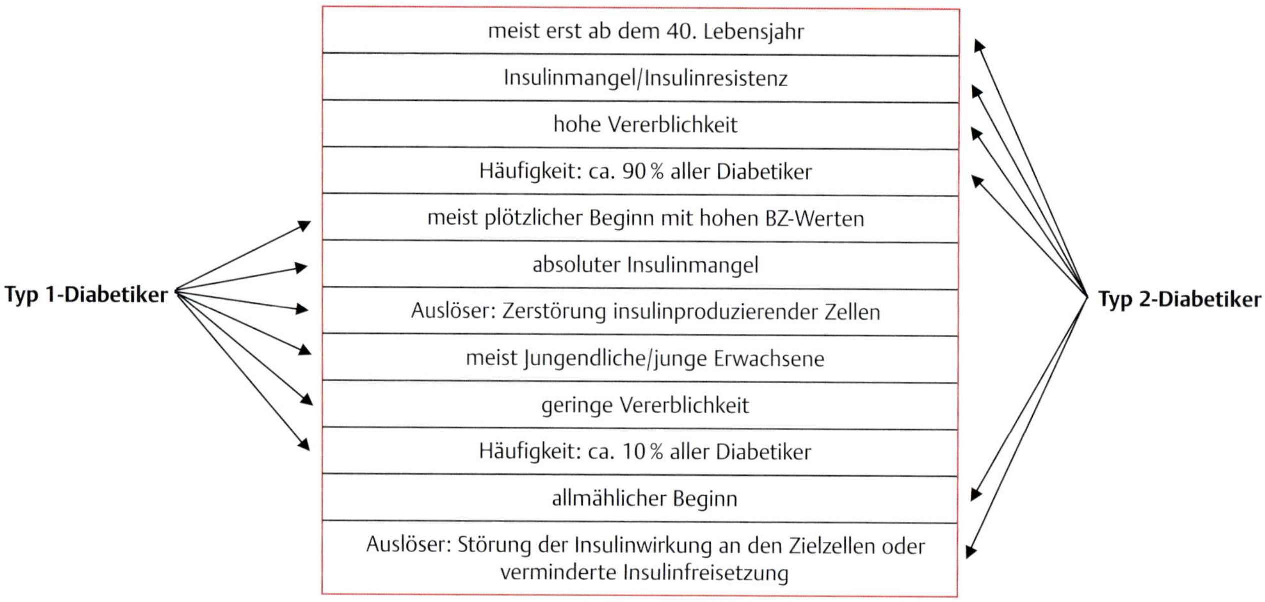

8.5

- **a** Polyurie
- **b** Polydipsie
- **f** Exsikkose
- **g** Hyperglykämie
- **i** Glukosurie
- **j** Azetongeruch

8.6

Nierenschwelle: Normalerweise befindet sich im Urin keine Glukose, da er aus dem Primärharn rückresorbiert und wieder ins Blut abgegeben wird. Ab einem Blutzuckerspiegel von 180mg/dl (Schwellenwert) ist dieser Mechanismus aber überfordert und die Glukose wird mit dem Urin ausgeschieden.

Diabetes war schon vor vielen Jahrhunderten bekannt, jedoch gab es noch nicht die technischen Möglichkeiten wie heute, das Blut zu untersuchen. Deshalb verkosteten die Mediziner den Urin von potenziellen Diabetikern und stellten fest, dass er „honigsüß" schmeckte. So entstand auch der Name Diabetes mellitus = honigsüßer Durchfluss.

8.7

d ...110 mg/dl ist.

8.8

Therapie Typ 1-Diabetiker: konventionelle Insulintherapie + Diät

Therapie Typ 2-Diabetiker: Diät + Bewegung → wenn erfolglos: orale Antidiabetika → wenn erfolglos: intensivierte Insulintherapie

8.9

Mikroangiopathie	Makroangiopathie	diabetische Polyneuropathie
▸ Retinopathie ▸ Schwindel aufgrund Schädigung kleiner gehirnversorgender Gefäße	▸ Durchblutungsstörungen der Beine mit Amputation zweier Zehen	▸ Kribbeln der Arme und Beine durch periphere Polyneuropathie ▸ Obstipation durch autonome Polyneuropathie

8.10

Diabetiker müssen den Kohlenhydratgehalt der Speisen und Getränke hinsichtlich ihrer Blutzuckerwirksamkeit richtig einschätzen und deshalb berechnen können. Bei der Berechnung der Kohlenhydratmenge wird in Deutschland die BE = Brot-Einheit bzw. Berechnungs-Einheit verwendet. 12 g Kohlenhydrate entsprechen 1 BE → Herr Kölble darf bei 12 BE täglich 144 g Kohlenhydrate essen.

8.11

Da Herr Kölble verstärkt auf die Menge und Art der Kohlenhydrate achten muss, sollten die täglichen Mahlzeiten in ihrer Zusammensetzung meist einen geringeren Kohlenhydratanteil und einen erhöhten Eiweißanteil enthalten. Die 5–7 Mahlzeiten sollten möglichst gleichmäßig über den Tag verteilt werden, damit der Blutzucker nicht zu stark schwankt. Bei den kohlenhydratreichen Lebensmitteln sind solche zu bevorzugen, die den BZ-Spiegel nicht zu stark in die Höhe steigen lassen, z. B. Schwarzbrot statt Weißbrot. Weiterhin muss auf den Zuckeranteil in der Nahrung geachtet werden, deshalb sollte er seine Lieblingsschokolade nicht essen bzw. nur gelegentlich und in Maßen. Alkohol, vor allem Bier, liefert viele Kalorien und macht dick. Nach dem Alkoholgenuss kann es außerdem zu einer Unterzuckerung kommen. Deshalb sollte er, wenn überhaupt, nur gelegentlich Alkohol trinken und besser trockenen Rotwein statt Bier.

8.12

Es werden pro Tag 1 oder 2 Injektionen von Misch- oder Verzögerungsinsulin mit konstanter Dosierung verabreicht. Die Insulindosis wird meist wie folgt aufgeteilt: ⅔ morgens und ⅓ abends.

8.13

Präparatbeispiele:

a A Humalog

b V Huminsulin Basal

c M Insuman-Comb

d L Lantus

e V Insuman Basal

f N Huminsulin

g A Lispro

h N Actrapid

i M Actraphane

Wirkprofil:

j A sofortiger Wirkungsbeginn, max. Wirkdauer 2–3 h

k V Wirkungsbeginn nach 30–60 min, max. Wirkdauer 10–12 h

l M Wirkungsbeginn nach 15–30 min, max. Wirkdauer 10–12 h

m N Wirkungsbeginn nach 30–60 min, max. Wirkdauer 4–6 h

n L Wirkungsbeginn nach ca. 60 min, max. Wirkdauer 20–30 h

Im Umgang damit zu beachten:

o M 30 min Spritz-Ess-Abstand

p A kein Spritz-Ess-Abstand nötig

q N 30 min vor den Mahlzeiten spritzen, genaue Dosisberechnung wegen Hypoglykämiegefahr

r L einmal pro Tag, meist abends

s V schlecht zu steuern, daher die Gefahr der Hypoglykämie

8.14

Pflegeplanung s. S. 156.

8.15

	richtig	**falsch**
Herr Kölble sollte möglichst viel barfuss gehen, um Druckstellen durch die Schuhe vorzubeugen.		X
Die Füße müssen täglich inspiziert werden, um Veränderungen erkennen zu können.	X	
Die Fußnägel sollten geschnitten, nicht gefeilt werden.		X
Je enger die Socken, desto wärmer bleiben Herr Kölbles Füße.		X
Die Füße sollte er täglich mit lauwarmem Wasser und wenig Seife waschen.	X	
Nach dem Waschen müssen die Füße besonders gut abgetrocknet werden.	X	
Wegen der trockenen Haut, müssen die Füße täglich eingecremt werden.	X	
Beim Eincremen dürfen die Zehenzwischenräume nicht vergessen werden.		X
Zur Hornhautbeseitigung kann ein Hornhauthobel verwendet werden.		X

8.16

a Hypoglykämie

b

- Notruf absetzen, Herr Kölble nicht alleine lassen
- Herr Kölble so bequem wie möglich auf dem Boden lagern
- von 2. Pflegenden Notarzt informieren lassen und Materialien zur BZ- und RR-Messung bringen lassen
- Traubenzucker oder zuckerhaltiges Getränk geben, wenn er schlucken kann, ansonsten Glukagon injizieren
- Blutzucker messen
- Blutdruck und Puls messen
- Herr Kölble nicht alleine lassen und warten bis der Notarzt kommt
- regelmäßig BZ-, RR- und Puls-Kontrolle durchführen bis Notarzt eingetroffen ist

8.17

Eine Insulininjektion kann mit einem sogenannten Pen vorgenommen werden. Ein Insulinpen hat seinen Namen vom Federhalter. Wie eine Fertigspritze ist das Gerät mit Spritze, Kanüle und einer Insulinampulle ausgerüstet. Das Handling ist einfacher als mit einer Spritze. Der Pflegebedürftige erlernt den praktischen Umgang mit dem Pen meist schnell. Zum Injizieren wird nur noch die gewünschte Dosis eingestellt, die Kanülenkappe entfernt und nach dem Einstich das Insulin durch Knopfdruck freigegeben.
Pennadeln sollen nur zur einmaligen Injektion verwendet werden. Zum Abdrehen der Nadel muss ein Abwurfbehälter mit integrierter Abdrehhilfe bzw. eine Abdrehhilfe verwendet werden, um einer Nadelstichverletzung vorzubeugen.

8.18

Reihenfolge	Durchführung BZ-Messung
5	Gerät einschalten, Code kontrollieren, Teststreifen einführen, ohne das Testfeld zu berühren
4	Fingerkuppe desinfizieren → Einwirkzeit beachten
10	Einstichstelle mit einem frischen Tupfer komprimieren
8	Fingerbeere stauen und seitlich mit einer sterilen Lanzette einstechen und sofort im Kanülenabwurf entsorgen
2	Herr Kölble fragen, an welchem Finger gestochen werden darf
7	restliches Desinfektionsmittel mit Tupfer abwischen
12	Herr Kölble über Wert informieren und dokumentieren
6	Einmalhandschuhe anziehen
3	wenn die Fingerkuppen kalt sind, Hände durch Reiben anwärmen
11	Wert ablesen, Tupfer, Teststreifen und Handschuhe in Abwurf entsorgen
9	1. Blutstropfen mit frischem Tupfer abwischen, 2. Blutstropfen nach Vorschrift auf den Teststreifen tropfen lassen
1	Hände desinfizieren

Pflegeplanung Herr Kölble (8.14)

ABEDL: Sich bewegen können

Datum/Hdz.	**Pflegeprobleme** (P = Problem; R = Ressource)	**Pflegeziele** (Z = Ziel)	**Pflegemaßnahmen** (M = Maßnahme)	**Evaluation**
6.05.2011 JS	P1: Hr. Kölble leidet unter Sehstörungen und Schwindel und ist deshalb sturzgefährdet. R1: Hr. Kölble ist orientiert und kann mit dem Rollator gehen.	Z1a: (Fernziel) Die Sturzgefahr ist verhindert. Z1b: (Nahziel) Sichere Mobilität ist gefördert.	M1: Die anwesende Pflegekraft... ► weist Hr. Kölble darauf hin, dass er aufgrund der Sehstörung und des Schwindels vorerst nur mit Begleitung gehen soll ► führt vor jeder Mobilisation eine Vitalzeichenkontrolle durch ► unterstützt Hr. Kölble beim Aufstehen so weit nötig ► begleitet Hr. Kölble beim Gehen zum gewünschten Ort ► achtet darauf, dass Hr. Kölble pro Stunde ein Glas Wasser o. Ä. trinkt und dokumentiert die Menge im Trinkprotokoll Die Bezugspflegekraft... ► veranlasst in Absprache mit Hr. Kölble so schnell wie möglich einen Termin beim Augenarzt und leitet ggf. weitere Maßnahmen nach AVO ein Wenn Hr. Kölble eine Brille hat, muss die anwesende Pflegekraft... ► bei jedem Pflegekontakt die Brille auf Sauberkeit und Funktionstüchtigkeit kontrollieren ► in Absprache mit Hr. Kölble die Brille nach Bedarf reinigen ► Hr. Kölble bei Bedarf an das Tragen seiner Brille erinnern	6.06.2011

ABEDL: Vitale Funktionen des Lebens aufrecht erhalten können

Datum/Hdz.	**Pflegeprobleme** (P = Problem; R = Ressource)	**Pflegeziele** (Z = Ziel)	**Pflegemaßnahmen** (M = Maßnahme)	**Evaluation**
6.05.2011 JS	P1: Hr. Kölble hat Diabetes mellitus Typ 2b, deshalb besteht für ihn die Gefahr einer hypo- bzw. hyperglykämischen Entgleisung. R1: Hr. Kölble kann sich mitteilen	Z1a: (Fernziel) Die Komplikationen Hyper- und Hypoglykämie sind vermieden. Z1b: (Nahziel) Rechtzeitiges Erkennen hypo- bzw. hyperglykämischer Entgleisungen.	M1: Die anwesende Pflegekraft... ► misst 1-mal tgl. morgens den Blutzucker, dokumentiert den Wert und informiert ggf. den Arzt ► spritzt 1-mal tgl. morgens das Insulin nach AVO s. c. und dokumentiert dies zeitnah ► beobachtet Hr. Kölble auf Anzeichen einer Hyper- und Hypoglykämie und leitet ggf. entsprechende Maßnahmen ein	6.06.2011

ABEDL: Sich pflegen können				
Datum/ Hdz.	**Pflegeprobleme** (P = Problem; R = Ressource)	**Pflegeziele** (Z = Ziel)	**Pflegemaßnahmen** (M = Maßnahme)	**Evaluation**
6.05.2011 JS	P1: Hr. Kölble kann sich aufgrund des großen Bauchumfangs nicht den Rücken, die Beine und den Intimbereich waschen, deshalb besteht Intertrigogefahr und die Gefahr einer Pilzinfektion. R1: Hr. Kölble kann die Mundpflege selbstständig durchführen sowie das Gesicht und den Oberkörper am Waschbecken selbstständig waschen.	Z1a: (Fernziel) Hr. Kölble hat eine intakte Haut. Z1b: (Nahziel) Veränderungen und Komplikationen sind frühzeitig erkannt. Hr. Kölbles vorhandene Fähigkeiten sind erhalten. Hr. Kölble ist gepflegt.	M1: Die anwesende Pflegekraft... ▶ begleitet Hr. Kölble ans Waschbecken → *ABEDL „Sich bewegen können" M1*, damit er dort die Mund- und Oberkörperpflege selbstständig durchführen kann ▶ übernimmt das Waschen des Rückens (belebend) und trocknet ihn ab ▶ anschließend cremt sie den Rücken mit der Sebamed-Lotion ein ▶ bei Bedarf unterstützt sie Hr. Kölble beim Eincremen und Ankleiden des Oberkörpers ▶ übernimmt das Entkleiden des Unterkörpers ▶ legt ein Handtuch unter die Füße wäscht beide Beine vom Knöchel in Richtung Hüfte, trocknet sie ab und cremt sie mit der Sebamed-Lotion ein ▶ wäscht und inspiziert die Füße auf Druckstellen, Risse und Verletzungen, beachtet dabei die Zehenzwischenräume und trocknet gut ab (bei Verdacht auf Fuß-/Nagelpilz Einmalhandschuhe tragen), evtl. trockene Haut an Fußsohlen ebenfalls eincremen (nicht die Zehenzwischenräume!) ▶ leert das Waschwasser aus, spült die Schüssel aus, desinfiziert oder nimmt eine frische Waschschüssel ▶ lässt frisches Wasser entsprechend der gewünschten Temperatur in die Waschschüssel ein und gibt pH-neutrale Seife dazu ▶ desinfiziert die Hände und zieht Einmalhandschuhe an ▶ lässt Hr. Kölble aufstehen und achtet auf einen sicheren Stand ▶ führt eine Hautinspektion der Bauch- und Leistenfalten sowie des Intimbereichs in Bezug auf Intertrigo und Pilzbefall durch ▶ wäscht mit einem frischen Waschlappen den Intimbereich zunächst vorne und dann hinten und trocknet ihn gut ab ▶ leert das Waschwasser aus, reinigt und desinfiziert die Schüssel ▶ zieht die Handschuhe aus und desinfiziert die Hände, ▶ kleidet den Unterkörper mit Tageskleidung an und zieht Socken und die Schuhe an und achtet dabei Faltenfreiheit, weite Bündchen und richtigen Sitz ▶ begleitet Hr. Kölble zum gewünschten Ort	6.06.2011
6.05.2011 JS	P2: Hr. Kölble leidet aufgrund des Diabetes mellitus unter trockener Haut und Juckreiz. R2: Hr. Kölble hat eine spezielle Lotion zur Hautpflege.	Z2: Der Juckreiz ist gelindert und die Haut ist intakt.	M2: Die anwesende Pflegekraft... ▶ führt die Hautpflege bei der Körperpflege und bei Bedarf mit Sebamed-Lotion durch → *ABEDL „Sich pflegen können" M1* ▶ kontrolliert bei der Körperpflege den Hautzustand und dokumentiert diesen zeitnah ▶ informiert die Bezugspflegekraft, wenn die Lotion zu Ende geht	6.06.2011

ABEDL: Sich pflegen können (FORTSETZUNG)				
Datum/ Hdz.	**Pflegeprobleme** (P = Problem; R = Ressource)	**Pflegeziele** (Z = Ziel)	**Pflegemaßnahmen** (M = Maßnahme)	**Evaluation**
6.05.2011 JS	P3: Hr. Kölble hat aufgrund des Diabetes mellitus Durchblutungsstörungen in beiden Beinen und bekam deshalb bereits 2 Zehen des rechten Fußes amputiert. R3: Hr. Kölble legt großen Wert auf eine regelmäßige und gründliche Fußpflege.	Z3: Verschlechterungen der Durchblutungsstörungen und Komplikationen sind frühzeitig erkannt.	M3: Die anwesende Pflegende… ► inspiziert täglich bei der Körperpflege die Beine und Füße auf Druckstellen und sonstige Veränderungen ► kontrolliert die Durchblutung der Füße durch das Ertasten des Fußpulses an beiden Füßen ► dokumentiert den aktuellen Zustand der Füße und Beine Die Bezugspflegekraft organisiert alle 4 Wochen die Durchführung der professionellen Fußpflege für Hr. Kölble.	6.06.2011

ABEDL: Essen und trinken können				
Datum/Hdz.	**Pflegeprobleme** (P = Problem; R = Ressource)	**Pflegeziele** (Z = Ziel)	**Pflegemaßnahmen** (M = Maßnahme)	**Evaluation**
6.05.2011 JS	P1: Hr. Kölble muss aufgrund seines Diabetes mellitus eine Diät einhalten und bekommt deshalb täglich 12 BE. Jedoch nascht er gerne Schokolade und trinkt abends Bier, was zu instabilen Blutzuckerwerten führt. R1: Hr. Kölble kann selbstständig essen und trinken.	Z1a: (Fernziel) Folgeschäden durch einen erhöhten Blutzucker sind vermieden. Z1b: Hr. Kölble akzeptiert die Diät. Blutzuckerschwankungen sind vermieden.	M1: Die Bezugspflegekraft… ► motiviert Hr. Kölble zur Einhaltung der Diät durch die Aufklärung über die Folgeschäden durch einen erhöhten Blutzuckerwert ► bietet ihm in Absprache mit der Diätassistentin Alternativen zur Schokolade und Bier an, z. B. frischer Obstsalat oder Weißweinschorle ► organisiert über den Tag verteilt für Hr. Kölble Mahlzeiten, die 12 BE entsprechen und ausgewogen und ballaststoffreich sind → *ABEDL „Ausscheiden können“ P1* Die anwesende Pflegekraft… ► achtetet darauf, dass Hr. Kölble nur die ihm angebotenen Speisen und Getränke zu sich nimmt → *ABEDL „Ausscheiden können“ M1* ► kontrolliert – verdeckt – den Mülleimer in Hr. Kölbles Zimmer auf Reste nicht erwünschter Nahrungsmittel	6.06.2011

ABEDL: Ausscheiden können				
Datum/Hdz.	**Pflegeprobleme** (P = Problem; R = Ressource)	**Pflegeziele** (Z = Ziel)	**Pflegemaßnahmen** (M = Maßnahme)	**Evaluation**
6.05.2011 JS	P1: Hr. Kölble hat nur unregelmäßig harten Stuhlgang und deshalb Schmerzen. R1: Hr. Kölble spürt den Stuhldrang.	Z1: (Fernziel) Hr. Kölble hat regelmäßig weichen Stuhlgang.	M1: Die Bezugspflegekraft… ► sorgt für ausgewogene und ballaststoffreiche Ernährung ► bespricht mit Hr. Kölble alternative Möglichkeiten, um den Stuhlgang weicher zu machen, z. B. durch das Essen von abführenden Lebensmitteln wie Joghurt mit Leinsamen als Zwischenmahlzeit, 1 Glas Wasser auf nüchternen Magen oder Trockenpflaumen ► erstellt einen Trinkplan Die anwesende Pflegekraft… ► achtet auf die Einhaltung des Trinkplans und bietet Hr. Kölble entsprechend Getränke an ► bietet Hr. Kölble entsprechend seiner Vorlieben abführende Lebensmittel unter Berücksichtigung der Kostform an ► dokumentiert Wirkung der Maßnahem sowie Stuhlfrequenz und -beschaffenheit Die Bezugspflegekraft informiert den Arzt bei Wirkungslosigkeit der Maßnahmen und leitet weitere Maßnahmen nach AVO ein.	6.06.2011

9 Lösung Herr Thomas lebt mit seinem pflegebedürftigen Bruder zusammen

9.1

Junge Alte: 60.-70. Lebensjahr
Mittelalte Alte: 70.-80. Lebensjahr
Hochaltrige: ab dem 80. Lebensjahr

9.2

- **Kalendarisches Alter:** ist die Altersangabe in Jahren, sagt jedoch sehr wenig über den körperlichen oder geistig-seelischen Zustand eines Menschen oder seine Fähigkeiten und Persönlichkeit aus. Im Fall der beiden Brüder beträgt es 84 Jahre.
- **Biologisches Alter:** damit sind die biophysiologischen Veränderungen im Alter und deren Auswirkungen auf den Körper gemeint. Dies zeigt sich zum einen im Aussehen, aber auch in der körperlichen Belastbarkeit. Nicht alle Menschen altern gleich schnell. Erwin altert im Vergleich zu seinem Bruder langsamer bzw. Hubert altert schneller als sein Bruder, obwohl das kalendarische Alter gleich ist.
- **Soziales Alter:** ist stark von der sozialen Umwelt geprägt. Dabei spielen Kultur, Zeitgeist sowie Wünsche und Hoffnungen der Generation eine große Rolle. Die bestehende Gesellschaftsstruktur schreibt einem bestimmten Lebensabschnitt häufig eine entsprechende Verhaltensweise zu. So findet Hubert beispielsweise, dass Erwins viele Reisen nicht zu seinem sozialen Alter passen.

9.3

Teildisziplin	Definition
Gerontopsychologie	Wissenschaft vom Alter als soziale Gruppe sowie den Formen und Bedingungen des menschlichen Zusammenlebens
Geriatrie	beschäftigt sich mit der Bildung im Alter
Gerontosoziologie	Lehre von den psychischen Störungen im Alter, deren Symptomen, Ursachen, Prognose und Therapie
Gerontopsychiatrie	Wissenschaft vom Verhalten und Erleben des älteren Menschen
Geragogik	Wissenschaft z. B. von den Symptomen, Ursachen, Prognosen und Therapie von körperlichen Krankheiten im Alter

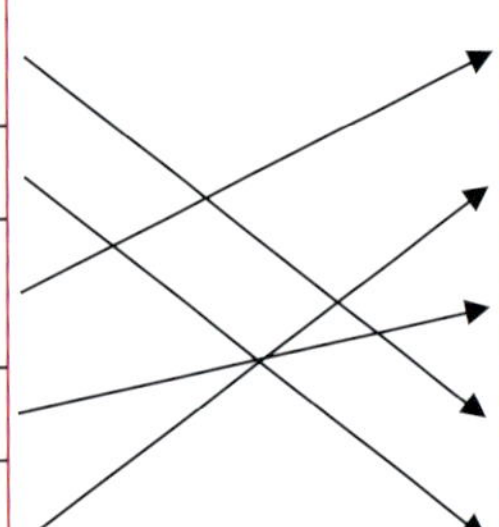

9.4

- Experiment: dient dazu, die Ursache-Wirkungs-Beziehung zu erfassen, untersucht den Einfluss einer Variablen auf eine andere Variable, die verändert werden kann; unterschieden werden Labor- oder Feld-Experimente;
- Querschnittsuntersuchung: zu einem bestimmten Zeitpunkt werden verschiedene bzw. verschieden alte Personen untersucht
- Längsschnittuntersuchung: dieselben Personen werden zu verschiedenen Zeitpunkten untersucht
- Beobachtung: aufmerksame und planmäßige systematische Wahrnehmung von Dingen mit dem Ziel, sie genau zu erfassen
- Gespräch: dient der Gewinnung von Daten; kann strukturiert, z. B. durch einen Interviewleitfaden, oder unstrukturiert durchgeführt werden
- Fragebogen: ist eine Methode, die eine Liste von Fragen oder Feststellungen enthält, denen man zustimmen oder die man ablehnen kann; meist zur Gewinnung von quantitativen Daten eingesetzt
- Test: ist ein Verfahren zur Gewinnung quantitativer Daten; können je nach Inhalten, Dauer oder Darbietungsform unterschieden werden; müssen die Gütekriterien Objektivität, Reliabilität und Validität aufweisen

9.5

- **Primäre Sozialisation:** beiden Brüdern wurden in der Kindheit durch das Elternhaus soziale Werte und Normen vermittelt; in diesem Fall vor allem Gehorsam, wenn sie aber nicht gehorchten gab es negative Sanktionen in Form von Ohrfeigen
- **Sekundäre Sozialisation:** Erwin schwor sich, dass es seine Kinder besser haben sollten als er im Elternhaus. Er zwang seine Kinder nicht zur Mitarbeit im Haushalt und hat damit gute Erfahrungen gemacht.

9.6

- die Interaktion und Kommunikation verändert sich, da er weniger bis keinen Kontakt mehr zu seinen Kumpeln hatte
- der Tagesrhythmus veränderte sich, da die gewohnte Struktur eines Arbeitstags verloren geht, dadurch ist der Rhythmus von Aktivität und Entspannung auch gestört
- er hat finanzielle Schwierigkeiten, da das Einkommen geringer ist
- durch seine Krankheit ist sein Bewegungsradius eingeschränkt, er ist an das Haus gebunden
- sein Status als angesehener Bergarbeiter entfällt durch die Berufsaufgabe

9.7

P							K									
	S							O								
		Y							G							
			C							N						
				H							I					
					O							T				
						A							I			
							N							V		
								A							E	
									Y							S
										T						
			H	U	M	A	N	I	S	T	I	S	C	H	E	S
												S				
L	E	R	N	T	H	E	O	R	E	T	I	S	C	H	E	S
														H		
		P	H	Y	S	I	O	L	O	G	I	S	C	H	E	S
																S

9.8

a

Reihenfolge	Wahrnehmung
4	Reizverarbeitung im Gehirn
2	Sinnesrezeptoren des Auges nehmen Reiz wahr und leiten ihn weiter
5	Weiterleitung der Reaktion über motorische Nervenbahnen zum Zielorgan
1	Lichteinfall
3	Sehnerv leitet Reiz über sensorische Nervenbahnen weiter

b

Erster Eindruck
Projektion
Tendenz zur Milde
Tendenz zur Mitte
Naive Persönlichkeitstheorie
Halo-Effekt
Logischer Fehler
Ausdrucksdeutung
Sich-selbst-erfüllende-Prophezeiung

9.9

a

Modelle
Defizit-Modell
Kompetenz-Modell

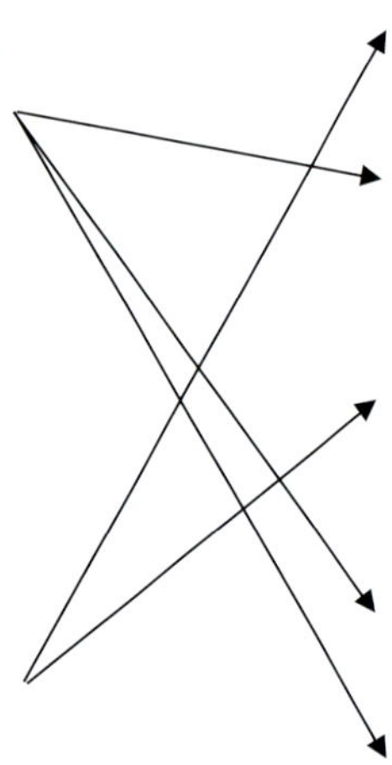

Grundaussagen
Geht von der Annahme aus, dass ältere Menschen nicht in erster Linie eine defizitäre geistige Entwicklung zeigen, sondern kompetent sind.
Die Einbußen und Verluste wurden gleicherweise für Intelligenzleistungen angenommen wie für die Fähigkeit, sich mit den Anforderungen des Alltags auseinanderzusetzen.
Hebt hervor, dass geistige Leistungsfähigkeit und Kreativität bis ins hohe Alter trainierbar sind, bestimmte geistige Fähigkeiten, Erfahrung und Wissen zunehmen, körperlicher Abbau durch Training verlangsamt wird und verlorene Fähigkeiten zurückerlangt werden können und innerer Rückzug sich durch gesellschaftliche Integration verhindern oder lindern lässt.
Geht von der Annahme aus, dass Lernfähigkeit, Intelligenz und Anpassungsfähigkeit im Alter abnehmen und zwar gleichermaßen bei allen alten Menschen und alle geistigen Leistungen betreffend.
Besagt, dass die Intelligenz vom 1. bis 20. Lebensjahr steil ansteigt, um dann im 3. Lebensjahrzehnt kontinuierlich abzufallen.

b

Theorie	Erwin	Hubert	Begründung
Disengagement-Theorie		X	Hubert zieht sich aus sozialen Aktivitäten zurück und hat somit die Möglichkeit, sich auf den bevorstehenden Tod vorzubereiten. So kann er zufrieden altern.
Aktivitätstheorie	X		Erwin behält die Aktivität des mittleren Erwachsenenalters – das Reisen – bei. So bleibt er aktiv und altert zufriedener.
Kontinuitätstheorie	X	X	Beide behalten ihren Lebensstil des mittleren Erwachsenenalters bei und altern deshalb beide zufrieden.

10 Lösung Frau Kist hat Durchfall und ...

10.1

a

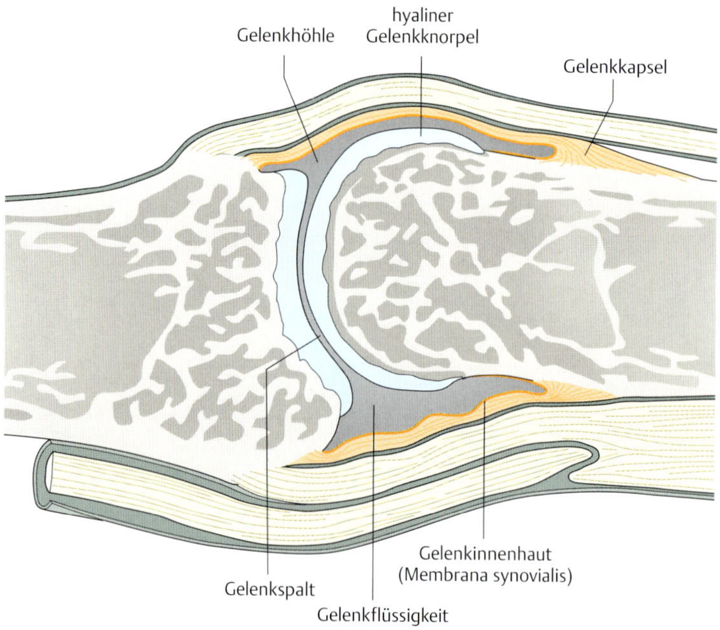

b

Gelenkform
planes Gelenk
Scharniergelenk
Zapfengelenk
Eigelenk
Sattelgelenk
Kugelgelenk

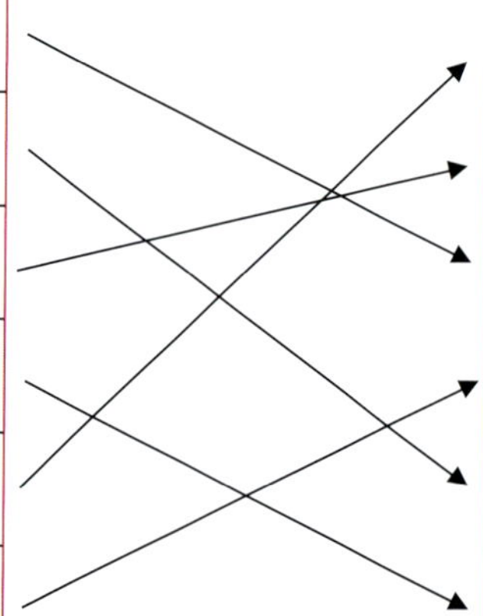

Beispiel und Freiheitsgrade
Daumenwurzelgelenk 2 Freiheitsgrade
proximales Radioulnargelenk 1 Freiheitsgrad
Handwurzelgelenk 2 Freiheitsgrade
Hüftgelenk 3 Freiheitsgrade
Fingermittelgelenk 1 Freiheitsgrad
proximales Handgelenk 2 Freiheitsgrade

10.2

a Die Ernährung eines Gelenkknorpels ist generell schlecht. Eine weitere Reduktion der Nährstoffversorgung entsteht durch Bewegungsmangel und Missbildungen an den Gelenkflächen. Die Folge ist eine Verminderung der Knorpelelastizität und eine Aufrauung der Knorpeloberfläche. Dadurch verstärkt sich die Reibung auf den Gelenkflächen. Einwirkende Druckkräfte übertragen sich unmittelbar auf den Knochen und führen zum Knorpelabrieb, wobei der Knorpel bis zum Knochen abgerieben wird.

b

- **Thermotherapie:** Fango, Ingwerkompresse
- **Hydro- und Balneotherapie:** Moorbäder, Aqua-Fitness
- **Physiotherapie:** Übungen zur Kräftigung der Muskulatur, Übungen zur Sturzprophylaxe
- **Orthopädietechnik:** Schuherhöhungen, Handstock, Rollator

10.3

a Virchowsche Trias:

1. Schädigung der Gefäßwände
2. verlangsamter Blutfluss
3. Eindickung des Blutes

→ **Diese Faktoren fördern eine Thrombose.**

Aufgrund des Durchfalls kam es zum Flüssigkeitsverlust und somit zur Eindickung des Blutes.

Durch die verstärkte Bettlägerigkeit kam es zur Verlangsamung des Blutflusses.

Sie ist älter, deshalb kann man davon ausgehen, dass sie vorgeschädigte Gefäßwände durch Ablagerungen hat.

b

Wirkung:

a A hemmt Thrombozytenaggregation

b H hemmt Blutgerinnung durch Aktivierung von Antithrombin III

c M hemmt Vitamin-K-Bildung in der Leber

Nebenwirkungen:

d M selten Hautentzündungen

e A Magenbeschwerden bis zum Magenulkus

f H häufig subkutane Hämatome

g M Blutungen

h M Haarausfall

Im Umgang damit zu beachten:

i M keine i. m.-Injektionen

j M regelmäßige Überprüfung des Quick und INR-Wertes

k H Einstichstelle täglich wechseln

l A 10 Tage vor geplanten Operationen absetzen

m H zu Therapiebeginn regelmäßige Blutbildkontrollen

c

- Lungenembolie, wenn sich der Thrombus löst und wandert
- sekundäre Varikosis
- postthrombotisches Syndrom

10.4

a

	Zeitpunkt der Durchführung	Durchführung mit...
Händewäsche	▸ bei Arbeitsantritt ▸ vor und nach Pausen ▸ vor dem Arbeitsende ▸ nach Toilettengang ▸ vor der Zubereitung oder Ausgabe von Lebensmitteln ▸ bei unvorhergesehener sichtbarer Kontamination	▸ Wassertemp. unter 40°C ▸ milde Flüssigseife ▸ gründlich abspülen ▸ evtl. Wasserhahn desinfizieren, ▸ sorgfältig mit Einmalpapiertüchern abtrocknen
Händedesinfektion	▸ vor und nach Pflegemaßnahmen, auch nach dem Tragen von Handschuhen ▸ nach dem Toilettengang ▸ nach jeder vermuteten Kontamination, ▸ vor der Zubereitung oder Ausgabe von Lebensmitteln ▸ bei Arbeitsende vor Verlassen der Einrichtung	▸ nur auf absolut trockene Hände 3-5 ml Desinfektionsmittel ca. 30 Sekunden lang einreiben

b

- Schutzkittel bei der Pflege von Frau Kist tragen
- Einmalhandschuhe im Umgang mit Frau Kist tragen, besonders bei möglichem Kontakt mit Ausscheidungen und kontaminiertem Material
- Mund-Nasenschutz bei Kontakt mit Erbrochenem tragen
- hygienische Händedesinfektion nach jedem direkten Kontakt mit Frau Kist und vor Verlassen ihrer Wohnung (Kittel ausziehen)
- tägliche Flächendesinfektion in der Umgebung von Frau Kist durchführen
- Eimer mit Erbrochenem und sonstige Flächen, die mit Erbrochenem oder Stuhlgang verunreinigt wurden, umgehend nach Verschmutzung reinigen und mit Flächendesinfektionsmittel desinfizieren
- verschmutzte Wäsche und Bettwäsche bei mindestens 60°C waschen

10.5

- Zeitpunkt, evtl. Abhängigkeit zu bestimmten Tätigkeiten
- Häufigkeit
- Auftreten anderer Phänomene (z. B. Schmerzen, Übelkeit ...)
- aktuelles Befinden
- Geruch (z. B. leicht säuerlich, jauchig-stinkend...)
- Farbe/Aussehen (z. B. „kaffeesatzartig“ = braunschwarz; hellrot ...)
- Bestandteile des Erbrochenen (z. B. Speisereste, Schleim ...)

10.6

Reihenfolge	Legen einer s. c.-Infusion
5	nach Abwarten der Einwirkzeit eine Hautfalte wie bei der s. c.-Injektion bilden und im 45°-Winkel einstechen (Kanülenschliff zeigt nach oben)
1	Hände desinfizieren
8	darauf achten, dass Kanüle steril verbunden und gut fixiert ist, evtl. auch Infusionsleitung zusätzlich fixieren
2	den Pflegebedürftigen informieren, zur Infusion lagern und die Kleidung an der Einstichstelle entfernen
9	Rollklemme öffnen und Tropfgeschwindigkeit nach AVO einstellen
3	ausgewählte Punktionsstelle abtasten und desinfizieren
7	Kanüle mit einer Kompresse unterlegen und mit Pflaster/Fertigverband fixieren
4	evtl. Material zum Verbinden und Fixieren richten/zurechtschneiden
6	wenn Blut zurückfließt oder der Pflegebedürftige Schmerzen angibt, Kanüle entfernen und neue Kanüle an einer anderen Stelle legen

10.7

	richtig	falsch
Das Wickeln der Beine erfolgt am besten im Sitzen.		X
Beim Wickeln mit elastischen Binden ist am Fuß zu beginnen.	X	
Die Zehen und die Fersen werden dabei frei gelassen.		X
Die Kompression sollte vom Knöchel zum Oberschenkel abnehmen.	X	
Binde mit der flachen Hand am Bein abrollen, nicht daran ziehen.	X	
Bei Einschnürungen den Verband neu anlegen.	X	
Kleine Falten- oder Öffnungen sind kein Problem.		X
Ca. 30 min nach dem Anlegen Kontrolle der Hautfarbe der Zehen.	X	
Verband jeden 2. Tag wechseln.		X
Schmerzen, Kribbeln oder Brennen sind ein Zeichen der Wirksamkeit des Kompressionsverbandes.		X

10.8

- Bevor sie aufsteht, muss sie die Bremsen feststellen.
- Beim Aufstehen nicht am Rollator, sondern am Stuhl festhalten.
- Erst bei sicherem Stand die Bremsen lösen und dann losgehen.
- Beim Richtungswechsel nicht auf der Stelle wenden, sondern einen kleinen Halbkreis gehen.
- Vor dem Hinsetzen die Bremsen feststellen und nach der Stuhllehne greifen, dann erst setzen.

11 Lösung Frau Koch hat Morbus Parkinson und nimmt an Gewicht ab

11.1

a + b

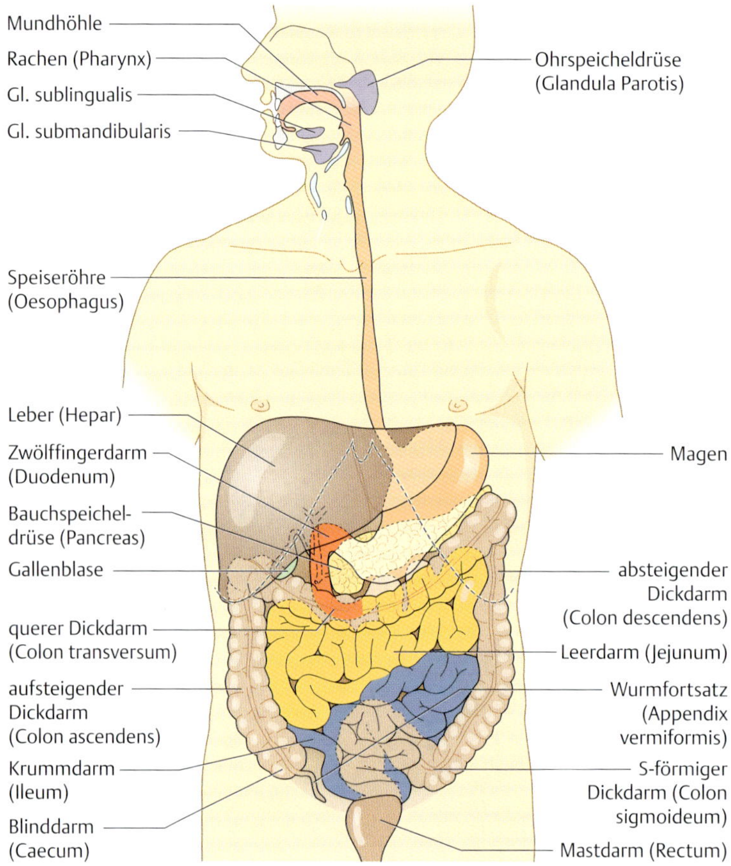

c

	Produktionsort	**Funktion**
Salzsäure	Belegzellen des Magens	zerlegt Eiweiße und zerstört die meisten Mikroorganismen im Nahrungsbrei
Pepsinogen	Hauptzellen des Magens	werden durch Magensäure in Pepsine umgewandelt, Pepsine spalten Eiweiße in gröbere Bruchstücke
Schleim	Oberflächenzellen der Magenschleimhaut	haftet auf der Oberfläche der Zellen und bildet einen geschlossenen Film im gesamten Innenraum des Magens und verhindert somit die Selbstverdauung durch die Salzsäure und das Pepsin
Trypsin	Pankreas	wird im Dünndarm aktiviert und spaltet Eiweiße in noch kleinere Bruchstücke
Peptidase	Pankreas	spaltet einzelne Aminosäuren von den Eiweißmolekülen ab, die dann resorbiert werden können
Amylase	Pankreas und Mundspeicheldrüsen	spaltet Kohlenhydrate bis zum Disaccharid auf
Gallensäure	Leber	setzt die Oberflächenspannung zwischen Wasser und Fetten herab und ermöglicht so eine sehr feine Verteilung der Fette im Dünndarminhalt
Lipase	Pankreas	spaltet Fettsäuren von den Triglyzeriden ab

d 7 Liter

11.2

a

Reihenfolge	Vorgänge
4	Neurotransmitter passieren den synaptischen Spalt und binden sich an die Rezeptoren der postsynaptischen Membran
1	elektrischer Reiz kommt am Endknöpfchen an (elektrische Reizweiterleitung)
3	Neurotransmitter werden in den synaptischen Spalt abgegeben (chemische Reizweiterleitung)
2	Bläschen mit Neurotransmitter platzen
5	Umwandlung des chemischen Reizes an der postsynaptischen Membran in einen elektrischen Reiz

b Leptin

11.3

a Gesunde Person:

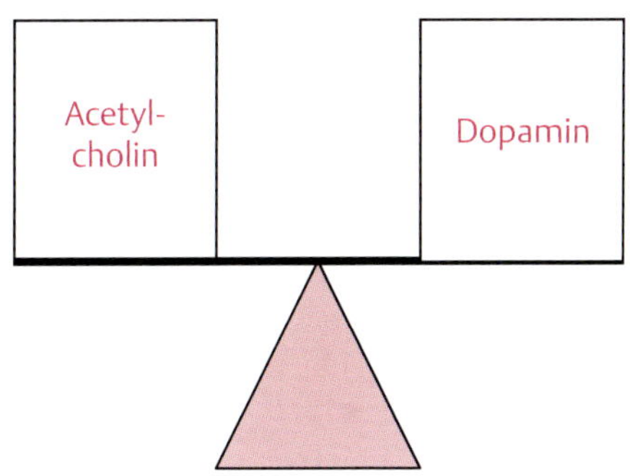

b An Morbus Parkinson erkrankte Person:

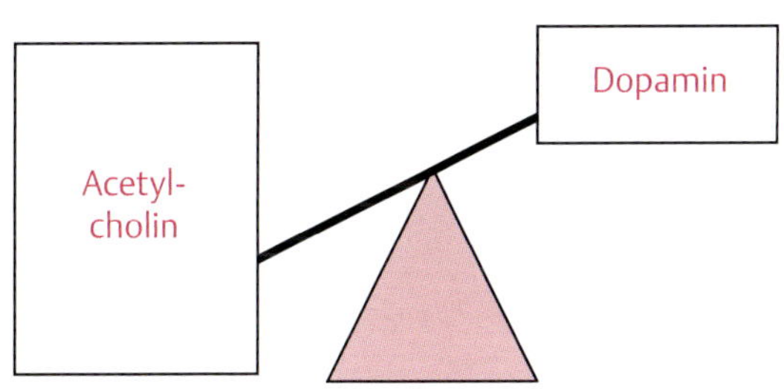

c Abbau der Neurone, die auf den Transmitter Dopamin reagieren, in den Basalganglien/Substantia nigra (= Ort der Planung und des Beginns der Bewegungen) → Mangel an Dopamin, somit Überschuss an Acetylcholin.

11.4

a

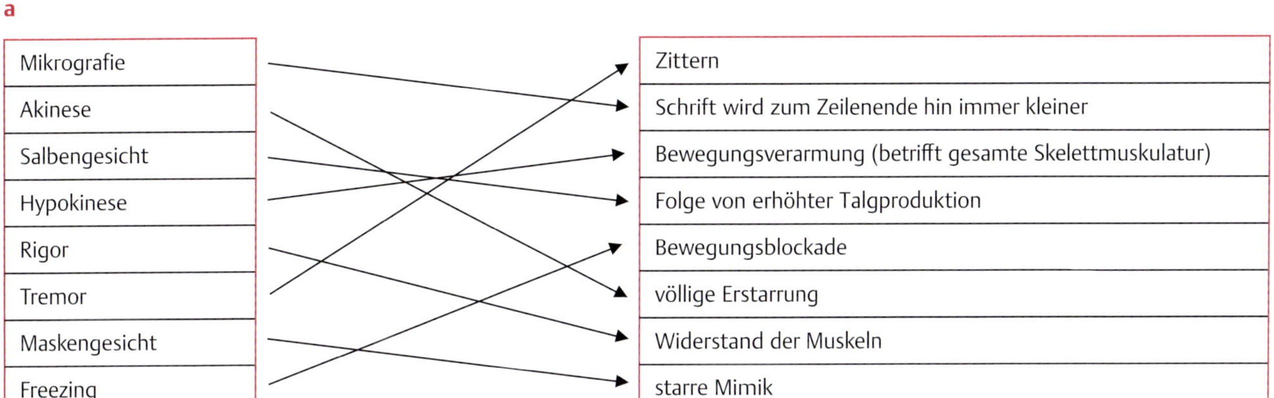

b

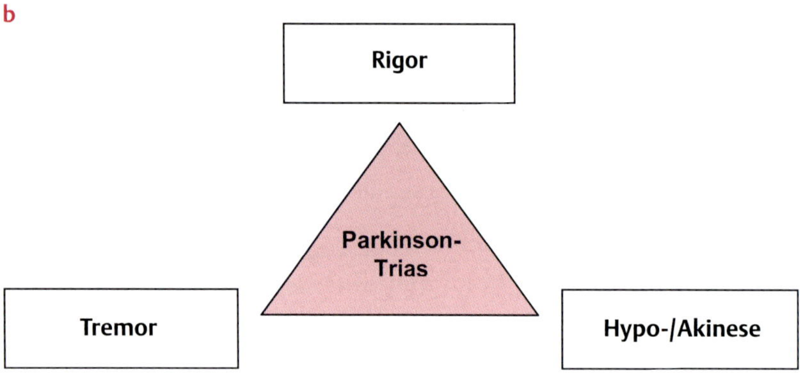

c Nach vorn gebeugte Haltung, Hüft- und Kniegelenke sind leicht gebeugt, dadurch kleine schlurfende und trippelnde Schritte. Keine Ausgleichsbewegungen der Arme, beim Richtungswechsel usw. Es besteht die Gefahr einer Bewegungsblockade und evtl. Sturzgefahr

d

vegetative Begleitsymptome	psychopathologische Begleitsymptome
Speichelfluss	depressive Verstimmung
Salbengesicht	verlangsamtes Denken
Obstipation	Entwicklung einer Demenz
Blasenstörungen	
Neigung zum Schwitzen	

11.5

Einnahme 30 min vor oder 90 min nach dem Essen

11.6

Berechnung des BMI-Wertes:

- $\frac{52\,\text{kg}}{1{,}65\,\text{m} \times 165\,\text{m}} = \frac{52\,\text{kg}}{2{,}7225\,\text{m}^2} = 19{,}1\,\text{kg/m}^2$

Bewertung: entsprechend des DNQP ist das Risiko für Untergewicht bei Frau Koch erhöht, da der BMI unter 20 kg/m^2 liegt.

11.7

Berechnung des Grundumsatzes bei Frauen:

- GU (kcal/Tag) = (0,0377 × KG [kg] + 2,75) x 239
- = (0,0377 × 52 + 2,75) x 239
- = (1,9604 + 2,75) x 239
- = 4,7104 × 239
- = 1125,7856 (kcal/Tag)

Berechnung des Gesamtenergiebedarfs pro Tag:

- **leichte Aktivität:** GU(kcal/Tag) x 1,5
- = 1125,7856 (kcal/Tag) x 1,5
- = 1688,6784 (kcal/Tag)

Der Gesamtenergiebedarf von Frau Koch beträgt: ~ 1689 (kcal/Tag).

11.8

Morgens: Vollkornbrot ohne Körner mit Butter, Marmelade oder Honig und Kaffee

Mittags: Fleisch mit Nudeln und Gemüse oder Salat in verschiedenen Variationen.

Abends: Gemüseportion in Form von Salat oder Rohkost mit Quark zum Dippen und Vollkornbrot ohne Körner mit Butter, magere Wurst und Käse.

Zwischenmahlzeiten: frisches Obst, Obstpüree, Obstkuchen, Joghurt mit Obst

Begründung: Vollkornbrot hat viele Ballaststoffe und ist deshalb gut gegen ihre Obstipation, ebenfalls das Gemüse zum Mittag- und Abendessen, das frische Obst sowie der Joghurt. Die restliche Zusammenstellung entspricht ihren persönlichen Vorlieben.

11.9

- 5-6 kleine Mahlzeiten über den Tag verteilen
- Snacks/Fingerfood für zwischendurch gut erreichbar platzieren
- Butter statt Margarine verwenden
- Joghurt mit 3,5 % Fett anbieten
- etwas fettere Wurst und Käse anbieten
- am Nachmittag Sahnetorte zum Kaffee anbieten
- evtl. Energie- und Eiweißanreicherung der Speisen
- evtl. zusätzlich hochkalorische Trinknahrung nach AVO

11.10

Pflegeplanung s. S. 173.

11.11

- durch die Erkrankung selbst = vegetatives Begleitsymptom
- Bewegungsmangel durch die Off-Phasen
- ballaststoffarme Ernährung
- sie trinkt zu wenig

11.12

a

- **Berechnung der Sondennahrungsmenge:** $\frac{1689\,(\text{kcal})}{1{,}1\,(\text{kcal/ml})} = 1535{,}45\,\text{ml}$

  Sondennahrungsmenge für Frau Koch beträgt ca. 1535 ml.

b

- **Berechnung Gesamtflüssigkeitsbedarf in ml/Tag:** (10 × 100 ml) + (10 × 50 ml) + (32 × 15 ml) = 1980 ml
- **Berechnung des Wassergehalts der Sondennahrung:** $\frac{1535\,ml}{100\,ml} \times 87\,ml = 1335{,}45\,ml$
- **Berechnung der zu substiuierenden Flüssigkeitsmenge:** 1980 ml – 1335,45 ml = 644, 55 ml

Täglich müssten Frau Koch zur Sondennahrung ca. 644,55 ml Flüssigkeit substituiert werden.

11.13

Reihenfolge	Durchführung
8	Halteplatte zurückziehen, sodass Sondenschlauch und Stoma sorgfältig gereinigt werden können
5	unsterile Einmalhandschuhe anziehen
15	Stoma nochmals inspizieren und Auffälligkeiten wie Sekretfluss, Rötung oder Zustand der Sonde (Schlauch, Halteplatte, Ansätze) später dokumentieren
18	anschließend die Sonde bis zum spürbaren Widerstand leicht zurückziehen, Handschuhe verwerfen
21	2 sterile Schlitzkompressen zur Vermeidung einer feuchten Kammer zwischen Haut und Halteplatte um die Sonde legen
2	Bewohner informieren, unsterile Einmalhandschuhe anziehen
14	Stoma, Sondenschlauch und Halteplatte mit Kompressen manuell reinigen → Wischrichtung bei reizlosem Stoma: von innen nach außen und jede Kompresse nur einmal benutzen
25	Handschuhe ausziehen, Hände desinfizieren, dokumentieren
7	Sonde aus der Halteplatte lösen
16	Stoma, Sonde und Halteplatte erneut mit Hautdesinfektionsmittel besprühen, einwirken und vollständig trocknen lassen
1	hygienische Händedesinfektion
24	Kompressen mit Stretchpflaster fixieren und Sonde dabei „tunneln“
10	Sondenschlauch und Haut auf Pflasterreste kontrollieren (Reste mit einer in physiologischer Kochsalzlösung oder Hautdesinfektionsmittelgetränkten sterilen Kompresse entfernen)
11	bei Bedarf Sondenansätze mit lauwarmem Wasser und/oder einer Einmalzahnbürste reinigen
17	distales Ende der Sonde 3–4 cm in den Stomakanal schieben (bei gastraler PEG-Sonde um 360° drehen) = Mobilisation der Sonde
4	hygienische Händedesinfektion
23	äußere Halteplatte mit einer Kompresse abdecken
22	äußere Halteplatte zurückschieben und die Sonde mit leichtem Spielraum (5–10 mm) in der äußeren Halteplatte fixieren, damit der Pflegebedürftige spannungsfrei atmen kann und die Schlitzkompresse bequem sitzt
6	äußere Halteplatte öffnen
3	alle Pflaster und Kompressen entfernen und mit Handschuhen verwerfen
19	hygienische Händedesinfektion
20	unsterile bzw. sterile Einmalhandschuhe anziehen
9	Sondeneintrittsstelle inspizieren
12	Halteplatte, Sondenschlauch und die Umgebung des Stomas mit Hautdesinfektionsmittel besprühen
13	sterile Materialien öffnen und in entsprechender Reihenfolge richten

Pflegeplanung Frau Koch (11.10)

ABEDL: Sich pflegen können

Datum/ Hdz.	**Pflegeprobleme** (P = Probleme; R = Ressource)	**Pflegeziele** (Z = Ziel)	**Pflegemaßnahmen** (M = Maßnahme)	**Evaluation**
6.05.2011 JS	P1: Fr. Koch ist es peinlich, dass sie sich aufgrund von Bewegungseinschränkungen durch Morbus Parkinson nicht selbstständig den Rücken, die Beine und den Intimbereich waschen kann und auf Hilfe des Pflegepersonals angewiesen ist. R1: ► Fr. Koch ist orientiert und motiviert mitzuarbeiten. ► Fr. Koch kann sich selbstständig die Zähne putzen sowie das Gesicht und den Oberkörper waschen und eincremen.	Z1a: (Fernziel) Fr. Kochs vorhandene Fähigkeiten sind erhalten. Z1b: (Nahziel) Fr. Koch fühlt sich und ihre Ängste ernst genommen. Fr. Koch ist gepflegt und akzeptiert die Hilfe der Pflegenden während der Körperpflege.	M1: Die Bezugspflegekraft... ► nimmt die Äußerungen von Fr. Koch wahr und ernst ► erfasst die Wünsche und Bedürfnisse von Fr. Koch in Bezug auf die Körperpflege ► versucht, ihr durch Gespräche die Angst zu nehmen und schafft so Vertrauen und Akzeptanz ► klärt Fr. Koch über die pflegerische Intention bei der Körperpflege und sie über mögliche Folgen auf ► bringt Fr. Koch Wertschätzung und Akzeptanz entgegen Die anwesende Pflegekraft... ► erfasst vor der Körperpflege den aktuellen Zustand und die Wünsche von Fr. Koch und gibt entsprechend der AVO 30 Minuten vor der morgendlichen Körperpflege Fr. Koch das Medikament gegen Morbus Parkinson mit 1 Glas Wasser ► unterstützt Fr. Koch beim Aufstehen und begleitet sie ans Waschbecken, wenn nötig ► hilft Fr. Koch beim Entkleiden des Oberkörpers und deckt den Rücken mit einem Handtuch ab, wenn nötig Fr. Koch kann sich dann die Zähne putzen und das Gesicht und den Oberkörper waschen. Die anwesende Pflegekraft... ► beachtet die Wahrung der Intimsphäre, um die Situation für Fr. Koch so angenehm wie möglich zu gestalten ► übernimmt das Waschen, Abtrocknen und Eincremen des Rückens ► unterstützt Fr. Koch beim Eincremen und Anziehen des Oberkörpers, wenn nötig ► legt ein Handtuch um die Schultern, lässt Fr. Koch die Haare kämmen und entfernt das Handtuch wieder ► unterstützt Fr. Koch bei Bedarf beim Auskleiden des Unterkörpers, ► legt ein Handtuch unter die Füße ► wäscht beide Beine vom Knöchel in Richtung Hüfte, trocknet sie ab und cremt sie ein ► wäscht die Füße, beachtet dabei die Zehenzwischenräume und trocknet gut ab (bei Verdacht auf Fuß-/Nagelpilz Einmalhandschuhe tragen), evtl. trockene Haut an Fußsohlen ebenfalls eincremen ► leert das Waschwasser aus, spült die Schüssel aus, desinfiziert sie oder nimmt eine frische Waschschüssel ► lässt frisches Wasser entsprechend der gewünschten Temperatur in die Waschschüssel ein und gibt pH-neutrale Seife dazu ► desinfiziert die Hände und zieht Einmalhandschuhe an ► lässt Fr. Koch aufstehen und achtet auf einen sicheren Stand ► wäscht mit einem frischen Waschlappen den Intimbereich zunächst vorne und dann hinten und trocknet ihn gut ab ► leert das Waschwasser aus, reinigt und desinfiziert die Schüssel, ► zieht die Handschuhe aus und desinfiziert die Hände, ► kleidet den Unterkörper mit Tageskleidung an und zieht die Schuhe an ► begleitet Fr. Koch zum gewünschten Ort Wenn Fr. Koch gerade in einer Off-Phase ist: ► versucht die anwesende Pflegende die Körperpflege zu einem späteren Zeitpunkt durchzuführen oder ► übernimmt die Durchführung der Körperpflege von Fr. Koch vollständig im Bett	6.06.2011

ABEDL: Essen und trinken können

Datum/Hdz.	**Pflegeprobleme** (P = Probleme; R = Ressource)	**Pflegeziele** (Z = Ziel)	**Pflegemaßnahmen** (M = Maßnahme)	**Evaluation**
6.05.2011 JS	P1: Fr. Koch kann aufgrund von Morbus Parkinson ihre Nahrung nicht mundgerecht zerkleinern und hat deshalb in 4 Wochen 3 kg abgenommen. Sie wiegt zurzeit 52 kg und ihr BMI ist 19,1 kg/m^2. R1: Fr. Koch hat keine Einschränkungen in Bezug auf die Lebensmittelauswahl.	Z1: (Fernziel) Fr. Koch hält ihr Gewicht. Z1b: (Nahziel) Fr. Koch isst selbstständig und die Nahrungsaufnahme ist gewährleistet.	M1: Die Bezugspflegekraft... ► erfasst einmal pro Monat mithilfe des Screening-Instrumentes (MNA-Vor-Anamnese) die Risiken und Anzeichen einer Mangelernährung und führt ggf. ein vollständiges Assessment (MNA-Anamnese) durch ► informiert und berät Fr. Koch über die Gefahr einer Mangelernährung und Möglichkeiten einer angemessenen Ernährung und leitet ggf. weitere Maßnahmen in Absprache mit ihr ein, z. B. Anwendung von Hilfsmitteln oder Fingerfood ► kontrolliert 1-mal wöchentlich (montags) das Gewicht und dokumentiert dies Die anwesende Pflegekraft... ► stellt ihr, in Absprache mit der Bezugspflegekraft und der Ergotherapie, Hilfsmittel zur Verfügung, z. B. rutschfeste Unterlage, Griffverstärkung, Schneidehilfe, Schneidebrett mit Gabelhalter... ► leitet sie in Absprache mit der Ergotherapie im Umgang mit den Hilfsmitteln an, bis sie sicher im Umgang damit ist ► unterstützt Fr. Koch bei Bedarf bei der mundgerechten Zerkleinerung der Nahrung ► notiert die gegessene Menge nach jeder Mahlzeit in einem Protokoll	20.05.2011

ABEDL: Ausscheiden können

Datum/Hdz.	**Pflegeprobleme** (P = Probleme; R = Ressource)	**Pflegeziele** (Z = Ziel)	**Pflegemaßnahmen** (M = Maßnahme)	**Evaluation**
6.05.2011 JS	P1: Fr. Koch leidet unter Obstipation und hat deshalb schmerzhaften, unregelmäßigen und harten Stuhlgang R1: Fr. Koch spürt den Stuhldrang.	Z1: (Fernziel) Fr. Koch hat regelmäßigen, weichen und schmerzlosen Stuhlgang.	M1: Die Bezugspflegekraft... ► sorgt für ausgewogene und ballaststoffreiche Ernährung ► bespricht mit Fr. Koch alternative Möglichkeiten, um den Stuhlgang weicher zu machen, z. B. durch das Essen von abführenden Lebensmitteln wie Trockenpflaumen ► erstellt einen Trinkplan für Fr. Koch unter Berücksichtigung ihrer bevorzugten Getränke (Kräutertee, Apfelschorle) Die anwesende Pflegekraft... ► achtet auf die Einhaltung des Trinkplans und bietet Fr. Koch entsprechend die Getränke an und notiert die Menge in einem Trinkprotokoll ► bietet Fr. Koch entsprechend ihrer Vorlieben abführende Lebensmittel unter Berücksichtigung der Kostform an, ► dokumentiert Wirkung der Maßnahmen sowie Stuhlfrequenz und -beschaffenheit Die Bezugspflegekraft informiert den Arzt bei Wirkungslosigkeit der Maßnahmen und leitet weitere Maßnahmen nach AVO ein.	6.06.2011

12 Lösung Frau Dorn geht es aufgrund ihres Kolonkarzinoms immer schlechter

12.1

a

	benigne Tumore	maligne Tumore
Wachstumsgeschwindigkeit	meist langsames verdrängendes Wachstum	wachsen rasch, infiltrierend, örtlich zerstörend
Abgrenzbarkeit	sind gegen das gesunde Gewebe gut abgrenzbar, meist abgekapselt	nicht abgrenzbar
Metastasierung	erfolgt nie	Metastasenbildung

b

	Erklärung		Erklärung
T1	Größe des Primärtumors ist < 3 cm und noch nicht in die Umgebung infiltriert	**T4**	Primärtumor ist groß, wächst infiltrierend in die Umgebung ein
N0	keinen Anhalt für Lymphknotenmetastasen	**N4**	entferntere Lymphknoten sind befallen
M0	keinen Anhalt für Fernmetastasen	**M1**	Fernmetastasen nachgewiesen

c

Therapieziele
Kurative Therapie
Palliative Therapie
Adjuvante Therapie
Neoadjuvante Therapie

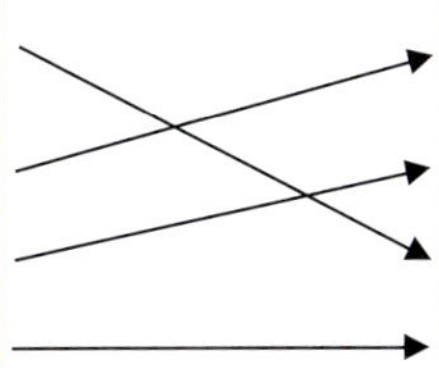

Definition
Eine dauerhafte Heilung ist nicht mehr möglich. Deshalb wird eine Therapie zur Besserung der Lebensqualität oder Verlängerung der Überlebenszeit durchgeführt.
Ziel ist es, ein Rezidiv oder eine Metastasierung zu verhindern.
Sie hat die voraussichtliche Heilung des Patienten zum Ziel.
Therapie zur Verkleinerung eines Tumors z. B. vor einer Operation.

12.2

a

1 erbliche Belastung

2 chronisch entzündliche Darmerkrankungen

3 hoher Fleisch- und Fettkonsum

6 Darmpolypen

b Ileostoma, da der Dickdarm vollständig entfernt wurde und somit nur noch das Ileum ausgeleitet werden kann.

12.3

a Mechanischer Ileus durch das Colonkarzinom.

b Durch die Auskultation des Abdomens. Typischerweise sind beim mechanischen Ileus metallisch plätschernde Darmgeräusche durch die verstärkten Darmkontraktionen zu hören. Oder durch Sonografie oder Röntgen-Leeraufnahme des Abdomens.

c Miserere

d **2** 15-25 %

12.4

a **5** Durchmesser des Stomas

b

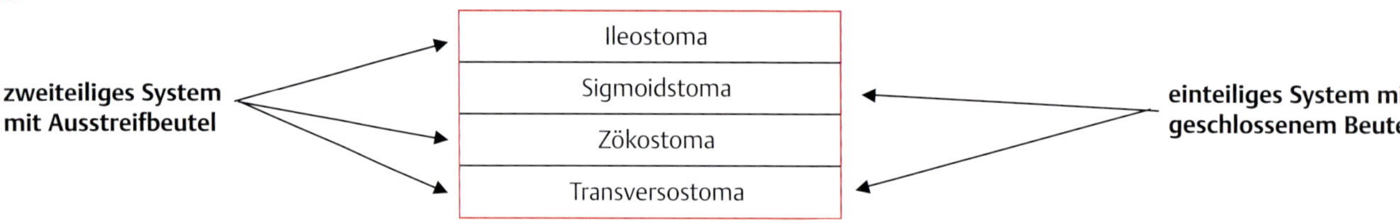

c

Waschbenzin – pH-neutrale Seife – Duftseife

unsterile Einmalhandschuhe – sterile Einmalhandschuhe

sterile Kompressen – Waschlappen – unsterile Kompressen

Wattestäbchen – Wattebällchen

Bleistift – Filzstift

Schablone – Lineal

Schere – Skalpell

Trockenrasierer – Einmalnassrasierer – Enthaarungscreme

d

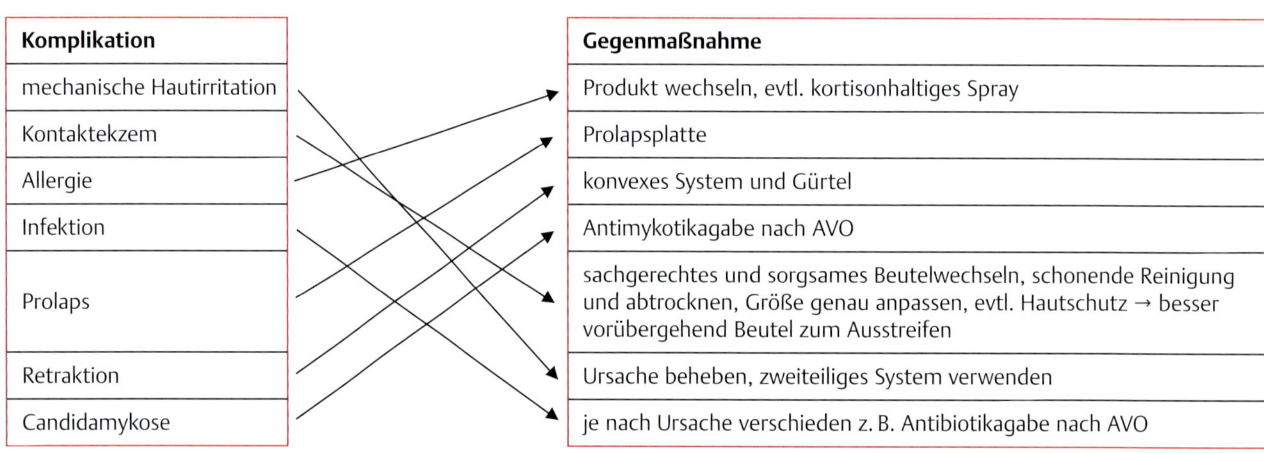

e

Reihenfolge	Durchführung Enterostomapflege
8	Stoma inspizieren
12	Größe des Stomas mithilfe einer Schablone bestimmen und ggf. Größe der Basisplatte entsprechend anpassen
4	Kompressen oder Watteträger mit Reinigungslotion oder Wasser und Seife anfeuchten
3	Beutel von oben nach unten entfernen und in den Müll entsorgen
16	Sitz und Dichtigkeit der Platte überprüfen
5	Haut um das Stoma und das Stoma selbst von außen nach innen reinigen
2	Einmalhandschuhe anziehen
9	Haare mit Einmalrasierer entfernen, dabei wegen Verletzungsgefahr vom Stoma weg rasieren
13	evtl. Hautschutzfilm auftragen und Unebenheiten und Narben um das Stoma mit Stomapaste ausgleichen
17	Handschuhe ausziehen und Hände desinfizieren
6	Seife oder Reinigungslotion vollständig entfernen
14	neuen Beutel entfalten und Platte von unten nach oben faltenfrei anbringen
11	Stoma mit trockener Kompresse abdecken
15	Platte leicht andrücken/anwärmen, damit sie besser haftet
7	Haut mit Kompressen trocknen
10	Stomabereich nochmals reinigen, um Haare restlos zu entfernen
1	Hände desinfizieren und Bewohner informieren

12.5

a

	A							S						T
		P	R					T			S	O	O	R
			H					O						O
			A	T				M						C
			G		E			A						K
			H			N		T						E
			A					I						N
			D					T						E
		H	E	R	P	E	S	I						R
			N					S						M
			R	P	A	R	O	T	I	T	I	S		U
	Z	U	N	G	E	N	B	E	L	A	G			N
Z	A	E	H	E	R	S	P	E	I	C	H	E	L	D

b

- Zitronenbonbons lutschen lassen, regt den Speichelfluss an
- regelmäßig ca. 1-mal pro Stunde Mundpflege durchführen, hält die Mundhöhle feucht
- etwas zum Kauen geben, z. B. Kaugummi, regt den Speichelfluss an
- Massage der Ohrspeicheldrüse, regt den Speichelfluss an
- Fruchtsaft- oder Colamixeiswürfel zum Lutschen geben, beides sind bekannte und bevorzugte Geschmäcker, die sie in größeren Mengen nicht mehr trinken kann
- gefrorene Fruchtstückchen zum Lutschen geben, da sie Obst gerne mag, aber größere Mengen nicht mehr essen kann

12.6

Die wesentlichsten Bedürfnisse Sterbender sind, möglichst schmerzfrei zu sein, gut zu liegen, sich sauber zu fühlen, keinen Durst zu haben und einen Menschen an ihrer Seite, der einfach da ist, der sie streichelt und berührt.
Der Lagewechsel sollte grundsätzlich von 2 Pflegepersonen durchgeführt werden, da viele Sterbende besonders schmerzempfindlich sind und jede Berührung als unangenehm empfinden.
Der Zeitpunkt für Körperpflege, Lagern und behutsames Betten wird von den Sterbenden selbst bestimmt, nicht von den Arbeitsplänen der Mitarbeiterinnen. Ebenso werden Bettwäsche und Bekleidung nicht routinemäßig sondern nach Bedarf gewechselt.
Manche Schwerkranken spüren, dass ihr Leben zu Ende geht, und möchten aus diesem Grund nichts essen und trinken. Ihnen sollte dann nichts aufgedrängt werden.
Schwerkranke, die essen möchten, sollten Wunschkost bekommen, auch wenn sie von dem speziell für sie zubereiteten Gericht nur 2 oder 3 Häppchen essen.

12.7

a Schmerzpflaster sind für alte Menschen von Vorteil, da im Vergleich zu Schmerztabletten kein genaues Zeitschema eingehalten werden muss und der Magen-Darm-Trakt umgangen wird.

b

- müssen getrennt von anderen Medikamenten aufbewahrt werden
- müssen unter ständigem Verschluss aufbewahrt werden
- Schlüssel darf nur eine Person haben, z. B. Wohnbereichsleitung oder Stellvertretung

c

	richtig	falsch
Die Entnahme des Pflasters muss in der Betäubungsmittelkarteikarte dokumentiert werden.	X	
Die Haut vor dem Aufkleben des neuen Pflasters reinigen und eincremen.		X
Das Pflaster sollte immer auf die gleiche Stelle aufgeklebt werden.		X
Die Wirkung des Pflasters sollte durch lokale Wärme verstärkt werden.		X
Das Pflaster sollte nicht auf Narben oder Hornhaut aufgeklebt werden.	X	
Das Pflaster sollte nicht durchgeschnitten werden.	X	

13 Lösung Herr Giesler hat einen Dekubitus dritten Grades

13.1

a

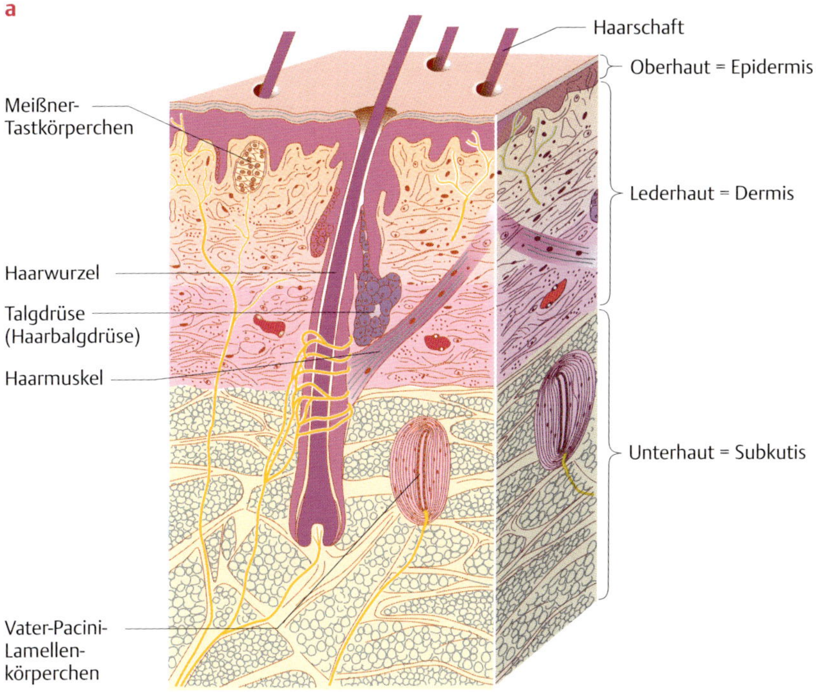

b

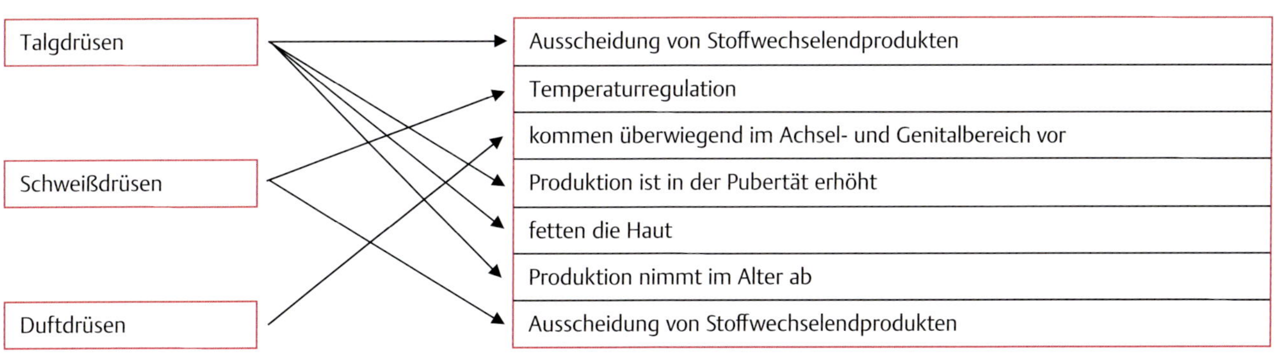

13.2

Die Haut dient dem Körper als Schutz und reguliert die Körpertemperatur sowie den Energiehaushalt über die Schweißproduktion. Durch die Wahrnehmung von Temperatur, Berührung und Schmerz gehört die Haut auch zu den Sinnesorganen. Durch ein reges Zellwachstum regeneriert sie sich immer wieder selbst und ist für viele Stoffe wie Lokaltherapeutika durchlässig.

13.3

	primäre Wundheilung	**sekundäre Wundheilung**
Voraussetzungen	▶ Wundränder liegen direkt aneinander → durch Naht, Klammern, Klammerpflaster oder spontan ▶ heilt unter Bildung einer winzigen Narbe ab ▶ Wunde darf nur wenig verschmutzt sein ▶ Wunde darf nicht älter als 6 Stunden sein ▶ sollte möglichst glatte, nicht klaffende Wundränder haben ▶ Fremdkörper müssen entfernt werden ▶ beste Bedingungen bei Operationswunden	▶ stark verschmutzte Wunden ▶ älter als 6 Stunden ▶ Bisswunde ▶ werden nicht genäht, müssen von innen heraus heilen ▶ große Gefahr der Wundinfektion
Bezeichnung	aseptische Wunden	septische Wunden

13.4

a Druck Dauer Disposition

b

Reihenfolge	**Dekubitusentstehung**
2	Folge: Minderdurchblutung des Gebiets
5	Bildung von Ödemen und kleinen Thromben → Verstärkung der Minderdurchblutung
3	Minderversorgung mit Sauerstoff und Nährstoffen
1	durch längeren Druck von außen werden die Kapillaren vollständig zusammengedrückt
6	Bildung eines Dekubitus
4	Kohlendioxid und Stoffwechselendprodukte werden aus dem Gebiet nicht mehr abtransportiert → Übersäuerung

c

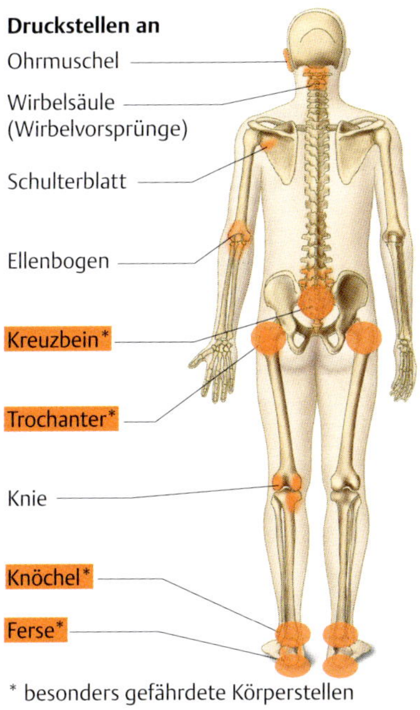

d

1 Bettlägerigkeit
3 Lähmungen
4 Adipositas
5 Kachexie
7 Inkontinenz
8 Diabetiker

e

- schlechte Durchblutung durch Diabetes mellitus
- sein Alter
- die Wunde ist infiziert
- hat Wundtaschen
- sein Allgemeinzustand ist aufgrund des Diabetes mellitus reduziert

f Die Haut und das darunter liegende Gewebe sind abgestorben. Es kommt zum offenen Hautdefekt, evtl. liegen Bänder, Sehnen und Muskeln frei. Der Defekt ist entweder käseschmierartig oder so wie bei Herrn Giesler nekrotisch belegt. Außerdem ist er sehr schmerzhaft.

13.5

Indikationen/Wirkung:

a HP erzeugen Gel, das sich jedoch nicht in der Wunde auflöst, sondern stabil im Verband bleibt und Wundexsudat aufnimmt

b HG für trockene Wunden mit oder ohne Beläge, für sekundär heilende Wunden

c SW absorbieren Sekret, Bakterien und Giftstoffe, auch Geruch, wirken antibakteriell

d HP bei mittelstark exsudierenden Wunden, Verbrennungen, als temporärer Hautersatz bei Ablederung, zur Wundkonditionierung bei Transplantation

e HG haben Gelstruktur lösen in trockenen Wunden Nekrosen und Beläge

f SW bei infizierten Wunden und starker Geruchsbildung

g HG mit Octenisept oder in Kombination mit silberhaltigen Wundauflagen für infizierte Wunden

Präparatbeispiele:

h HG Suprasorb G

i SW Actisorb

j HP Tielle

k HP Meliplex

l SW Aquacel Ag

m HG Hydrosorb

n HG NU-GEL

o HP Allevyn

p SW Suprasorb Ag

Wundheilungsphasen:

q SW Reinigungsphase

r HP Reinigungs- und Granulationsphase

s HG Reinigungs-, auch Granulations- und Epithelisierungsphase

13.6

Mit dem Fingerdrucktest kann man erkennen, ob Gewebe noch durchblutet wird oder schon geschädigt ist. Wenn man also auf eine gerötete Stelle mit dem Finger drückt und die Rötung nicht verschwindet, ist dies ein Hinweis auf einen Dekubitus. Wird sie jedoch weiß, liegt zwar kein Dekubitus vor, jedoch sollte die Stelle trotzdem weiter beobachtet werden.
Die Durchführung wäre nicht sinnvoll an der Stelle, an der er schon einen Dekubitus hat. An anderen geröteten Stellen mit intakter Haut schon, um einen Dekubitus 1. Grades zu identifizieren.

13.7

	1 Punkt	2 Punkte	3 Punkte	4 Punkte
Sensorisches Empfindungsvermögen Fähigkeit, adäquat auf druckbedingte Beschwerden zu reagieren	☐ **fehlt** • keine Reaktion auf schmerzhafte Stimuli, mögliche Gründe: Bewusstlosigkeit, Sedierung oder • Störung der Schmerzempfindung durch Lähmungen, die den größten Teil des Körpers betreffen (z. B. hoher Querschnitt)	☒ **stark eingeschränkt** • eine Reaktion erfolgt nur auf starke Schmerzreize • Beschwerden können kaum geäußert werden (z. B. nur durch Stöhnen oder Unruhe) oder • Störung der Schmerzempfindung durch Lähmungen, wovon die Hälfte des Körpers betroffen ist	☐ **leicht eingeschränkt** • eine Reaktion auf Ansprache oder Kommandos • Beschwerden können aber nicht immer ausgedrückt werden (z. B. dass die Position geändert werden soll) oder • Störung der Schmerzempfindung durch Lähmung, wovon eine oder zwei Extremitäten betroffen sind	☐ **vorhanden** • Reaktion auf Ansprache, Beschwerden können geäußert werden oder • keine Störung der Schmerz- • empfindung
Feuchtigkeit Ausmaß, in dem die Haut Feuchtigkeit ausgesetzt ist	☐ **ständig feucht** • die Haut ist ständig feucht durch Urin, Schweiß oder Kot • immer wenn der Patient gedreht wird, liegt er im Nassen	☐ **oft feucht** • die Haut ist oft feucht, aber nicht immer • Bettzeug oder Wäsche muss mindestens einmal pro Schicht gewechselt werden	☐ **manchmal feucht** • die Haut ist manchmal feucht, und etwa einmal pro Tag wird neue Wäsche benötigt	☒ **selten feucht** • die Haut ist meist trocken • neue Wäsche wird selten benötigt
Aktivität Ausmaß der physischen Aktivität	☐ **bettlägrig** • ans Bett gebunden	☒ **sitzt auf** • kann mit Hilfe etwas laufen • kann das eigene Gewicht nicht allein tragen • braucht Hilfe, um aufzusitzen (Bett, Stuhl, Rollstuhl)	☐ **geht wenig** • geht am Tag allein, aber selten und nur kurze Distanzen • braucht für längere Strecken Hilfe • verbringt die meiste Zeit im Bett oder im Stuhl	☐ **geht regelmäßig** • geht regelmäßig 2- bis 3-mal pro Schicht • bewegt sich regelmäßig
Mobilität Fähigkeit, die Position zu wechseln und zu halten	☐ **komplett immobil** • kann auch keinen geringfügigen Positionswechsel ohne Hilfe ausführen	☒ **Mobilität stark eingeschränkt** • bewegt sich manchmal geringfügig (Körper, Extremitäten) • kann sich aber nicht regelmäßig allein ausreichend umlagern	☐ **Mobilität gering eingeschränkt** • macht regelmäßig kleine Positionswechsel des Körpers und der Extremitäten	☐ **mobil** • kann allein seine Position umfassend verändern
Ernährung Ernährungsgewohnheiten	☐ **sehr schlechte Ernährung** • isst kleine Portionen nie auf, sondern nur etwa 1/3 • isst nur 2 oder weniger Eiweißportionen (Milchprodukte, Fisch, Fleisch) • trinkt zu wenig • nimmt keine Ergänzungskost zu sich oder • darf oral keine Kost zu sich nehmen oder • nur klare Flüssigkeiten oder • erhält Ernährungs-Infusionen länger als 5 Tage	☐ **mäßige Ernährung** • isst selten eine normale Essensportion auf, isst im Allgemeinen etwa die Hälfte der angebotenen Nahrung • isst etwa 3 Eiweißportionen • nimmt unregelmäßig Ergänzungskost zu sich oder • erhält zu wenig Nährstoffe über Sondenkost oder Infusionen	☐ **adäquate Ernährung** • isst mehr als die Hälfte der normalen Essensportionen • nimmt etwa 4 Eiweißportionen täglich zu sich • verweigert gelegentlich eine Mahlzeit, nimmt aber Ergänzungskost zu sich oder • kann über Sonde oder Infusionen die meistenNährstoffe zu sich nehmen	☒ **gute Ernährung** • isst immer die angebotenen Mahlzeiten auf • nimmt 4 oder mehr Eiweißportionen zu sich • isst auch manchmal zwischen den Mahlzeiten • braucht keine Ergänzungskost
Reibung und Scherkräfte	☐ **Problem** • braucht viel bis massive Unterstützung bei Lagewechsel • Anheben ist ohne Schleifen über die Laken nicht möglich • rutscht im Bett oder im (Roll-)Stuhl ständig herunter, muss immer wieder hochgezogen werden • hat spastische Kontrakturen oder • ist sehr unruhig (scheuert auf dem Laken)	☒ **potenzielles Problem** • bewegt sich etwas allein oder braucht wenig Hilfe • beim Hochziehen schleift die Haut nur wenig über die Laken (kann sich etwas anheben) • kann sich über längere Zeit in einer Lage halten (Stuhl, Rollstuhl) • rutscht nur selten herunter	☐ **kein Problem zur Zeit** • bewegt sich in Bett und Stuhl allein • hat genügend Kraft, sich anzuheben • kann eine Position über lange Zeit halten, ohne herunterzurutschen	**geringes Risiko** (16)- 15 Punkte **mittleres Risiko** 14 – 12 Punkte **hohes Risiko** 11 – 9 Punkte **sehr hohes Risiko** < 9 Punkte Patient: Hr. Giesler Datum: 6.05.11 Handzeichen: [Kürzel]

13.8

d Herr Gieslers Dekubitus ist eine septische Wunde, die von außen nach innen gereinigt werden muss.

13.9

- Lokalisation: Steißbein
- Wundgröße: 6,5 cm lang x 2,8 cm breit x 3,5 cm tief, Wundtasche vorhanden
- Aussehen: in der Tiefe Granulationsgewebe, oberflächlich rosiges Epithelgewebe
- Wundcharakter: wenig Exsudat
- Wundexsudat: serös
- Wundgeruch: geruchlos
- Wundrand: vital
- Wundumgebung: unauffällig

13.10

Maßnahmen	Begründung
Freilagerung und regelmäßige Umlagerung von Herrn Giesler	Zur Druckentlastung des Dekubitus und somit zur Förderung der Heilung.
Weichlagerung der anderen gefährdeten Körperstellen	Zur Druckentlastung der gefährdeten Körperstellen.
regelmäßige Hautpflege und -beobachtung	Um die Elastizität und Belastbarkeit der Haut zu fördern und Veränderungen rechtzeitig erkennen zu können.
auf eiweißreiche Ernährung achten, evtl. zusätzliche Trinknahrung reichen	Je größer der Eiweißmangel, desto schlechter die Wundheilung.
psychosoziale Maßnahmen zur allgemeinen Förderung des Wohlbefindens, z. B. sich Zeit nehmen für Herrn Giesler, ihm in Gesprächen die Angst nehmen, Maßnahmen zur Förderung der Körperwahrnehmung, Schmerztherapie…	Durch den Dekubitus kommt es zu Schmerzen und unangenehmen Gerüchen. Insgesamt sind die Körperwahrnehmung und die Lebensqualität reduziert.

13.11

a

PVC-Katheter	dürfen nur als Einmalkatheter verwendet werden
Latexkatheter	Oberfläche ist rau, was zu Verkrustungen und zur Ansammlung von Keimen führt, dürfen maximal 5 Tage liegen bleiben
Silikonkatheter	sind gut verträglich und können am längsten in der Blase verweilen
Katheter mit Hydrogelbeschichtung	werden zusammen mit Feuchtigkeit gleitfähig und deshalb häufig zum intermittierenden Katheterismus verwendet
silberbeschichtete Katheter	zur Keimminimierung auf dem Katheter

b **1** 3 Ch entsprechen 1 mm Außendurchmesser.

c

- Verletzungen der Harnröhrenschleimhaut durch ungeschickte Manipulation
- Harnphlegmone durch nachsickernden Urin in eine Gewebserweiterung nach Durchstoßen der Harnröhre
- Infektion durch unsterile Arbeitsweise
- Drucknekrose der Katheterspitze am Blasendach, evtl. mit Schleimhautblutung und Perforation der Blase
- Katheter reizt Harnröhrenschleimhaut zur verstärkten Sekretion, dies begünstigt das Aufsteigen der Keime in die Harnblase
- Drucknekrose durch Katheterballon führt zu Spasmus der Blasenmuskulatur

13.12

- Abführ-Suppositorium
- Klistier
- Abführender Einlauf

Berufsfachschule für Altenpflege

Abschlussprüfung 2008/2009
Schriftlicher Teil

Aufsichtsarbeit 1

LF 1.1 Einbeziehen theoretischer Grundlagen in das altenpflegerische Handeln

LF 1.2 Planung, Durchführung, Dokumentation und Evaluation der Pflege alter Menschen

Arbeitszeit: 120 Minuten

Hilfsmittel: keine

Berufsfachschule für Altenpflege
Abschlussprüfung 2008/2009

Aufsichtsarbeit 1

Situationsbeschreibung

Sie arbeiten erst seit einer Woche im Pflegeheim Sonnenschein. Da Sie noch neu im Haus sind, bittet Sie die Pflegedienstleitung zum Gespräch. Die PDL berichtet Ihnen vom Qualitätsmanagement im Haus Sonnenschein. Dabei erzählt sie Ihnen, dass das Haus eine freiwillige Zertifizierung angestrebt. Hierzu wurden bereits mehrere Qualitätssicherungs-/kontrollmaßnahmen wie Leitbild, Qualitätszirkel, Pflegestandards und die Pflegevisite eingeführt. Weiterhin erklärt sie Ihnen, dass das Pflegemodell nach Krohwinkel verbindlich sei und in der Pflegeplanung würden außerdem Pflegediagnosen als Klassifikationssystem verwendet werden.

Als Sie nach dem Gespräch wieder auf Ihren Wohnbereich kommen, wird der 76-jährige Herr Münch nach 6 Wochen Aufenthalt von einer Rehabilitationseinrichtung zu Ihnen verlegt. In die Rehabilitationseinrichtung kam er aufgrund eines Apoplex mit Hemiplegie rechts. Da seine Ehefrau schlecht sieht und an starker Osteoporose leidet, kann sie ihn zu Hause nicht selbst versorgen. Sie erzählt Ihnen, dass Herr Münch Rechtshänder ist und vor dem Apoplex gerne im Garten gearbeitet und viele handwerkliche Tätigkeiten im Haus übernommen hat.

Beim Aufnahmegespräch mit dem neuen Bewohner bemerken Sie, dass er eine Wernicke-Aphasie hat, da Herr Münch zwar sprechen kann, aber das Gesagte keinen Sinn für Sie ergibt. Als Sie ihm etwas zu trinken geben, läuft ihm die Flüssigkeit teilweise aus dem rechten Mundwinkel wieder heraus. Die Schluckfunktion ist jedoch nicht beeinträchtigt und er kann das Glas selbstständig zum Mund führen.
Seine rechte Körperhälfte kann Herr Münch zum Teil noch selbstständig bewegen, doch stehen und gehen kann er nicht. Sie bemerken, dass für ihn nur noch der Raum auf der nicht betroffenen Seite existiert und er im Sitzen seinen Körper ständig zur rechten Seite drückt. Daraus schließen Sie zusätzlich noch auf einen Neglekt mit Pusher-Syndrom. Der Verlegungsbericht bestätigt ihre Vermutungen und Sie erfahren daraus, dass er aufgrund seiner Harninkontinenz mit Einlagen versorgt wird.
Als Sie die Haut von Herr Münch inspizieren, entdecken Sie eine im Durchmesser 2 cm große Rötung an seinem rechten Trochanter und bemerken, dass die Haut insgesamt sehr trocken ist.

Berufsfachschule für Altenpflege
Abschlussprüfung 2008/2009

Aufsichtsarbeit 1

Aufgaben:

Aufgabe	Punkte
1. Die PDL möchte im Gespräch von Ihnen	
1.1 vier Gründe wissen, warum Pflegemodelle und -theorien für die Praxis wichtig sind und	2
1.2 welche Arten der Pflege unterschieden werden.	3
2. Da im Haus Sonnenschein das Pflegemodell nach Krohwinkel eingeführt ist, möchte die PDL weiterhin von Ihnen wissen	
2.1 aus welchen Metaparadigma es besteht, was diese aussagen und	6
2.2 was die wesentlichen Aspekte von Krohwinkels Rahmenmodell der ganzheitlich-rehabilitierenden Prozesspflege sind.	4
3. Im Haus Sonnenschein sind bereits einige Maßnahmen zur Qualitätssicherung (QS) eingeführt. Die PDL möchte von Ihnen, dass Sie ihr die interne, externe, zentrale und dezentrale QS erklären und die im Haus eingeführten Maßnahmen zuordnen.	6
4. Die PDL möchte weiter Ihr Wissen überprüfen. Sie bittet Sie,	
4.1 ihr die Funktion und Vorteile von Pflegediagnosen zu erklären und	3
4.2 ihr den Aufbau einer Pflegediagnose zu erklären.	3
5. Sie sollen Herr Münch aufnehmen. Als Sie ihn sehen, denken Sie zunächst: „Das wird sicher ein schwieriger Bew. werden."	
5.1 Was können die Gründe für diese Annahme sein? (4 Angaben)	2
5.2 Zu welchen Problemen kann diese Annahme führen? (2 Angaben)	2
5.3 Erklären Sie die fünf Persönlichkeitsdimensionen und nennen Sie je ein Beispiel dazu.	5
6. Die Wohnbereichsleitung bittet Sie, da Sie Herrn Münch aufgenommen haben, einen individuellen Pflegeplan für Herr Münch zu folgenden ABEDL zu erstellen: a. sich bewegen und b. essen und trinken können. Gehen Sie jeweils von 2 Pflegeproblemen aus.	17,5
7. Nach einigen Wochen bitten Sie die PDL und WBL eine Pflegevisite bei Herrn Münch zu organisieren. Worauf achten Sie bzw. wie gehen Sie vor?	3
8. Im Haus Sonnenschein soll ein Pflegeforschungsprojekt durchgeführt werden.	
8.1 Welche Gegenstandsbereiche wären grundsätzlich möglich?	3
8.2 Wer soll bzw. darf in der Pflege forschen?	0,5
Gesamtpunktzahl:	**60**

Berufsfachschule für Altenpflege
Abschlussprüfung 2008/2009

Aufsichtsarbeit 1

Lösungsteil:

Punkte

1.1 Pflegemodelle/-Theorien: 2
- Professionalität des Pflegehandelns
- Verbesserung der Qualität des Pflegehandelns
- Ganzheitliche Sichtweise des Individuums
- Keine Intuition, sondern geplante Pflege

1.2 Arten der Pflege: 3
- Selbstpflege: Als Selbstpflege bezeichnet man die Sorge für sein eigenes Wohlbefinden. Sie umfasst alle Aktivitäten, die der Mensch in Wechselwirkung mit seiner Umgebung ausübt, um sich wohl zu fühlen
- Professionelle Pflege: Berufsmäßig ausgeübtes Pflegen, das sich an bestimmten Qualitätskriterien orientiert, wird in der Literatur als professionelle Pflege bezeichnet. Sie bedarf einer umfassenden und intensiven Ausbildung zur Vermittlung von theoretischen und praktischen Kenntnissen und Kompetenzen, basierend auf den Ergebnissen wissenschaftlicher Forschung
- Laienpflege: Laienpflege ist eine Hilfe, die auf Erfahrungen beruht und sich an den Bedürfnissen eines anderen Menschen orientiert. Sie wird auf freiwilliger Basis geleistet.

2.1 6

Metaparadigma	Aussage
Person	Pflegebedürftige und Pflegende → Mensch ist fähig, sich zu entwickeln und selbst zu verwirklichen, kann selbstständig denken und handeln (Menschenbild wie Rogers)
Umwelt	Wird ganzheitlich (andere Menschen und Lebewesen, sowie physikalische, materielle und gesellschaftliche Faktoren) gesehen → wichtigste Komponente für Gesundheit, Wohlbefinden und Leben, Mensch und Umwelt sind offen und beeinflussen sich gegenseitig
Gesundheit	Gesundheit und Krankheit sind dynamische Prozesse → Interesse nicht nur an Defiziten, sondern auch an den Fähigkeiten, medizinischer Befund wird mit einbezogen, jedoch ist Wohlbefinden und Unabhängigkeit das, was Person äußert, Wohlbefinden und Unabhängigkeit sind untrennbar
Pflege	Pflegerischer Handlungsprozess, Ausgangspunkt: menschliche Bedürfnisse, Probleme und Fähigkeiten → werden ganzheitlich gesehen, geht von Selbstpflegekompetenz jeder Person aus, wenn prof. Pflege benötigt wird, verweist sie auf Orem Primär pflegerische Zielsetzung: Erhalten, Fördern und Wiedererlangen von Unabhängigkeit, Wohlbefinden und Lebensqualität

11

Berufsfachschule für Altenpflege
Abschlussprüfung 2008/2009 — Aufsichtsarbeit 1

Lösungsteil:

Punkte

2.2 — 4

- Primäres pflegerisches Interesse: im Zentrum stehen die Pflegebedürfnisse und -probleme des Pflegebedürftigen und seiner persönlichen Bezugsperson
  - → wird beeinflusst durch primäre Einflussfaktoren wie Umgebung und Lebensverhältnisse, Diagnostik und Therapie sowie Gesundheits- und Krankheitsprozesse
- Primär pflegerische Zielsetzung: Erhaltung, Förderung bzw. Wiedererlangung von Unabhängigkeit und Wohlbefinden des Pflegebedürftigen in seinen Lebensaktivitäten und Verbesserung der Lebensqualität
  - → Pflegende müssen dazu die Fähigkeiten des Pflegebedürftigen und seiner pers. Bezugsperson systematisch erfassen, unterstützen und fördern
- Primär pflegerische Hilfeleistung:
  - → für den Pflegebedürftigen handeln
  - → ihn führen, leiten und unterstützen
  - → für eine Umgebung sorgen, die einer positiven Entwicklung förderlich ist
  - → und/oder seine pers. Bezugsperson anleiten, beraten, unterrichten und fördern

3. **Externe Qualitätssicherung:** — 6

Maßnahmen und Instrumente, die der Beratung oder Begutachtung der Qualitätsentwicklung und -sicherung dienen und in der Zusammenarbeit mit außenstehenden Gremien oder Firmen oder freiberuflichen Personen angewendet werden.
→ freiwillige Zertifizierung

Interne Qualitätssicherung:
Sämtliche Maßnahmen der Einrichtungsleitung und aller in der Einrichtung professionell Tätigen, die auf den Erhalt der Qualität, ihrer Leistungserbringung und ihrer Leistungsergebnisse abzielen. Die interne Qualitätssicherung teilt sich in die zentrale und dezentrale Qualitätssicherung.

Zentrale Qualitätssicherung:
Zentrale Qualitätssicherung heißt, dass die Qualitätssicherung von einer zentralen Stelle für die gesamte Institution mit entsprechend geschultem Personal durchgeführt wird.
→ Leitbild, Qualitätszirkel, Pflegevisite mit PDL

Dezentrale Qualitätssicherung:
Die Qualitätssicherung wird innerhalb jeder Abteilung einer Institution selbstständig durchgeführt.
→ Pflegevisite mit Wohnbereichsleitung + Pflegefachkraft, Pflegestandards

4.1 Funktion von PD: — 3

- PD sind eine Weiterentwicklung der Pflegeproblemformulierung → einheitlicher Sprachgebrauch auf internationaler Ebene
- alle PD eines Bewohners zusammen beschreiben die Gründe, aus denen Pflege benötigt wird und beschreiben den Pflegebedarf
- aus den PD lassen sich die erforderlichen Pflegeinterventionen ableiten
- in den PD sind die Infos zusammengefasst, die alle an der Pflege beteiligten Personen benötigen
- PD sollen eine effektive und effiziente Kommunikation über den Zustand des Bewohners aus pflegerischer Sicht ermöglichen = jeder versteht, was der andere meint
- Berufsstand der Pflegenden soll damit professionalisiert und weiterentwickelt werden!

4.2 Aufbau einer PD: — 3

- P= Problemdefinition: kurze Darstellung der aktuellen Problematik bzw. der Diagnosentitel
- Ä= Ätiologie: Ursache des Gesundheitsproblems
- S= Symptome: Kennzeichen bzw. unterstützende Faktoren

16

Berufsfachschule für Altenpflege
Abschlussprüfung 2008/2009 — Aufsichtsarbeit 1

Lösungsteil:

	Punkte
5.1 Fehleinschätzung „Erster Eindruck" durch: ▸ persönliche Kriterien, die einen prägen und nach denen man sich ausrichtet ▸ den eigenen gefühls- und erlebnisbedingten Zustand ▸ das Bild des zu Beurteilenden ▸ unbewusstes Einsetzen von Wahrnehmungsgesetzen, z. B. Gesetz der Nähe	2
5.2 Der „erste Eindruck" ist überaus stabil, wie ein Urteil über eine Person. Deshalb merken wir nicht, ▸ wenn der eigene Wahrnehmungsfilter auf den ersten Eindruck reagiert und nur Bestätigungen der Annahmen sucht, dadurch wird das Bild weiter verfälscht. ▸ wenn das eigene Verhalten sich verändert, da die Rückspiegelung durch die andere Person weiter die Sichtweise verstärkt. → dauerhaftes Fehlurteil ist die Folge!	2
5.3 Die 5 Persönlichkeitsdimensionen sind unanhängige Faktoren, die der Beschreibung von Persönlichkeit dienen, werden auch „The Big Five" genannt. ▸ Extraversion: gesellig ▸ soziale Verträglichkeit: hilfsbereit ▸ Gewissenhaftigkeit: sorgfältig ▸ Neurotizismus: verletzbar ▸ Intellekt: gebildet	5
	9

Berufsfachschule für Altenpflege
Abschlussprüfung 2008/2009

Aufsichtsarbeit 1

Lösungsteil:

6.

Punkte 17,5

Problem/Ressource	Pflegeziel	Maßnahme
ABEDL sich bewegen: Hr. M. ist aufgrund seiner Hemiplegie re sturzgefährdet. R: Kann seine re Körperhälfte z. T. noch selbstständig bewegen.	- Sturzgefahr ist verhindert - Sturzfolgen sind minimiert - sichere Mobilität ist gefördert - ist über Risikosituation und mgl. Interventionen informiert und motiviert im Rahmen seiner Mgl. mitzuarbeiten	- Beratung zu Sturzgefährdung und Mgl. der Prophylaxe - Transfer in den Rollstuhl nur mit 2 PK oder Oberschenkeltransfer durchführen - vor Transfer Hüftprotektoren anziehen - vor Transfer Orientierungspunkte geben - Transfer über die weniger betroffene Seite
Hr. M. hat einen Neglekt re, infolge dessen ein Pushersyndrom und kann deshalb nicht selbstständig aufrecht sitzen. R: Reagiert auf Aufforderung.	- fühlt sich im Sitzen sicher - sitzt stabil	- zunächst nur kurze Mobilisation in die Sitzposition - Rumpf im Sitzen z. B. mit Kissen stabilisieren
Hr. M. hat eine im Durchmesser 2 cm große Rötung an seinem re Trochanter. R: Er akzeptiert Lagerung und Mobilisation	- Sicherung des Hautstoffwechsels - individuelle Bewegungsmöglichkeit ist erhalten - regelmäßige Druckentlastung der gefährdeten Stellen - gleichmäßige Druckverteilung - ist über Risikosituation und mgl. Interventionen informiert und motiviert im Rahmen seiner Mgl. mitzuarbeiten	- Beratung zu Dekubitusgefahr und Mgl. der Prophylaxe - 3 × tgl. Hautinspektion und Hautpflege - 1 × tgl. Bewegungsübungen - 2–3 stdl. Lagerungswechsel
ABEDL essen und trinken können: Hr. M hat einen hängenden Mundwinkel re, deshalb kann er die Getränke nicht im Mund behalten. R: Hat keine Schluckstörung.	- Flüssigkeitsaufnahme ist gewährleistet - kann die angebotenen Getränke schlucken - trinkt pro Tag 1,5–2 l	- alle Flüssigkeiten andicken - darauf achten, dass Getränk in Reichweite und im Sichtfeld steht - Kleiderschutz anziehen
Hr. M. hat einen Neglekt und nimmt den Raum auf der betroffenen Seite nicht mehr wahr. Nimmt deshalb Essen und Getränke nur auf der nicht betroffenen Seite wahr. R: Blickfeld auf der nicht betroffenen Seite ist intakt, kann mundgerecht zubereitetes Essen selbstständig zu sich nehmen.	- kann Essen und Getränke vollständig zu sich nehmen - selbstständige Nahrungsaufnahme bleibt erhalten	- Essen und Getränke immer in das Blickfeld auf der nicht betroffenen Seite stellen - darauf achten, dass Hr. M. den Teller von selbst dreht bzw. ihn auffordern, den Teller zu drehen

17,5

Berufsfachschule für Altenpflege
Abschlussprüfung 2008/2009 — **Aufsichtsarbeit 1**

Lösungsteil:

	Punkte
7. ▸ Bew. über die geplante Pflegevisite informieren ▸ Vorbesprechung im Dienstzimmer: Informationen über den Bew. aus der Pflegeanamnese, Pflegebericht, Krankengeschichte und von der betreuenden Pflegekraft einholen, Frage der Dokumentation klären ▸ Durchführung: dem Bew. die Fragestellung deutlich machen und einen Informationsaustausch mit dem Bew. gewährleisten ▸ Nachbesprechung: Ergebnisse der Visite sichern (Protokoll oder Pflegebericht und auf jeden Fall in der Pflegeplanung, wenn hierfür neue Erkenntnisse gewonnen worden sind), Ablauf ist nochmals zu reflektieren, hier haben die beteiligten Personen die Möglichkeit, auch Befindlichkeiten oder Unsicherheiten zu äußern ▸ Ende: kritische Überprüfung, ob die gewonnenen Erkenntnisse auch bei anderen Bew. mit ähnlichen Problemen Anwendung finden könnten.	3
8.1 ▸ Pflegepraxis: konkrete Praxis (Pflegemethoden, -handlungen, Bedürfnisse...) und Organisation der Pflegepraxis (Ablauf, Personalbedarf...) ▸ Pflegeberuf: Fragen zur Berufsgruppe, zur Berufsausübung (Arbeitszufriedenheit, psychische Belastungen...) und historische Fragestellungen (Wurzeln des Berufs, seine Entwicklung...) ▸ Ausbildung: Grundsatzfragen der Bildungspolitik, Curriculumsforschung, Lehr- und Lernprozesse	3
8.2 Pflegekräfte, die umfassende wissenschaftliche Kenntnisse, einige Kenntnisse über Forschung/Methoden und Verständnis für Forschung haben.	0,5
	6,5
Gesamtpunktzahl:	**60**

Berufsfachschule für Altenpflege

Abschlussprüfung 2008/2009
Schriftlicher Teil

Aufsichtsarbeit 2

LF 1.3 Personen- und situationsbezogene Pflege alter Menschen

LF 1.5 Mitwirkung bei der medizinischen Diagnostik und Therapie

Arbeitszeit: 120 Minuten

Hilfsmittel: keine

Berufsfachschule für Altenpflege
Abschlussprüfung 2008/2009

Aufsichtsarbeit 2

Situationsbeschreibung

Die 81-jährige Fr. Meise lebt seit etwa einem halben Jahr in dem Pflegeheim, in dem Sie arbeiten. Ihr Ehemann konnte sie zu Hause nicht mehr versorgen, da sie ihm gegenüber zunehmend aggressiv wurde. Diabetes mellitus Typ 2 wurde vor 15 Jahren und Demenz vor 7 Jahren diagnostiziert. Weiterhin ist bei ihr eine Hypertonie und Rechtsherzinsuffizienz bekannt.

Aufgrund ihrer weit fortgeschrittenen Demenz ist Fr. Meise räumlich, zeitlich und zur Person desorientiert. Eine Kommunikation mit ihr ist zum Teil möglich. Sie spricht Dialekt und kann noch mit „Ja" oder „Nein" auf Fragen antworten. Sie können auch an ihrer Mimik und Gestik erkennen, was sie mag und was nicht. Sehr oft wiederholt Fr. Meise mehrmals hintereinander Sätze oder Begriffe, die sie bei Mitbewohnern gehört hat. Die Körperpflege ist ihr nur unter Anleitung und mit Teilübernahme durch die Pflegenden möglich. Sie hat aufgrund der Rechtsherzinsuffizienz eine Flüssigkeitsbeschränkung von 1200 ml pro Tag. Allerdings neigt sie zur Exsikkose, da sie das Trinken vergisst. Ihre Haut ist dadurch sehr trocken. Ihr Ernährungszustand ist altersentsprechend, da Fr. Meise die ihr angebotenen Speisen meist aufisst, wenn sie mundgerecht zubereitet werden.

Ihre Bewegung ist kaum eingeschränkt. Sturzgefahr besteht jedoch, wenn sie alleine aufsteht und umhergeht, besonders aber, wenn sie Harndrang verspürt. Fr. Meise erreicht die Toilette meist zu spät. Daher trägt sie Tag und Nacht eine Einlage in ihrem Slip. Wenn die Einlage nass ist, kann es schon vorkommen, dass sie diese irgendwo im Wohnbereich ablegt und andere Bewohner sich darüber ärgern.
Zur Therapie des Diabetes mellitus bekommt Frau Meise 2 × tgl. Insulin s. c. und der Blutzucker wird regelmäßig kontrolliert. Die Rechtsherzinsuffizienz wird mit Digitalis und Diuretika therapiert. Wenn sie zu wenig getrunken hat oder es im Sommer heiß ist, kann ihr nach AVO eine Infusion von 500 ml NaCl 0,9 % s. c. verabreicht werden.

Von ihrem Ehemann wissen Sie, dass Fr. Meise bis zu ihrer Rente als Schneiderin in einem Kaufhaus gearbeitet hat, gerne Gedichte gelesen hat und im Gesangverein aktiv war. Der Ehemann kommt leider nur noch selten zu Besuch, da er den geistigen Abbau seiner Ehefrau nicht akzeptieren kann.

Berufsfachschule für Altenpflege
Abschlussprüfung 2008/2009

Aufsichtsarbeit 2

Aufgaben

Aufgabe	Punkte
1. Eine Schülerin des 1. Ausbildungsjahrs fragt Sie, was eine Demenz ist.	
1.1 Erklären Sie ihr das Krankheitsbild „Demenz". Gehen Sie dabei ausführlich auf die Symptomatik ein und zeigen Sie Möglichkeiten der Diagnostik auf.	7
1.2 Ordnen Sie Frau Meises Erkrankung begründet einer Demenz-Form zu. Welche Schweregrade werden bei einer Demenz unterschieden?	3
1.3 Frau Meises Demenz soll auch nichtmedikamentös behandelt werden. Nennen Sie 6 nichtmedikamentöse Therapiemöglichkeiten.	3
2. Die Auszubildende erzählt, dass sie schon einmal etwas von Naomi Feil und Nicole Richard gehört habe, aber nicht verstanden habe, was die beiden mit der Erkrankung Demenz zu tun haben. Erklären Sie die von Feil und Richards entwickelten Konzepte und vergleichen Sie diese miteinander.	8
3. Entwickeln Sie einen Leitfaden zur Kommunikation mit Fr. Meise. Beziehen Sie darin ihre Lebensthemen ein.	6
4. Heute treffen sich alle Pflegekräfte des Wohnbereichs, auf dem Fr. Meise wohnt, zur Teambesprechung. Eine Pflegekraft berichtet, dass Fr. Meise ihr bereits öfter anvertraut hat, weshalb ihr Mann so selten zu Besuch kommt. Fr. Meise ist der Meinung, ihr Mann habe eine jüngere Frau aus der Nachbarschaft zu sich ins Haus genommen und macht sich jetzt ein schönes Leben mit ihr. Im Pflegeteam entsteht eine rege Diskussion, ob es sich bei Fr. Meise um einen Beziehungswahn oder ein Begleitsymptom der Demenz handelt. Erläutern Sie 4 Merkmale/Kriterien, mit denen sich wahnhafte Störungen und Verwirrtheit unterscheiden lassen!	4
5. Nennen Sie 4 Erkrankungen/Störungen, bei denen Wahn als Begleitsymptom auftreten kann!	2
6. Die psychiatrische Diagnostik kennt verschiedene Untersuchungsmethoden, deren Ergebnisse im psychopathologischen Befund zusammengefasst werden. Nennen Sie 4 Bereiche, die im psychopathologischen Befund erfasst werden!	2
7. Welche Gruppe der Psychopharmaka könnte bei Fr. Meise verordnet werden, wenn	
a. sie eine wahnhafte Störung hätte?	0,5
b. es sich bei ihren Symptomen um Begleitsymptome der Demenz handelt?	0,5
8. Frau Meises Mann möchte von Ihnen Informationen zur Hypertonie seiner Ehefrau. Er bekam vom Arzt den Blutdruckwert 160/100 genannt.	
8.1 Erklären Sie ihm, was die Zahlen bedeuten und wie sie entstehen. Berücksichtigen Sie dabei die physiologischen Grundlagen.	2
8.2 Beurteilen Sie den Blutdruckwert. Wie ist der Normwert, welche weiteren Abweichungen gibt es?	2
8.3 Nennen Sie Arten von Diuretika. Geben Sie jeweils ein Präparatebeispiel an und beschreiben Sie deren Wirkung und Nebenwirkung.	3
9. In Ihrem Pflegeheim gibt es noch keinen Pflegestandard zur s. c.-Infusion. Entwickeln Sie im Auftrag der PDL einen solchen Standard (inkl. Pflegeziele).	8
10. Stellen Sie 2 Alterstheorien einander gegenüber und nehmen Sie kritisch dazu Stellung.	6
11. Zur Therapie des Diabetes mellitus wird Frau Meise Insulin verabreicht. Der Arzt delegiert an Sie die Übernahme der Insulininjektionen. Erläutern Sie die Voraussetzungen, die bei einer Delegation erforderlich sind.	3
Gesamtpunktzahl:	**60**

Berufsfachschule für Altenpflege
Abschlussprüfung 2008/2009 — Aufsichtsarbeit 2

Lösungsteil:

Punkte

1.1 Symptome: 5

- Amnesie, z. B. Bew. fragt eine halbe Stunde nach dem Essen, wann er endlich sein Essen bekommt
- Entscheidungsstörungen, z. B. Bew. kann nicht entscheiden was er anziehen möchte
- Verlust des visuell räumlichen Denkens, z. B. Bew. kann Uhr nicht mehr lesen
- Apraxie, z. B. Bew. weiß nicht, was er mit Besteck machen soll
- Aphasie, z. B. Bew. benennt Gegenstände falsch und sagt Glas statt Tuch

Diagnostik: 2

- körperliche Untersuchung
- psychopathologische Untersuchung, z. B. MMST, Uhrentest
- neurologische Untersuchung
- cCT, MRT, Lumbalpunktion

1.2 Bei Fr. Meise handelt es sich wahrscheinlich um eine vaskuläre Demenz. Aufgrund ihrer Hypertonie und ihres fortgeschrittenen Alters hat sie mit Sicherheit bereits eine Hirnarteriosklerose, die zum Verschluss von kleineren Hirngefäßen geführt hat. Weiterhin trinkt sie zu wenig und bekommt Diuretika, was zur Eindickung des Blutes führt und ebenfalls ein Infarktrisiko darstellt. 3

Schweregrade nach ICD 10:

- leicht
- mittel
- schwer

1.3 Nichtmedikamentöse Therapie: 3

- Psychotherapie
- kognitive Verfahren, z. B. ROT, Gedächtnistraining
- biografische Verfahren
- kommunikative Verfahren, z. B. Validation, Handpuppen
- sensorische Verfahren, z. B. Basale Stimulation, Snoezelen
- mehrdimensionale Verfahren, z. B. psychobiografisches Modell nach Böhm, Mäeutik
- sonstige Verfahren, z. B. Milieutherapie, Kynotherapie

2. Feil und Richard entwickelten Methode, um mit an Demenz-Erkrankten kommunizieren/Kontakt aufnehmen zu können 2

- basieren beide auf der Gesprächspsychotherapie nach Rogers
- Prinzip der wertschätzenden Kommunikation
- nicht geeignet für depressive, abhängige, schizophrene oder geistig behinderte Menschen

Validation nach Naomi Feil 3

- unterscheidet 4 Stadien der Desorientierung
- Demenz nicht nur als Auswirkung einer Erkrankung, sondern die Folge von nicht bewältigten Lebensaufgaben/Konflikten aus der Vergangenheit
- für jedes Stadium hat sie unterschiedlich abgestufte Kommunikationstechniken und Deutungsmuster entwickelt
- zu Beginn verbale Äußerungen, gegen Ende der Stadien nonverbale Äußerungen
- These: gelingt die Validation, so schreitet die Desorientierung nicht fort

18

Berufsfachschule für Altenpflege
Abschlussprüfung 2008/2009

Aufsichtsarbeit 2

Lösungsteil:

	Punkte
2. Integrative Validation (IVA) nach Nicole Richard ▸ Weiterentwicklung des Feil-Ansatzes ▸ IVA versteht sich als wertschätzende Umgehens- und Kommunikationsform ▸ Methode konzentriert sich auf die Ressourcen (Gefühle und Antriebe) der Person → diese werden validiert ▸ Elemente aus der Lebensgeschichte werden als roter Faden in die Kommunikation mit eingebunden ▸ 3 Schritte: 1. Schritt: Gefühl oder Antrieb hinter den Äußerungen des Dementen erspüren 2. Schritt: benennen dieser in kurzen und direkten Sätzen = validiert 3. Schritt: diese können dann auch in einer allg. Form eines Sprichwortes oder einer Lebensweisheit paraphrasiert werden	3
3. ▸ Beginn und Ende des Gesprächs mit ritualisierten Sätzen, z. B. „Guten Tag Frau Meise/Frau Regina Meise/Frau Schneidermeisterin Regina Meise“ und „Ich muss jetzt auch wieder an meine Arbeit. Darf ich Sie wieder besuchen kommen?“ ▸ Weitere Gesprächsthemen können kurze Gedichte oder Gesangstexte sein, evtl. zu Beginn des Gesprächs ein kurzes Lied singen. ▸ Wichtig ist: Geduld haben, sich auf die Geschwindigkeit von Fr. Meise einstellen, ▸ Sätze öfter wiederholen, wenn möglich Dialekt gebrauchen, ▸ aktiv zuhören, ▸ kurze, einfache Sätze verwenden, Pausen machen, Ja/Nein-Fragen verwenden.	6
4.	4

Wahnhafte Störung	Verwirrtheit
Pat. sind meist orientiert	Pat. sind desorientiert
Wahnidee bleibt dauernd und unverändert	Pat. hat ähnliche Ideen, die ständig wechseln
Pat. fühlen sich von bestimmten Menschen bedroht	Pat. haben Angst vor Fremden, nicht vor bestimmten Menschen
Pat. sind nicht zu überzeugen, unkorrigierbar	Pat. lassen sich überzeugen, werden einsichtig

	Punkte
5. Delir, Parkinson, Intoxikation oder Entzug von Alkohol, Drogen oder Arzneimitteln, Stoffwechselstörungen wie Leberkoma	2
6. Bewusstsein, Orientierung, Kontaktverhalten, Gedächtnis, Denken, Ich-Erleben	2
7. a. Neuroleptika	0,5
b. Nootropika	0,5
8.1 Systolischer Blutdruck ist der Druck, der durch den Auswurf des Blutes aus der Herzkammer in die Aorta entsteht; ist der höhere Wert und wird zuerst angegeben. Diastolischer Blutdruck ist der Druck, der bei geschlossenen Taschenklappen während der Füllung der Herzkammern mit Blut aus den Vorhöfen noch in der Aorta erhalten bleibt, ist der niedrigere Wert, der angegeben wird.	2
	20

Berufsfachschule für Altenpflege
Abschlussprüfung 2008/2009 — Aufsichtsarbeit 2

Lösungsteil:

	Punkte
8.2 Frau Meise hat eine Hypertonie Normwert: 120-139/80-89 mmHg Hypertonie: >140/>90 mmHg Hypotonie: <100/<65 mmHg	2
8.3 Diuretika: ▶ Schleifendiuretika, z. B. Lasix ▶ Thiazide, z. B. Aquaphor ▶ Kombinationspräparate, z. B. Dytide H ▶ Wirkung: hemmen am Tubulusapparat der Niere vor allem die Rückresorption von Salzen und Kalium ▶ Nebenwirkung: evtl. Verwirrtheit, Schwindel, Veränderung von BZ- und Harnsäurewerten, Elektrolytverschiebungen	3
9. Pflegeziele: ▶ Infektion ist vermieden ▶ Schmerzen sind vermieden ▶ Exsikkose ist vorgebeugt	1
Vorbereitung Pflegekraft: ▶ persönliche Hygiene einhalten (Kleidung, Haare, Nägel, Schmuck...) ▶ Händedesinfektion ▶ Informationen aus Dokusystem einholen	1
Vorbereitung Bew.: ▶ informieren ▶ bei Bedarf auf WC begleiten ▶ Einverständnis einholen ▶ lagern, Kleidung wenn nötig entfernen	1
Vorbereitung Material: ▶ Hände- und Hautdesinfektionsmittel ▶ Tablett ▶ Butterfly-Kanüle, Infusionssystem, Infusionsständer ▶ Infusionslösung nach AVO ▶ sterilisierte Zellstofftupfer ▶ sterile Tupfer ▶ Fixierpflaster ▶ Kanülenabwurfbehälter ▶ Infusion richten (6-R-Regel beachten) und entlüften	1
Vorbereitung Raum: ▶ Fenster und Türen schließen, keine Zugluft, angenehme Zimmertemp. ▶ gute Lichtverhältnisse herstellen ▶ bei Bedarf Sichtschutz ▶ Abwurf bereitstellen	1
	10

Berufsfachschule für Altenpflege
Abschlussprüfung 2008/2009 — Aufsichtsarbeit 2

Lösungsteil:

Punkte

9. (2)

Durchführung:
- Hände und Haut desinfizieren, Einwirkzeit beachten
- 2-3 cm dicke Hautfalte an der Infusionsstelle bilden
- Butterfly-Kanüle je nach körperlicher Konstitution des Bew. im 90°- oder 45°-Winkel einstechen, Kanülenschliff zeigt nach oben
- Kanüle abpolstern und mit Pflaster fixieren
- Rollklemme öffnen, Tropfgeschwindigkeit nach AVO einstellen
- regelmäßige Beobachtung des Bew. während Infusion, Klingel in Reichweite legen

Nachbereitung: (1)
- Rollklemme schließen, Kanüle entfernen und im Kanülenabwurf entsorgen
- Einstichstelle mit Tupfer komprimieren
- Bew. evtl. anziehen, zum WC begleiten, lagern
- Zimmer und Material aufräumen (Flächen desinfizieren), evtl. lüften
- Pflegekraft Hände desinfizieren, Dokumentation

10. (6)

	Disengagement	Aktivitätstheorie
Grundaussage	Zufrieden altert man bei Rückzug und Aufgabe der sozialen Aktivitäten	Zufrieden altert man, wenn soziale Aktivitäten des mittleren Erwachsenenalters beibehalten werden
Bedeutung der Theorie	Lange Zeit wichtigste und einflussreichste Theorie	Entspricht den Forderungen der Gerontologen lange aktiv zu bleiben, wird deshalb bevorzugt
Kritik	Gilt nicht für alle Menschen, kann auch nur vorübergehend sein	Gilt nicht für alle Menschen, könnte Leistungsdruck erzeugen

11. (3)
- Einwilligung des BW: handelt die Pflegekraft ohne Einwilligung, so macht sie sich strafbar (Körperverletzung).
- Anordnung des Arztes, in der die zu übertragende Aufgabe inhaltlich festgelegt ist: die Pflegekraft muss genau wissen, welche Maßnahme durchgeführt werden soll. Der Arzt hat die Verordnungsverantwortung. Anordnung sollte schriftlich sein.
- Kenntnisse und Fähigkeiten der Pflegekraft: die Pflegekraft muss die erforderlichen Fähigkeiten und Kenntnisse für die durchzuführende Maßnahme besitzen. Der Arzt muss sich davon überzeugen. Die Pflegekraft hat die Durchführungsverantwortung. Sie kann gegebenenfalls die Delegation verweigern.

12

Gesamtpunktzahl: 60

Berufsfachschule für Altenpflege

Abschlussprüfung 2008/2009
Schriftlicher Teil

Aufsichtsarbeit 3

LF 2.1 Berücksichtigung der Lebenswelten und sozialen Netzwerke alter Menschern beim altenpflegerischen Handeln

Arbeitszeit: **120 Minuten**

Hilfsmittel: **keine**

Berufsfachschule für Altenpflege
Abschlussprüfung 2008/2009

Aufsichtsarbeit 3

Aufgaben:

	Punkte
1. Demografischer Wandel „Weniger, älter, bunter." Mit diesen 3 Schlagworten umschreibt Carsten Große-Starmann von der Bertelsmann-Stiftung in Gütersloh den demografischen Wandel in Deutschland.	
1.1 Überprüfen Sie diese Aussage und erläutern Sie ausführlich Ursachen dieses demografischen Wandels.	12
1.2 Stellen Sie eine Prognose für die Zukunft auf und begründen Sie diese (5 Angaben).	5
1.3 Erläutern Sie Folgen dieses demografischen Wandels für unsere Gesellschaft und zeigen Sie anhand von 4 Beispielen sinnvolle Handlungsmöglichkeiten des Staates auf, diesem Wandel zu begegnen.	8
2. Familie im Wandel Alt sein früher und heute wird u. a. geprägt durch die gesellschaftliche Integration alter Menschen, wobei die Familie als soziales Netzwerk eine wesentliche Rolle einnimmt. Folgende Abbildung ermöglicht Aussagen über Familien in Deutschland.	

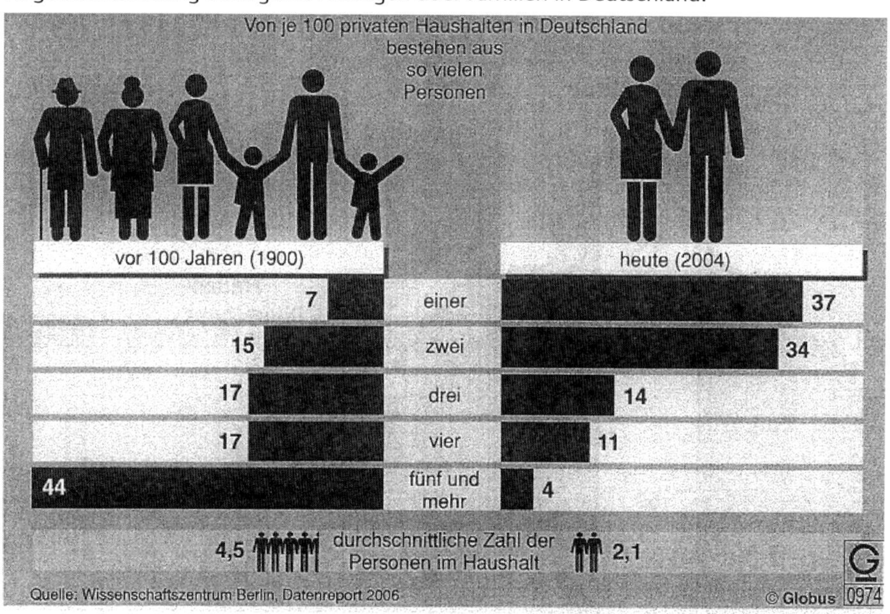

	Punkte
2.1 Erläutern Sie diese Abbildung ausführlich.	4
2.2 Nennen Sie 6 weitere Faktoren, die sich innerhalb des Systems Familie gewandelt haben.	3
2.3 Leiten Sie daraus Veränderungen im Bereich der Pflege und Betreuung sowie der sozialen Integration alter Menschen ab (Vergleich früher/heute) und bewerten Sie diese.	10
2.4 Nennen Sie 4 Angebote außerhalb der Familie, um alten Menschen die gesellschaftliche Integration zu erhalten.	2
2.5 Herr Krüger, dessen Frau vor kurzem verstorben ist, zieht ins Altenpflegeheim „Waldesruh'" ein. Er hofft, dass er dort nicht einsam sein wird. Überprüfen Sie, ob Herr Krügers Wunsch erfüllt werden kann.	3
	47

Berufsfachschule für Altenpflege
Abschlussprüfung 2008/2009

Aufsichtsarbeit 3

Aufgaben:

	Punkte
3. Wohnen im Alter Ein altenpolitisches Ziel unserer heutigen Zeit lautet: „Sicherung des Verbleibs alter Menschen in der eigenen Wohnung.“	
3.1 Begründen Sie diese Zielsetzung anhand 3 geeigneter Beispiele.	3
3.2 Vergleichen Sie die Wohnbedürfnisse von jungen Menschen (20 Jahre) mit den Wohnbedürfnissen alter Menschen.	5
3.3 Frau Maier, alleinstehend, stark gehbehindert, auf den Rollstuhl angewiesen, sucht sich eine neue Mietwohnung. Geben Sie Frau Maier 5 wichtige Ratschläge, worauf sie bei der Wahl der neuen Wohnung achten sollte und begründen Sie diese.	5
Gesamtpunktzahl:	**60**

Berufsfachschule für Altenpflege
Abschlussprüfung 2008/2009

Aufsichtsarbeit 3

Lösungsteil:

	Punkte
1.1	
▶ **weniger** – Aussage trifft zu; Geburtenrate liegt bei ca. 1,4 Geburten von Frauen im gebärfähigen Alter. Dadurch nimmt die Anzahl der Bevölkerung ab. Ursachen: – Funktions- und Strukturwandel der Familien, z. B. Versorgung der Menschen bei Krankheit oder im Alter, kein Motiv für Kinder – Emanzipation/Erwerbstätigkeit der Frauen – Konsumdenken/anspruchsvollerer Lebensstil – Scheu vor langfristigen Festlegungen/Verpflichtungen gegenüber Kindern – veränderte Paarbeziehungen – zunehmende Akzeptanz der Kinderlosigkeit	4
▶ **älter** – Aussage trifft zu; Sterblichkeit nimmt ab → Lebenserwartung nimmt zu, die Menschen werden älter. Ursachen: – Fortschritte der Medizin, z. B. Entwicklung neuer Medikamente und Therapien – Ausbau und Verbesserung des Gesundheitssystems – veränderte, verbessere Lebensbedingungen und Lebensstile, z. B. bessere Arbeitsbedingungen, ausgewogene Ernährung, mehr Freizeit zur Erholung	4
▶ **bunter** – Aussage trifft zu; Menschen aus verschiedenen anderen Ländern ziehen auch weiterhin nach Deutschland, das Land wird bunter. Ursachen: – „Wirtschaftswunder“ in Deutschland; Mangel an Arbeitskräften – Wohlstand, Einkommen, Ausbildung in Deutschland – Zukunftsperspektive, Stabilität, Demokratie in Deutschland – wirtschaftliche Probleme im Heimatland – Armut, Hunger, Naturkatastrophen – Kriege, politische Probleme, religiöse Verfolgung	4
1.2	5
▶ Die Geburtenrate bleibt niedrig bzw. sinkt weiter, da sich die Rahmenbedingungen nicht oder nur bedingt ändern werden. ▶ Auch die persönlichen Motive eines Kinderwunsches werden sich nicht wesentlich ändern. Wenige Geburten in der heutigen Zeit bedeuten für die Zukunft weniger Frauen, die Kinder bekommen können → Anzahl der Geburten nimmt weiter ab → Anzahl der Bevölkerung sinkt weiter ▶ Die Lebenserwartung wird sich in naher Zukunft kaum ändern, da z. B. medizinischer Fortschritt lange Entwicklungsperioden benötigt. ▶ Sterbefälle werden insgesamt steigen, da die Menschen der geburtenstarken Jahrgänge alt werden. ▶ Die Anzahl der Migranten wird eher etwas geringer werden, da die wirtschaftliche Situation in Deutschland als Motivation, hier zu leben, abnehmen wird. Allerdings ist dies ebenso von der wirtschaftlichen Situation im Heimatland abhängig.	
	17

Berufsfachschule für Altenpflege
Abschlussprüfung 2008/2009

Aufsichtsarbeit 3

Lösungsteil:

	Punkte
1.3 ▶ die Deutschen sterben aus ▶ Anteil junger Menschen sinkt, Anteil pflegebedürftiger Menschen im Verhältnis zu den jungen Menschen steigt ▶ Nachfrage sinkt, Wirtschaftswachstum sinkt, Wohlstand sinkt ▶ Arbeitskräfte werden knapp ▶ Durchschnittalter der Erwerbsfähigen steigt ▶ Verhältnis der Erwerbsfähigen zu den Arbeitslosen sinkt ▶ Sozialsysteme brechen zusammen, Rentenprobleme werden verstärkt Gesellschaft wird in Gruppen aufgeteilt – Polarisierung → Konflikte zwischen arm und reich, zwischen alt und jung entstehen ▶ Unruhen entstehen, Aggressivität steigt ▶ Einwanderungen verursachen ethnische und interkulturelle Spannungen und Konflikte ▶ Lenkungsbedarf durch den Staat wird notwendig ▶ Gesellschaftssystem bricht zusammen	4
Handlungsmöglichkeiten des Staates: 1.3.1 Rahmenbedingungen verbessern, um eine Vereinbarkeit von Kindern und Beruf für beide Elternteile zu ermöglichen, z. B. durch bessere Kinderbetreuung, auch im Kleinkindalter 1.3.2 Familien mit Kindern finanziell unterstützen, z. B. durch deutliche Erhöhung des Kindergeldes oder durch Erhöhung des Elterngeldes, um wirtschaftliche Probleme zu minimieren. Migration fördern durch finanzielle Anreize oder durch Verbesserung der Integration z. B. durch Sprachförderung und Integrationskurse Werteänderung anstreben (Frauen, die erwerbstätig sind, sind keine Rabenmütter), z. B. durch Änderung von Parteiprogrammen.	4
2.1 Die Abbildung zeigt die Veränderungen der Familienstrukturen bezogen auf die Anzahl der Haushaltsmitglieder in den letzten 100 Jahren. Vor 100 Jahren waren von je 100 privaten Haushalten in Deutschland 7 Ein-Personenhaushalte; heute sind es 37 Einpersonenhaushalte. Demgegenüber hat sich die Anzahl der Haushalte mit fünf und mehr Personen von 44 auf 4 pro 100 Haushalte reduziert. Auch die Anzahl der Zwei-, Drei- und Vierpersonenhaushalte ist in den letzten 100 Jahren zurückgegangen. Zusammenfassend betrug im Jahr 1900 die durchschnittliche Zahl der Familienmitglieder 4,5 Personen und im Jahr 2004 nur noch 2,1 Personen. Somit ist eine deutliche Tendenz zur Kleinfamilie bzw. zu Singlehaushalten zu erkennen.	4
2.2 ▶ Entwicklung neuer Lebensformen ▶ verändertes Rollenverständnis – partnerschaftliches Verhältnis zwischen den Familien- bzw. Haushaltsmitgliedern ▶ zunehmende Erwerbstätigkeit der Frauen ▶ Erhöhung des Einkommen, Steigerung des Wohlstands ▶ Technisierung im Haushalt ▶ Vergabe von Leistungen	3
	15

Berufsfachschule für Altenpflege
Abschlussprüfung 2008/2009

Aufsichtsarbeit 3

Lösungsteil:

Punkte

2.3

früher: 4

- Leben in der Großfamilie:
  - intensive Beziehung zwischen den Familienmitgliedern
  - anfallende Kosten werden gemeinsam getragen
  - Probleme werden gemeinsam gelöst
  - keine Isolation, sozial integriert
- Frauen nicht berufstätig:
  - hausw. und pflegerische Aufgaben werden von der Tochter oder der Schwiegertochter übernommen
- Leben „unter einem Dach“:
  - gegenseitige Hilfeleistung (u. a. kochen für alle)
  - räumliche Nähe (einer ist immer da)
- geringere Lebenserwartung/schlechtere med. Versorgung
  - einfachere und weniger Pflege notwendig

heute: 2

- Leben als Single in eigener Wohnung
- Gefahr der Isolation, mangelnde Kommunikation
- bei Krankheit keine oder wenig Hilfe durch Angehörige
- Übernahme der Aufgaben durch Institutionen (u. a. Altenheime, Sozialdienste)
- hohe Lebenserwartung, gute med. Versorgung, med. Fortschritt
- intensive und fachlich kompetente Pflege notwendig
- längere Pflegedauer, Gefahr der Isolation
- kostenintensiv (Probleme der Sozialversicherungssysteme)

Wertung der Veränderungen: 2

- bessere Fachkompetenz bei Pflege und Versorgung (z. B. keine Mangelernährung, Diäten, Hygiene, fachkompetente Pflege bei schweren Erkrankungen, Mobilisation)
- keine familiären Verpflichtungen und Abhängigkeiten, keine familiären Spannungen
- größere Verantwortung für das Alter vorzusorgen – ausgeweitete Freiheit für jeden einzelnen
- selbstbestimmtes Leben im Alter; Selbstverwirklichung

aber: 2

- Verlust der fam. Geborgenheit, weniger persönliche Nähe und Distanz, keine Bedürfnisbefriedigung in allen Bereichen
- Gefahr der Isolation und mangelnder gesellschaftlicher Integration, Verlust der Privatheit
- schwierige Orientierung, schwierige Entscheidungen, rechtzeitige Vorsorge notwendig
- Überforderung durch Hilfsangebote (evtl. Überangebot, Unübersichtlichkeit)

2.4 2

- Veranstaltungen der VHS (Sprachkurs)
- Veranstaltungen der Sportvereine (Gymnastik für Senioren)
- ehrenamtliche Tätigkeiten im sozialen Bereich
- Besuch von Begegnungsstätten, Seniorenzentren

12

Berufsfachschule für Altenpflege
Abschlussprüfung 2008/2009 **Aufsichtsarbeit 3**

Lösungsteil:

	Punkte
2.5 Objektiv besteht im Pflegeheim die Möglichkeit für viele Kontakte. Einsamkeit muss also nicht sein. Allerdings ziehen sich manche BW zurück, sind nicht bereit, mit anderen zu kommunizieren und fühlen sich dann einsam. Es wird somit auch an Herrn Krüger selbst liegen, ob er sich im Pflegeheim nicht einsam fühlt.	3
3.1 ▸ Selbstbestimmtes Leben erhalten – Frau Lang kann Tagesablauf frei gestalten, keine Vorgaben ▸ Wohnung ist Ort der Vertrautheit, der Orientierung – Frau Lang findet sich trotz Schwächen weiterhin zurecht, da ihr alles bekannt und vertraut ist. ▸ Wohnung bedeutet Raum zu haben, um soziale Kontakte zu pflegen – Frau Lang kann weiterhin Freunde einladen.	3
3.2 **Wohnbedürfnisse junger Menschen:** ▸ Bedürfnis nach Sicherheit ▸ Wunsch nach Mit- und Selbstbestimmung ▸ Wunsch nach sozialer Integration, sozialer Kontaktaufnahme, Kommunikation ▸ Finanzierbarkeit ▸ Vertrautheit, Beständigkeit, Privatheit ▸ Wohnlichkeit, angenehme Atmosphäre ▸ Praktikabilität, optimale Nutzbarkeit Diese Wohnbedürfnisse sind identisch mit den Bedürfnissen alter Menschen. Allerdings werden andere Schwerpunkte gesetzt: ▸ Der alte Mensch hat einen eingeschränkten Aktionsradius, mangelnde Mobilität. ▸ Es besteht die Gefahr der Vereinsamung; alte Menschen sind somit von ihrer Umwelt, d. h. vom Wohnumfeld abhängig. Der Wohnraum wird zum Lebensraum.	5
3.3 **Bauliche Maßnahmen:** ▸ allgemein groß, breite Türen, im Bad Tür nach außen zu öffnen Dusche, Balkon ebenerdig – barrierefrei, alles ohne Zwischenstufen und Schwellen ▸ Wohnung muss im Erdgeschoss liegen oder Fahrstuhl enthalten ▸ Auffahrrampe zur Eingangstür, damit sich Frau Maier mit dem Rollstuhl fortbewegen, mit dem Rollstuhl rangieren und in alle Räume gelangen kann; damit Bewegungsfreiheit gegeben ist **Hilfsmittel:** ▸ Platz und Montagemöglichkeit für Einstieghilfen, Griffe, Lifter ▸ genügend Arbeitsflächen und richtige Arbeitshöhe der Küche, falls diese zum Mietobjekt gehört ▸ sinnvolle Elektroinstallation (Anzahl und Ort der Steckdosen, Telefon- und Fernsehanschlüsse), damit Frau Maier in allen Bereichen flexibel ist, um die Selbstständigkeit zu erhalten und die Sicherheit zu erhöhen **Wohnumfeld:** ▸ Einkaufsmöglichkeiten, Restaurant, Kaffee ▸ Arztpraxen, Soziale Dienste ▸ Grünzonen ▸ Hol- und Bringdienste ▸ Begegnungsstätten, damit Frau Maier selbstständig bleiben kann und soziale Kontakte pflegen kann	5
	16
Gesamtpunktzahl:	**60**

Vorlage Pflegeplanung

ABEDL:				
Datum/Hdz.	**Pflegeprobleme** (P = Problem; R = Ressource)	**Pflegeziele** (Z = Ziel)	**Pflegemaßnahmen** (M = Maßnahme)	**Evaluation**